生二孩

妊娠 胎教 安产
新生儿护理
56周全程指导

妇产科知名专家　赵天卫 / 主编

中国农业出版社

图书在版编目（CIP）数据

生二孩　妊娠 胎教 安产 新生儿护理56周全程指
导 / 赵天卫主编. -- 北京：中国农业出版社，2015.12
　ISBN 978-7-109-20616-8

　Ⅰ．①生… Ⅱ．①赵… Ⅲ．①妊娠期－妇幼保健－基
本知识②胎教－基本知识③新生儿－护理－基本知识
Ⅳ．①R715.3②G61③R174

　中国版本图书馆CIP数据核字(2015)第145830号

中国农业出版社出版
（北京市朝阳区麦子店街18号楼）
（邮政编码100125）
策划编辑　李梅
责任编辑　李梅

———————————

北京中科印刷有限公司印刷　新华书店北京发行所发行
2016年1月第1版　2016年1月北京第1次印刷

———————————

开本：889mm×1194mm　1/20　印张：18
字数：400千字
定价：39.00元
（凡本版图书出现印刷、装订错误，请向出版社发行部调换）

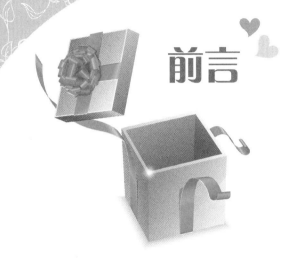

前言

计划生育这些年，大家都习惯了养育一个孩子。而随着相关政策的放开，越来越多的家庭选择生养两个宝宝。但是，生二孩绝不是简单地想生就生的问题。比如什么时候生二孩，两个孩子怎么教养，大宝宝能接受吗？等等一系列问题，生二孩的父母们考虑过吗？

生两个孩子，对父母来说是新的挑战。对于女性而言，除了再次经历怀胎十月的辛苦，照顾婴儿的疲倦，同时还要更多的关注大宝宝的心理变化，不能因为二孩的到来而影响第一个孩子的心理成长；而作为父亲，可能会面临更大的经济压力，但也不能忽视对妻子和这个宝宝的陪伴，同时也要担负起一些照顾大宝宝的工作；而对于整个家庭关系也是一个挑战，可能会带来更多的矛盾……

本书由具有丰富经验的妇产科专家精心打造，除了在产前检查、饮食营养、生活细节、安胎胎教及特殊保健等方面进行了科学、全面、系统地指导，还特别针对生二孩女性怀孕后特点，以及可能产生的疑虑和孕期一些问题等方面进行了阐述。

本书无论从内容编排、版式设计，还是语言风格上，都力求更贴心，让二孩准妈妈在翻阅时更加一目了然、轻松愉快。相信它会成为准妈妈在孕期非常贴心的一位"好朋友"。希望这本书能为生宝宝的父母提供一些指导，一些方法。让生二孩的父母再生出一个健康、聪明的宝宝。

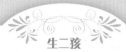

生二孩优生优育法则

你决定生二孩了吗？为了再拥有一个健康的宝宝，为了现在的宝宝有个聪明的弟弟或妹妹，千万不要因为是第二个孩子，就忽视生二孩的孕前、孕期的保健，以免造成遗憾。来看一看下面的优育法则你是否都知道。

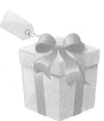

① 了解国家生二孩的相关政策。

② 就生二孩问题与自己的家人进行沟通，特别是要与第一个孩子做好沟通，不要因为他是孩子就忽视他的感受。

③ 对于第一胎顺产的女性，生二孩间隔一年半以上比较好。

④ 如果第一胎是剖腹产的，原则上建议两年后再怀下一胎。

⑤ 女性药物流产最好半年以后再怀孕；如果是人工流产，最好在人流手术一年后再考虑怀孕。

⑥ 准备怀二孩前，要咨询医生，并且夫妻双方都要做好身体检查。

⑦ 改变生活习惯，加强饮食营养，锻炼身体，为生二孩储备能量。

⑧ 如果准备生二孩，要提前 3 个月停止服用避孕药。

⑨ 计划生二孩前要戒烟戒酒。

⑩ 从准备再要宝宝开始就应该与第一个孩子多沟通，让他知道再来的那个宝宝不但不会让他（她）得

到的爱减少，反而世上会多个与他（她）彼此相爱的弟、妹。

⑪ 要关注自己的月经周期，以方便选择最佳时机受孕，并精确地推算预产期。

⑫ 关注自己的生活、工作环境，避免接触有害的化学物质，远离对胎宝宝不利的环境。

⑬ 如果你已经超过 35 岁，即使是第二胎，也要按高龄孕产妇对待，做好相应的准备。

⑭ 保持愉悦的心情，在身体最佳状态开始实施受孕。

⑮ 密切关注自己身体的变化，尽早发现怀孕，并立即宣布自己怀孕，以得到周围人的理解和照顾。

⑯ 怀孕后要注意休息，可以与家人沟通，减少一些不必要家务，并适当减少照顾第一个孩子的工作。

⑰ 尽早把这个好消息很郑重地告诉第一个孩子，并开始与他分享你怀孕的点点滴滴，让他骄傲地与你一起伴着胎宝宝成长。

⑱ 注意药物的使用，尽量不服药，或服用前咨询医生。

⑲ 多读一些让你愉悦的书，还可以与第一个孩子一

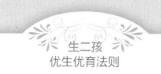
起读，让两个孩子一同成长。

20 注意孕期的体育锻炼。

21 可以带着"两个"孩子多去公园、野外游玩，一同呼吸新鲜空气，陶冶情操。

22 注意怀孕期间的饮食营养。

23 孕期夫妻生活要有节制。

24 即使是第二次孕产，也不能忽视相应的孕期检查，一定要按时做产前检查。

25 注意妊娠期的一些并发症，尤其是怀第一胎时已经出现过的症状，最好提前与医生做沟通。

26 孕期出门一定带好随身物品，并保证手机畅通。

27 适当的工作和做家务，但不能干重体力活。

28 提前为第二个宝宝准备婴儿用具，别忘了让第一个孩子参与进来。

29 丈夫要多关注妻子的情绪，不要因为是第二胎就忽视她的感受。

30 随着身体越来越笨重，要减少一些危险的照顾第一个孩子的工作，如给孩子洗澡、抱着哄睡觉等。

31 提前做好乳房护理，为母乳喂养做准备。

32 拍一组怀二胎时的准妈妈照吧，带上第一个孩子拍一定意义非凡，还是很好的胎教。

33 孕中后期可以多做一些床上运动，以缓解抽筋和水肿。

34 身体条件允许的话，孕中期多抽出时间陪伴第一个孩子。

35 做个体重记录，生二孩更要控制体重的增加。

36 认真监测胎动，随时关注胎宝宝健康。

37 带着第一个孩子与肚子里的宝宝做游戏，让他更早地接触和接受这即将到来的弟弟或妹妹。

38 总结生第一胎时的分娩经验，为第二胎分娩做好准备。

39 做好孕晚期防护，预防孕晚期早产。

40 做一些有助于分娩的体操。

41 重视孕晚期的饮食营养，为分娩提供能量储备。

42 孕晚期尽量不要一个人出行，特别是不要一个人带着第一个孩子出门。

43 生二孩的准妈妈也要提前准备好待产包。

44 孕晚期要注意情绪调整，不要紧张。

45 越到孕晚期，越要做好与第一个孩子的沟通，不要因为即将出世的宝宝而忽略第一个孩子的情绪。

46 生二孩的高龄准妈妈在孕晚期要注意妊娠并发症。

47 如果是剖宫产生第二胎，准妈妈要与医生沟通，提前入院待产。

48 注意临产征兆。

49 临产前放松情绪，保持良好状态。

50 顺利生产后，亲吻宝宝的时候别忘了你的第一个孩子，让他（她）第一时间亲近自己的弟弟或妹妹，以便他（她）尽早认识和接纳这个新成员。

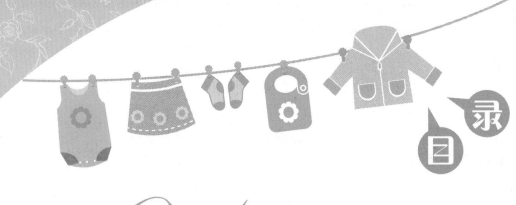

Part 01

生二孩，孕前准备不能马虎

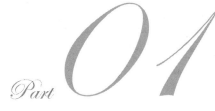

备孕01周 生二孩，你决定了吗

028 ♥ 生二孩政策你了解吗

028 ♥ 生二孩要全面考虑

029 ♥ 生二孩，妈妈越年轻越好

029 ♥ 生二孩的时间选择

029 ♥ 生二孩孕前也要做身体检查

030 ♥ 孕前要加强饮食营养

030 ♥ 食品安全不容忽视

030 ♥ 不要食用这些反营养物质

031 ♥ 孕前应治愈不利孕育的疾病

备孕 02 周　不可不知的孕育知识

032 ♥ 健康身体是再孕育的基础

032 ♥ 女性排卵是孕育的前提

032 ♥ 男性射精是孕育的关键

033 ♥ 女性激素分泌要正常

033 ♥ 精子必须的 3 个"硬件设备"

034 ♥ 剖宫产术后 2 年再怀孕

034 ♥ 人工流产术后半年再怀孕

035 ♥ 最好不要在冬春季节怀孕

035 ♥ 夏末秋初是最佳的怀孕季节

 备孕 03 周

身心调养，进入最佳状态

036 ♥ 想清生二孩问题，快乐备孕

036 ♥ 学会自我释放压力

038 ♥ 调整体重对成功受孕很重要

038 ♥ 过度疲劳影响优生

039 ♥ 叶酸虽小作用大

039 ♥ 哪些食物富含叶酸

 备孕 04 周

特殊人群的备孕指导

040 ♥ 糖尿病患者的备孕指南

041 ♥ 高血压患者的备孕指南

042 ♥ 贫血女性的备孕指南

042 ♥ 乙肝患者的备孕指南

043 ♥ 肾脏病患者备孕指南

043 ♥ 甲亢患者备孕指南

 备孕 05 周

膳食均衡，营养备孕

044 ♥ 孕前加强营养调配

044 ♥ 不要缺乏蛋白质

045 ♥ 及时补充矿物质

046 ♥ 不可缺少的维生素

046 ♥ 脂类食品不可少

047 ♥ 补充碳水化合物

047 ♥ 这些食物不要吃

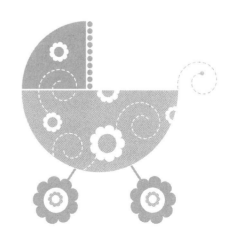

备孕06周　营造适宜的孕育环境

048　❤　环境对怀孕的威胁
048　❤　适宜的室内温度与湿度
048　❤　舒适的床上用品
048　❤　卧室的朝向是否合适
049　❤　别忽视室内噪声和灯光污染
049　❤　当心虫害的侵扰
050　❤　养花草可调节室内空气
050　❤　警惕陶瓷餐具中的污染物
051　❤　远离电磁辐射
051　❤　当心化学及放射性物质

备孕07周　运动为孕育打下基础

052　❤　孕前适当运动很重要
052　❤　锻炼身体，孕前运动要合理
052　❤　运动的时间标准
054　❤　制订一个孕前锻炼计划
054　❤　20～30岁女性的健身重点
054　❤　30～40岁女性的健身重点
055　❤　运动禁忌早知道

备孕08周　规律起居，改掉不良生活习惯

056　❤　培养好的生活方式
056　❤　培养良好的作息习惯
057　❤　孕前不要长期熬夜
057　❤　睡前保健让你睡个好觉
058　❤　孕前不能等渴了再喝水
058　❤　孕前不能等病了再去医院检查
058　❤　孕前不能等急了再如厕
058　❤　孕前不能等困了再睡觉
058　❤　孕前不能等饿了再吃饭
059　❤　准备怀孕，一定要戒烟戒酒

备孕09周　怀孕倒计时，做好冲刺准备

060　❤　生二孩也要愉快孕育
060　❤　哪些情绪会影响受孕概率
060　❤　胎宝宝不爱"娇气"准妈妈
061　❤　备孕期间要改掉伤肾的坏习惯
061　❤　用黑色食物来养肾
061　❤　简易健肾操——鸣天鼓
061　❤　叩齿吞津，滋养肾精
062　❤　备孕期间，避孕方式首选避孕套
062　❤　对避孕套过敏怎么办
063　❤　警惕孕前食物"杀手"

备孕 10 周 胎教要从孕前开始

064 ❤ 理解胎教的真谛

064 ❤ 胎教为早教打好基础

064 ❤ 关注胎宝宝的胎教环境

065 ❤ 胎教不要拘泥于形式

065 ❤ 提前做好胎教准备

066 ❤ 制订适合自己的胎教计划

066 ❤ 了解胎教日记的要点

 备孕 11 周

掌握受孕技巧，提高孕育质量

068 ❤ 根据白带变化寻找排卵期

068 ❤ 利用经期推算排卵期

070 ❤ 选准妊娠时机

070 ❤ 掌握性交的频率

071 ❤ 性交前、后的受孕技巧

071 ❤ 利用地球重力帮助受孕

071 ❤ 熟悉的环境有利受孕

 备孕 12 周

放松心情，随时准备怀孕

072 ❤ 负面情绪对女性的影响

072 ❤ 负面情绪对男性的影响

072 ❤ 负面情绪对胎宝宝的影响

072 ❤ 直接抒发不良情绪

073 ❤ 经常发怒不利于备孕

073 ❤ 顺其自然，别给自己压力

074 ❤ 女性调节情绪讲方法

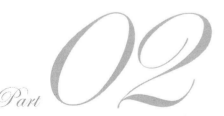

Part

生二孩，孕早期不可掉以轻心

 怀孕 01 周

期待中准备迎接第二个宝宝

078 ❤ 还是个未知数的胎宝宝

078 ❤ 还未进入状态的准妈妈

079 ❤ 为成功怀上二孩做最后的冲刺

079 ❤ 别错过受孕最佳时机

080 ♥ 生物钟规律与优生

080 ♥ 避开生物钟低潮期的方法

081 ♥ 注意饮食要均衡

081 ♥ 多吃有利于受孕的食物

082 ♥ 要掌握胎教的基本原则

083 ♥ 乐观情绪促进胎宝宝生长发育

怀孕02周　幸"孕"即将来临的时刻

084 ♥ 卵子期待与精子的约会

084 ♥ 准妈妈不知不觉在变化

085 ♥ 心情快乐，好"孕"喜欢你

085 ♥ 生二孩要解除年龄带来的忧虑

085 ♥ 准爸爸调整心态以造就聪明宝宝

086 ♥ 生二孩也要为优生注意生活细节

086 ♥ 警惕药物的致畸影响

087 ♥ 改善膳食营养，保证受精卵质量

087 ♥ 多吃富含叶酸的食物

087 ♥ 营养饮食DIY：美味叶酸餐

088 ♥ 注意受孕瞬间的胎教

088 ♥ 赏古典名曲：舒伯特《小夜曲》

089 ♥ 关于孕期洗澡二、三事

怀孕03周　一粒种子悄悄地"发芽"

090 ♥ 精子和卵子成功的约会

090 ♥ 成为幸福准妈妈

091 ♥ 从受孕起就要注意情绪调整

091 ♥ 准妈妈生气时想想自己的两个宝宝

093 ♥ 量身打造一套可行的营养计划

093 ♥ 一日三餐搭配合理

094 ♥ 环境胎教：营造良好的内外环境

094 ♥ 环境胎教：建立和谐的夫妻关系

094 ♥ 环境胎教：创造和谐的家庭氛围

095 ♥ 警惕孕早期白带异常

095 ♥ 如何预防孕早期白带异常

怀孕04周　受精卵开始"安营扎寨"

096 ♥ 胚胎植入子宫

096 ♥ 反应"迟钝"的准妈妈

097 ♥ 了解妊娠的征兆

097 ♥ 早孕试纸帮你确认喜讯

098 ♥ 保证营养，让胎宝宝健康成长

098 ♥ 合理安排准妈妈的饮食

098 ♥ 注意平衡膳食和合理营养

099 ♥ 改善烹调方法，减少食物营养损失

099 ♥ 营养饮食DIY：清淡开胃餐

100 ♥ 准妈妈潜移默化影响胎宝宝

100 ♥ 努力提高自身修养

101 ♥ 孕早期阴道出血的应对

 怀孕05周
种种迹象述说他的到来

102 ♥ 苹果籽大小的"海马"

102 ♥ 嗅觉敏感的准妈妈

103 ♥ 早孕反应传递着甜蜜的讯息

103 ♥ 能够帮助缓解孕吐的食物

104 ♥ 缓解孕吐有方法

105 ♥ 孕早期运动缓慢是主旋律

105 ♥ 孕早期多做有氧运动

105 ♥ 散步是孕早期最适宜的运动

106 ♥ 保证身体健康的同时关注胎教

106 ♥ 用沟通刺激胎儿大脑发育

107 ♥ 积极预防妊娠期的感染现象

 怀孕06周 幸福地确认二宝的到来

108 ♥ 胎宝宝初显身形

108 ♥ 愈发不适的准妈妈

109 ♥ 生二孩也要做早孕检查

109 ♥ 医院检查,帮你确定妊娠

110 ♥ 读懂产检化验单

111 ♥ 多种手段解决孕早期食欲缺乏

112 ♥ 补充蛋白质,荤素搭配营养加倍

112 ♥ 营养饮食DIY:营养美味餐

113 ♥ 静坐——简易有效的健身之道

113 ♥ 静坐的姿势要点

 怀孕07周 第二胎也需要小心呵护

114 ♥ 一个可爱的大头娃娃

114 ♥ 子宫在悄悄地变化

115 ♥ 别担心孕吐影响胎宝宝营养

115 ♥ 孕吐期间更要保证营养

115 ♥ 不宜凭借药物抑制孕吐

117 ♥ 准妈妈开车要注意

117 ♥ 准妈妈坐车讲方法

117 ♥ 准妈妈预防高热有方法

118 ♥ 准妈妈要纠正不良饮食习惯

118 ♥ 选择零食应谨慎

119 ♥ 把美传递给胎宝宝

119 ♥ 画出心中的宝宝

 怀孕08周 音乐,让波动的情绪平稳

120 ♥ 摆动的小葡萄

120 ♥ 准妈妈胃口变大

121 ♥ 准妈妈要合理安排怀孕后的工作

121 ♥ 怀孕辞职,并非明智的选择

122 ♥ 尽早穿上防护服

122 ♥ 常用电器辐射强度排行榜

123 ♥ 口味清淡，少加调料

123 ♥ 不要随意补充维生素

123 ♥ 频繁进食更要注意口腔保健

124 ♥ 早些给胎宝宝听音乐

124 ♥ 选择乐曲要因"母"制宜

125 ♥ 让胎宝宝感受音乐节奏

125 ♥ 交响乐欣赏：《蓝色多瑙河》

 怀孕09周　胎宝宝结束了胚芽期

126 ♥ 结束胚胎期的胎宝宝

126 ♥ 准妈妈逐渐变胖

127 ♥ 孕期抑郁症的对应方案

127 ♥ 生二孩，你孕期抑郁吗

129 ♥ 准妈妈着装要宽松

129 ♥ 漂亮的高跟鞋要暂时收起

130 ♥ 日常饮食要合理搭配

130 ♥ 补镁有益胎宝宝发育

130 ♥ 营养饮食DIY："镁"的食物

131 ♥ 安胎不可盲目从事

怀孕10周　生二孩的充实和幸福

132 ♥ 小小的扁豆荚

132 ♥ 准妈妈情绪有些飘忽

133 ♥ 好情绪可以促进胎宝宝发育

133 ♥ 不良的情绪可致胎宝宝畸形

134 ♥ 学会用舒缓的音乐调节情绪

134 ♥ 音乐欣赏《春江花月夜》

135 ♥ 散步，让母子受益的运动

136 ♥ 孕妇奶粉，准妈妈的明智之选

136 ♥ 过敏体质的准妈妈，选择食物要当心

137 ♥ 胎教手语：欢迎你，宝贝

 怀孕11周　生二孩也要小心保护自己

138 ♥ 胎宝宝主要器官开始工作

138 ♥ 准妈妈的不适感在降低

140 ♥ 孕期B超检查时间表

140 ♥ 学会看B超结果

141 ♥ 孕期要科学吃水果

141 ♥ 饮食营养DIY：水果酸奶布丁

142 ♥ 生二孩准妈妈也要格外小心

143 ♥ 孕早期警惕流行性腮腺炎

143 ♥ 孕早期预防膀胱炎

怀孕12周　安全度过孕早期

144 ♥ 胎宝宝能分出性别了

144 ♥ 准妈妈会头晕目眩

145 ♥ 持续让大宝宝做当哥哥（姐姐）的
心理准备

145 ♥ 如何胜任准妈妈和妈妈两个角色

146 ♥ 孕期补钙很重要

146 ♥ 胎宝宝缺钙的危害

146 ♥ 补钙也要讲究科学

147 ♥ 与宝宝们一起爱上阅读

147 ♥ 要给胎宝宝读有益的书刊

148 ♥ 准妈妈做做凯格尔运动

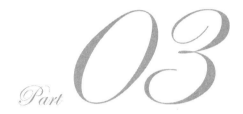

Part **03**

生二孩，孕中期全方位保证胎宝宝成长

 怀孕13周
告别不适，享受舒适与安定

152 ♥ 初见端倪的条件反射

152 ♥ 准妈妈终于可以放轻松了

153 ♥ 准妈妈要注意站姿

153 ♥ 准妈妈保持正确坐姿

153 ♥ 行走时要注意的细节

153 ♥ 躺也有讲究

154 ♥ 孕中期的营养原则

154 ♥ 增加主食和动物性食品

155 ♥ 孕期防便秘

156 ♥ 营养饮食DIY：通便润肠餐

157 ♥ 用呼吸法提高胎教效果

 怀孕14周 指纹让胎宝宝独一无二

158 ♥ 胎宝宝会做鬼脸了

158 ♥ 渐渐显露孕味

159 ♥ 远离美丽"雷区"

159 ♥ 香水"有毒"

159 ♥ 不要过度大笑

160 ♥ 孕中期运动原则

160 ♥ 制订科学的运动计划

161 ♥ 孕中期运动要循序渐进

161 ♥ 腰酸背疼做做操

162 ♥ 超重准妈妈的饮食攻略

163 ♥ 培养广泛的兴趣爱好

163 ♥ 多与胎宝宝对话

怀孕15周
胃口大开与关注体重不矛盾

164 ♥ 胎宝宝本领大

164 ♥ 名副其实的准妈妈

165 ♥ 在办公室舒适午睡的妙招

165 ♥ 好睡眠，给你好气色

167 ♥ 胃口变好，但不要放开吃

167 ♥ 职场准妈妈工作餐怎么吃

168 ♥ 孕期饮食不能没有鱼

168 ♥ 营养饮食DIY：美味的鱼

169 ♥ 科学练习孕妇操

怀孕16周
生二孩也要重视畸形儿检查

170 ♥ 三等分的胎宝宝

170 ♥ 准妈妈要关注体重了

171 ♥ 生二孩你需要做唐氏综合征筛查吗

171 ♥ 最常见AFP检查

172 ♥ 生二孩妈妈都要做羊膜穿刺吗

172 ♥ 重点人群的羊膜穿刺术

172 ♥ 羊膜穿刺可能的副作用

173 ♥ 准妈妈别让贫血找上门

173 ♥ 准妈妈多吃补血食物

174 ♥ 胎教可以影响宝宝的性格

174 ♥ 妈妈的心情决定宝宝性格

174 ♥ 家庭环境决定宝宝性格

175 ♥ 练练瑜伽，缓解孕中期的不适

怀孕17周 日渐隆起的"成就感"

176 ♥ 小小的"窃听者"

176 ♥ 别让超重找上你

177 ♥ 养成生活好习惯

178 ♥ 孕中期适度地享受性生活

178 ♥ 孕中期性爱注意事项

179 ♥ 胎教音乐要有正确音乐节律

179 ♥ 要听合格的胎教音乐

179 ♥ 多听胎宝宝喜欢的音乐

179 ♥ 调整合适的音量

179 ♥ 胎教音乐不宜过长

180 ♥ 与胎宝宝一起欣赏《欢乐颂》

180 ♥ 妈妈用歌声感染胎宝宝

181 ♥ 准妈妈动起来，好处多多

181 ♥ 适合准妈妈的运动

怀孕18周　拳打脚踢的小淘气

182　幸福的感"动"

182　累并快乐的准妈妈

183　感觉第一次胎动

183　胎动判断胎宝宝的行为状态

183　胎动的类型

184　从胎动判断胎宝宝的健康状况

184　胎动异常要警惕

185　不可忽视锌的作用

185　准妈妈应如何补锌

185　营养饮食DIY：富锌大餐

186　孕期各类体型体重增长标准

186　孕期控制体重小秘诀

187　准妈妈要预防妊娠牙龈炎

187　孕期鼻出血的应对措施

187　乳房胀痛的应对方法

怀孕19周

生二孩也要自我监测

188　胎宝宝的"装备"越来越齐

188　准妈妈行动不要求速度

189　避免焦虑引起剧烈胎动

189　边感受胎动边想象

189　学会宁静愉悦地度过孕期

191　警惕影响胎宝宝脑发育的食物

192　准妈妈安稳度夏

193　准妈妈平稳越冬

怀孕20周

生二孩依然要勤做检查

194　逐步完善的神经元

194　深切感受肚子的变化

195　高危准妈妈要勤做产前检查

195　孕5月产检不要忘

196　全面补钙从现在开始

196　怎样判断自己是否缺钙

197　准妈妈补钙注意事项

197　营养饮食DIY：壮骨补钙餐

198　准妈妈的营养决定宝宝的发育

198　预防胎宝宝发育迟缓的措施

199　孕中期的乳房护理

怀孕21周　一家四口的亲情互动

200　胎脂让宝宝滑溜溜

200　准妈妈的水肿

201　服饰巧搭配，做美丽自信准妈妈

201　应对静脉曲张的方法

201　♥　应对小腿抽筋的方法

202　♥　腰酸背痛做做操

203　♥　多与胎宝宝抚摸互动

203　♥　安全抚摸胎教提示

205　♥　通过饮食缓解孕期水肿

205　♥　营养DIY：利尿消肿餐

 ## 怀孕 22 周
未雨绸缪，护理好宝宝的"粮仓"

206　♥　指甲才露尖尖角

206　♥　准妈妈要控制躁动的情绪

207　♥　什么影响肚肚的大与小

208　♥　少乘电梯

208　♥　减少待在空调房的时间

208　♥　忌去拥挤的公共场所

209　♥　准妈妈舒适办公小道具

210　♥　用轻柔的语调给胎宝宝讲故事

210　♥　注意讲故事时胎宝宝的反应

211　♥　斯瑟蒂克胎教知多少

211　♥　斯瑟蒂克胎教法

 ## 怀孕 23 周
不分性别的皱巴巴的"小老头"

212　♥　皱巴巴的小老头

212　♥　大肚子破坏了平衡

213　♥　准妈妈要自我监护心理变化

213　♥　要有善于发现美的眼睛

213　♥　疑神疑鬼害人害己

215　♥　妊娠糖尿病的饮食对策

215　♥　营养饮食DIY："糖"妈妈食谱

216　♥　保护准妈妈的第二心脏——脚

217　♥　买鞋小窍门

217　♥　准妈妈提高平衡力有办法

 ## 怀孕 24 周
用心浇注萌芽中的小精灵

218　♥　用倾听感知世界

218　♥　准妈妈愈发笨拙而迟钝

219　♥　按期进行的产前检查

219　♥　每周测一次体重

220　♥　孕中期如何放松心情

221　♥　孕期不要忽视脚部保健

221　♥　脚部保健运动

222　♥　孕妇体操好处多

223　♥　准爸爸为准妈妈做腰部按摩

223　♥　准爸爸为准妈妈做腹部按摩

223　♥　准爸爸帮准妈妈按摩小腿

223 ♥ 准爸爸帮准妈妈做大腿按摩

怀孕 25 周 大脑发育高峰期

224 ♥ 味蕾告诉宝宝人间百味
224 ♥ 顶着"足球"的准妈妈
225 ♥ 巧妙减轻疲惫感
226 ♥ 胎宝宝大脑发育所需营养素
226 ♥ 营养饮食 DIY：益智补脑餐
227 ♥ 跟孕期抽筋说拜拜
228 ♥ 行为胎教，布置温馨可爱婴儿房
229 ♥ 其他语言刺激同样可行
229 ♥ 准爸爸学方言讲笑话

怀孕 26 周
好"孕"缘于快乐的心态

230 ♥ 胎宝宝感到第一缕光亮
230 ♥ 好梦成了准妈妈的心愿
231 ♥ 保护视力从胎宝宝开始
231 ♥ 哪些食物利于胎宝宝视力发育
232 ♥ 积极预防妊娠高血压综合征
233 ♥ 妊娠高血压吃什么好
233 ♥ 营养饮食 DIY：降压食谱
234 ♥ 生二孩也要拍套美丽的大肚照
235 ♥ 培养宝宝良好生活习惯

235 ♥ 给胎宝宝长久的良性刺激

怀孕 27 周 胎宝宝爱上做游戏

236 ♥ 有了一头柔软的胎发
236 ♥ 每天都引人注目的大肚子
237 ♥ 哪些准妈妈容易早产
237 ♥ 预防早产的方法
239 ♥ 做家务要注意姿势和动作
239 ♥ 挑选适合准妈妈做的家务
239 ♥ 不适合做家务的准妈妈
240 ♥ 孕中期准妈妈为什么会营养不良
240 ♥ 营养不良准妈妈的一日菜单
241 ♥ 什么样的准妈妈会营养过剩
241 ♥ 营养过剩准妈妈的一日菜单

怀孕 28 周
感受小运动健将的舞动

242 ♥ 玩脐带让我不亦乐乎
242 ♥ 胎动让肚皮舞动
243 ♥ 一切顺利也要坚持产检
243 ♥ 产前检查早知道
243 ♥ 哪些准妈妈要做胎儿超声心动图检查
243 ♥ 特殊准妈妈要做眼底检查
244 ♥ 正确饮食防腹胀

244 ♥ 营养饮食 DIY："粥"道的呵护

245 ♥ 胎教应循序渐进地进行

245 ♥ 和胎宝宝一起玩记忆游戏

246 ♥ 普拉提式的侧腔呼吸助顺产

246 ♥ 蹲举训练让大腿更有力

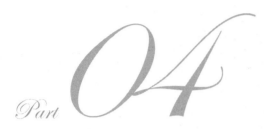

Part 04
生二孩，孕晚期要加倍呵护成果

 怀孕29周 怀孕进入了孕晚期

250 ♥ 宝宝的"房间"在渐渐变小

250 ♥ 准妈妈的肚子时不时发紧

251 ♥ 孕晚期腹泻要注意

251 ♥ 选择舒适的姿势

252 ♥ 孕晚期的饮食重点

252 ♥ 准妈妈无需大量进补

253 ♥ 营养胎教使宝宝爱上蔬菜

253 ♥ 拒绝苦味源于自保天性

253 ♥ 营养饮食 DIY：苦而有营养

254 ♥ 二孩妈妈别忘使用托腹带

255 ♥ 减压，准爸爸是最佳倾诉对象

255 ♥ 父母是永远的精神支柱

255 ♥ 听取婆婆的经验之谈

255 ♥ 准妈妈要有退出放手的意识

怀孕30周 按期孕检不能忘

256 ♥ 胎宝宝性别特征发育明显

256 ♥ 大肚妨碍了呼吸

257 ♥ 了解孕晚期孕检项目

258 ♥ 孕晚期饮食原则

258 ♥ 维生素 C 可降低分娩风险

259 ♥ 孕晚期不能忽视叶酸的摄取

259 ♥ 注意容易导致早产的水果

260 ♥ 寓教于乐的游戏胎教

261 ♥ 预防仰卧综合征

261 ♥ 孕晚期气喘要吸氧

261 ♥ 孕晚期尿失禁的应对方法

怀孕31周

要提前准备婴儿用品

262 ♥ 变小的房子让我活动受限

262 ♥ 肚子大的难以看到脚尖

263 ♥ 生二孩也要准备待产包

264 ♥ 产后宝宝用品清单

264 ♥ 入院手续中的物证清单

266 ♥ 准妈妈要为母乳喂养做准备

266 ♥ 营养饮食DIY：营养乳房的美食

267 ♥ 简单易学的孕期沙发操

267 ♥ 准妈妈做操缓解肩背疼痛

怀孕32周

拥挤的"房间"，长大的宝宝

268 ♥ 愈发"年轻"的胎宝宝

268 ♥ 孕期反应又来了

269 ♥ 大肚准妈妈的甜蜜性事

270 ♥ 准妈妈如何饮食才能不上火

270 ♥ 营养饮食DIY：蔬菜水果做成汁

271 ♥ 锻炼胎宝宝的聪明才智

271 ♥ 做勤于编织的准妈妈

271 ♥ 适当丰富自己的精神活动

272 ♥ 生二孩遇急产不要慌

273 ♥ 拉梅兹呼吸法练习窍门

怀孕33周　　为分娩储备能量

274 ♥ 圆润可爱的胎宝宝

274 ♥ 不规则宫缩让准妈妈不适

275 ♥ 制订一个分娩计划

275 ♥ 提前安排好交通工具

275 ♥ 建立紧急联络方式

276 ♥ 警惕胎膜早破

276 ♥ 胎膜早破症状

276 ♥ 如何应对胎膜早破

277 ♥ 吃适量含铜食物可预防胎膜早破

277 ♥ 预产期前要补充维生素K

278 ♥ 保持心态平和很重要

278 ♥ 准妈妈要多欣赏古典音乐

278 ♥ 胎教名曲《梦幻曲》

279 ♥ 孕晚期准妈妈不宜远行

279 ♥ 孕晚期不宜焦急忧虑

279 ♥ 孕晚期不宜懒惰

279 ♥ 孕晚期不宜减肥

279 ♥ 孕晚期不宜粗心大意

279 ♥ 不宜独自进行家庭大扫除

怀孕34周
盘点准妈妈的待产包

280 ♥ 胎宝宝头部即将入盆

280 ♥ 准妈妈越发不轻松

281 ♥ 计划产假，完美交接

282 ♥ 临产前坚持按时做产前检查

282 ♥ 孕晚期的 B 超检查

283 ♥ 进行胎心电子监护

283 ♥ 教你看懂胎心监护图

284 ♥ 抚摸胎宝宝头部、背部和四肢

284 ♥ 告诉胎宝宝要和妈妈配合好

285 ♥ 准妈妈做一些助产运动

怀孕35周　在紧张与期盼中徘徊

286 ♥ 胎宝宝越发强壮

286 ♥ 准妈妈越发疲惫

287 ♥ 保证睡眠，为分娩积蓄精力

289 ♥ 生活细节不可忽视

289 ♥ 注意个人卫生，保持身体清洁

290 ♥ 准妈妈补锌好时机

290 ♥ 维生素 C 增加肌体的抗病能力

291 ♥ 练习腹式呼吸，放松心情

291 ♥ 心情宁静

怀孕36周
生二孩也要小心突发状况

292 ♥ 细腻柔嫩的胎宝宝

292 ♥ 感觉沉甸甸的准妈妈

293 ♥ 消除忧虑，预防难产

294 ♥ 准妈妈多吃有益食品

294 ♥ 营养饮食DIY：消肿排毒营养餐

295 ♥ 音乐帮准妈妈平心静气待产

295 ♥ 胎教名曲：柴可夫斯基《船歌》

296 ♥ 生二孩，分娩姿势早知道

297 ♥ 孕晚期下腹疼痛要小心

297 ♥ 白带增多，纯属正常

怀孕 37 周
不能放松对宝宝的训练

298 ♥ 做好准备的胎宝宝

298 ♥ 被频繁宫缩袭扰的准妈妈

299 ♥ 临产前坚持按时做产前检查

299 ♥ 清楚胎头何时入盆

300 ♥ 准妈妈要了解分娩的信号

301 ♥ 什么是早期破水

301 ♥ 早期破水的应对方案

301 ♥ 早期破水的预防

302 ♥ 没必要过早住院待产

302 ♥ 提前决定产后的护理事宜

303 ♥ 正视分娩中的尴尬事

怀孕 38 周　等待分娩的信号

304 ♥ 小房间就快放不下我了

304 ♥ 准妈妈难以入眠

305 ♥ 想要使劲时的呼吸法

305 ♥ 阵痛来临时的呼吸法

306 ♥ 预先了解分娩三大产程

307 ♥ 临产前的饮食调理

307 ♥ 第一产程的饮食要点

307 ♥ 第二产程的饮食要点

308 ♥ 掌握分娩时的辅助动作

怀孕 39 周
充分休息，放松心情

310 ♥ 胎宝宝继续长肉

310 ♥ 准妈妈情绪易躁动

311 ♥ 关注分娩四要素

313 ♥ 准妈妈不要因为紧张而忽略饮食

313 ♥ 营养饮食 DIY：临产前的饮食

314 ♥ 巩固前期进行的胎教

314 ♥ 继续给宝宝上音乐课

314 ♥ 音乐胎教要投入

315 ♥ 准爸爸做好扮演多重角色的准备

315 ♥ 持之以恒做好大厨

315 ♥ 准爸爸要考虑是否陪产

315 ♥ 准爸爸要重视最后的胎教

怀孕 40 周
紧张煎熬后的瓜熟蒂落

316 ♥ 胎宝宝迎接最后的冲刺

316 ♥ 准妈妈接受最后的挑战

317 ♥ 自然分娩时与医生的配合

317 ♥ 胎头吸引术

318 ♥ 剖宫产时与医生的配合

318 ♥ 剖宫产的步骤

319 ♥ 向即将到来的宝宝介绍家庭成员

319 ♥ 给宝宝当勇敢者的榜样

319 ♥ 看一些色彩明快的图书

320 ♥ 宫内感染的影响

320 ♥ 为什么会发生宫内感染

320 ♥ 宫内感染的症状

320 ♥ 预防宫内感染的方法

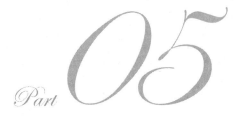

生二孩，产后第一个月很重要

产后01周

新妈妈、新生儿关键的 7 天

324 ♥ 健康新生宝宝身体指标

324 ♥ 新妈妈的身体变化

325 ♥ 产后应该知道的常识

326 ♥ 警惕产后大出血

327 ♥ 新妈妈要争取时间多休息

327 ♥ 产后要尽早活动

328 ♥ 抓住大宝宝的关键适应期

329 ♥ 产后半小时及时开奶

329 ♥ 初乳不可浪费

329 ♥ 按需哺乳，顺其自然

330 ♥ 哪些情况下不宜进行母乳喂养

330 ♥ 宝宝不能接受母乳原因

331 ♥ 母乳不足的表现及原因

332 ♥ 吃好产后"第一餐"

332 ♥ 营养饮食 DIY：补血催乳汤

333 ♥ 怎样给新生宝宝喂母乳

产后02周
产后恢复与新生儿护理同样重要

334 ♥ 产后新妈妈护理重点
335 ♥ 为什么要坐月子
335 ♥ 坐月子的基本原则
336 ♥ 不同体质的坐月子原则
337 ♥ 如何防止宝宝溢奶
338 ♥ 怎样给新生儿换尿布
338 ♥ 换尿布时的注意事项
338 ♥ 尿布的清洗
339 ♥ 为宝宝准备合适的纸尿裤
339 ♥ 如何给新生宝宝更换纸尿裤
340 ♥ 如何让宝宝告别"红屁屁"
341 ♥ 新生宝宝要天天洗澡
341 ♥ 如何给新生宝宝洗澡
343 ♥ 新生儿脐带的护理

产后03周　科学坐月子，科学育儿

344 ♥ 传统坐月子的误区
345 ♥ 新妈妈穿衣服的讲究
345 ♥ 产后洗澡注意事项
345 ♥ 产后看电视注意事项

346 ♥ 新妈妈奶水充足有妙招
347 ♥ 月子期间不宜吃哪些食物
348 ♥ 新生儿眼睛的护理
348 ♥ 新生宝宝耳朵的护理
348 ♥ 新生宝宝鼻子的护理
349 ♥ 解读新生宝宝的表达方式
350 ♥ 如何掌握新生宝宝吃奶的量
350 ♥ 混合喂养要讲究方法
351 ♥ 配方奶粉的喂养方法

产后04周
养护得当，保证妈妈宝宝健康

352 ♥ 产后恢复体形关键期
353 ♥ 产后第四周食谱推荐
354 ♥ 新生儿满月体检(28天检查)有哪些
355 ♥ 新生儿喂养不好会影响智力
355 ♥ 从囟门判断宝宝的健康状况
356 ♥ 要不要给宝宝剃满月头
356 ♥ 为宝宝剪指甲要注意
357 ♥ 要多和新生儿说话
357 ♥ 跟新生儿交流的注意事项
357 ♥ 沟通让老大、老二彼此喜欢

Part 01

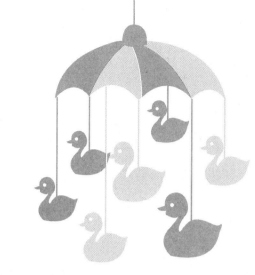

生二孩，
孕前准备不能马虎

随着国家计划生育政策的调整，

越来越多符合条件的家庭计划生二孩。

而从优生优育的角度出发，

备孕二胎，

夫妻双方在身体和心理上一样要做好准备。

生二孩，你决定了吗

生二孩政策你了解吗 ♥

2013 年 11 月 15 日，"单独二胎"的政策正式实施。"单独二胎"，更准确地说是"单独两孩"，是指夫妻双方一人为独生子女，第一胎非多胞胎，即可生二孩。需要注意："单独两孩"不等同于"单独二胎"。即使是"单独家庭"的第一胎生的是双胞胎或多胞胎的话，那该家庭就不再适用"单独二胎"的新政策了。单独二胎政策细节各地会有不同，具体的还要咨询当地相关部门。

生二孩要全面考虑 ♥

随着国家新的生育政策出台，越来越多的家庭将生二孩列入了家庭计划里。但生不生二孩，什么时候生，生完了怎么培养等等，这些问题都需要全面考虑。

• 需要考虑夫妻双方的年龄。如果年龄过大

再生育二胎，不仅对身体是个考验，抚育和培养两个孩子精力是否够用也是一个问题。特别是如果女性年龄偏大，还要考虑优生优育的相关风险。

• 注意两个孩子之间的年龄差。一般间隔 2 ～ 3 岁比较合适。这主要是考虑到女性在两次怀孕之间能够有比较充足的时间，在身体和心理上做好调整和准备。另外，两个孩子之间有恰当的年龄差距，彼此之间的竞争感不会过于强烈，疏远感也不会过大。

• 做好孕前遗传咨询、孕中体检、产前诊断。如果头胎畸形担心会影响生二孩，就需要孕前做好遗传咨询。孕中按时认真体检，产前做好产前诊断，这样将有利于保证母子的身心健康。

• 考虑家庭的经济条件。如果经济条件不具备就急于生二孩，会给生活带来麻烦，也给自己的家庭增加负担。

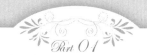

生二孩，妈妈越年轻越好 💗

宝宝出生是否顺产，是否健康，与宝宝是第一胎还是第二胎没有必然的联系。最主要的影响因素还是准妈妈的年龄问题，在生第二胎的时候，很多女性年龄相对大了，自然流产的概率会增大，妊娠期的并发症发生的概率也会增大。

女性生二孩的越年轻越好，最好在 35 岁以前，因为 35 岁以后生育能力会下降，胎宝宝和妈妈各方面风险都会增高。

生二孩的时间选择 💗

对于第一胎顺产的女性，生育二胎的间隔时间并没有明确的规定，但妊娠间隔短于 18 个月或大于 5 年是发生早产的高危因素，所以顺产后生二孩间隔 2 年以上 5 年以内比较好。

如果第一胎是剖腹产，原则上建议两年后再怀下一胎。但并不等于剖腹产两年后怀孕就不会有危险，只是子宫破裂的概率相对低一些。至于剖腹产后 1 年就怀孕的能否生下这个宝宝，这并非一定不能生，只是间隔时间短，子宫破裂的风险会相对较高。

生二孩孕前也要做身体检查 💗

生二孩前也需要做一下孕前检查，看看夫妻双方现在的身体是否适合怀第二胎，检查是否有不适宜怀孕的疾病。孕前检查的主要检测对象是生殖器官以及与之相关的免疫系统、遗传病史等。孕前检查的最佳时间是在准备怀孕前的 3 ~ 6 个月进行。

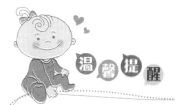

温馨提醒

孕前 3 个月左右，可以考虑检查风疹病毒、巨细胞病毒、微小病毒、弓形虫、乙肝病毒等。因为这些病毒妊娠后会严重影响胎宝宝。

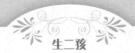

孕前要加强饮食营养 ❤

夫妻双方在孕前要注意全面营养，因为身体的营养状况直接影响着将来宝宝的发育与健康。而许多营养素不是现吃就能现用的，往往需要食用一段时间后，体内才能具有足够的储备量，以应对怀孕早期的特殊营养需要。因此，孕前就要有意识地加强营养，经过一段时间的饮食调养，双方体内储存了充分的营养，在这样的情况下孕育，则可为优生打下坚实的营养基础。

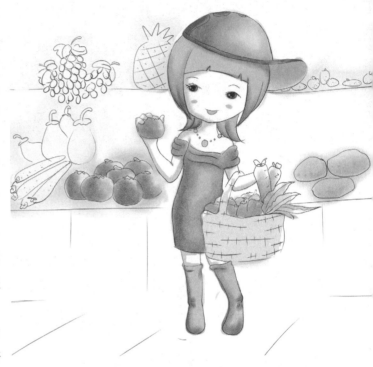

食品安全不容忽视 ❤

吃得好很重要，但更要吃得安全。食物从其原料生产、加工、运输等直至食用前的多个过程中，都可能不同程度地受到农药、金属、霉菌、毒素等有害物的污染，所以为了避免这些有害物质对孕育造成伤害，在生活中应充分重视饮食安全与卫生，防止食物污染。

如尽量选用新鲜天然食品，避免食用加工食品；蔬菜、水果等食物一定要充分地清洗干净，必要时，去皮后再食用。总之，饮食安全、卫生问题一定要认真对待。

不要食用这些反营养物质 ❤

避免反营养物质的摄入对妈妈和宝宝的健康至关重要。在孕前，一定要避免食用下面 3 类食物，它们含有对健康有害的反营养物质。

● 精制过的食品：利用它们需要消耗的营养素，比它们本身为身体提供的营养素还要多。

● 含有添加剂的食品：食品加工过程中，有些企业将多种食品添加剂添加到食物中，它们会消耗掉体内大量矿物质等营养元素，并对人的体内环境造成影响。

● 煎炸食品：有研究证实，经过高温煎炸的食物，会产生一种促发癌症的物质——3-4 苯丙芘。

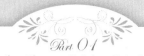

孕前应治愈不利孕育的疾病 ♥

要想孕育一个健康的宝宝，首先要求爸爸妈妈的身体要健康、强壮。因此，在怀孕前治愈已有的疾病就显得尤为重要。

✿ 治愈月经病

月经是一个女性具备生殖能力的标志之一，对怀孕来说非常重要。如果月经出了问题，当然会对孕育造成负面的影响。因此，在怀孕前，应先治愈月经病。

✿ 性传播疾病

性传播疾病是指通过性接触可以传染的传染病，人们简称为性病。如梅毒、淋病、艾滋病、软下疳、性病性淋巴肉芽肿、非淋菌性尿道炎、尖锐湿疣和生殖器疱疹等。性传播疾病都是可以预防与治疗的，通过治疗，大多性传播疾病都可以治愈。

✿ 女性生殖器官疾病

生殖器官感染是女性常见妇科疾病，女性的多种生殖器官都可以发生急性和慢性炎症，既影响受孕，也可能影响胚胎的生长发育。带病怀孕有可能造成宫内感染，导致流产、早产。准备怀孕前应治愈相关疾病。

✿ 治愈不孕不育

总体来说，夫妇任何一方或双方，有全身性或性器官疾病者，均能导致不孕。不孕不育对希望拥有宝宝的夫妻来说，是一种痛苦的身心折磨。其实，只要认真进行身体检查，积极配合治疗，很多不孕不育的夫妻还是能找回生育的机会。

孕育小百科

备孕期间不能胡乱服药

对于备孕期的夫妇，任何药物的服用都应该在医生的指导下进行，能少用的药物绝不多用，可用可不用的就不用。

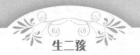

备·孕
02
周

不可不知的孕育知识

 ## 健康身体是再孕育的基础 ❤

人类繁衍生息的过程其实就是男性和女性相互结合，完成孕育和生殖的过程。男、女生殖系统的健康、成熟及功能完善是这一过程的基础。所以，即使前一个宝宝是健康的，夫妻二人也要重新做必要的检查，看现在的自己是否依然健康。

 ## 女性排卵是孕育的前提 ❤

在 1 个月经周期中，卵巢内常有几个甚至十几个卵泡同时发育，但受大脑中下丘脑和垂体分泌的激素的调节，一般只有 1 个发育完全成熟。卵子从卵巢排出后，被输卵管伞端抓进输卵管并传送到壶腹部，在 2 ～ 3 天内等待着与精子相遇。

 ## 男性射精是孕育的关键 ❤

当夫妻双方性交，男性射出的精液量有 2 ～ 5 毫升。男性射精时，大部分精液射到阴道上端和子宫颈口，数分钟后进入子宫颈管。如果正好

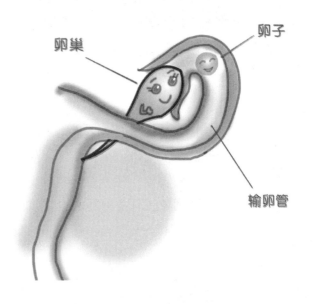

卵巢

卵子

输卵管

在女性排卵期，女性体内雌激素水平增高，子宫颈黏液变得很稀薄，清澈透明如蛋清样，其中含有糖、维生素、盐等营养物质，能提供精子所必需的能量，维持精子的活动，有利于精子继续前进上行。精子通过子宫颈进入子宫腔，在子宫腔液体的帮助下，继续前行。精子经过子宫到达输卵管，输卵管内的上皮细胞含有纤毛，纤毛像扫

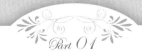

把一样地摆动，会阻碍精子的前进，但是精子具有"逆行运动"的奇妙特性，会逆行而上，到达输卵管的壶腹部，与卵子相遇。

精子在女性输卵管内一般只能存活 1 ~ 3 天，如果在这几天内没有与卵子相遇，便会自然死亡。

女性激素分泌要正常

卵子平时缩在卵巢里，以卵泡的形式存在。因为卵泡发育成熟成为卵子排出，是个复杂的过程，至少需要 6 种激素团结合作，所以体内激素正常分泌成为排卵的必要条件。

● 月经有规律。激素控制月经周期，所以月经是激素正常与否的信号。痛经、经期提前或推后、排卵期出血、月经血块多、经量过多或过少，这些都是身体在向你报警！月经没有规律，怀孕就成了撞运气的事，只有规律的月经才是"孕力"的保障。

● 体重不过重。雄激素不是男性的专利，女性体内也有少量，并与雌激素保持合适的比例，相安无事。如果女性体内脂肪过多，雄激素就会增加，使雄激素与雌激素的比例失调，出现卵巢疾患而使怀孕的概率减少。

精子必须的 3 个"硬件设备"

女性能否成功受孕，很大程度上还是取决于男性精子的质量和活力。排除外界因素，由产生至排出成熟、健康而充满活力的精子需要男性 3 个"硬件设备"。

● 睾丸：生产精子的"工厂"。睾丸位于男性的阴囊内，左右各 1 个。睾丸生产的精子储存在精囊内，等待射精的反射，然后通过输精管排出体外。

● 副性腺：生产精浆的腺体。副性腺包括精囊、前列腺和尿道球腺。精浆是运输精子必需的润滑剂，它会在精子排出体外的一刹那与之接触，然后帮助精子游向女性的子宫，与卵子相遇。

● 输精管：输送精子的通道。输精管顾名思义即是输送精子的管道，左右各 1 条。精子经输精管由附睾输送到前列腺、尿道的通道，输精管还有喷射精液的功能，可帮助精子进入女性体内。

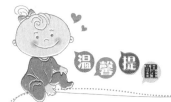

温馨提醒

男性精子是相当敏感又脆弱的，来自外在或内在的各种刺激，都可降低它的活力，甚至扼杀它的生命力。

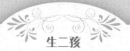

剖宫产术后 2 年再怀孕

一般来说，如果女性生第一胎时剖宫产，做了子宫横切口，且无手术并发症，术后恢复良好，生二孩时则需距剖宫产术 2 年以上。

剖宫产术后 1 年以内再次妊娠者，其子宫疤痕破裂的可能性极大，即使不足月分娩，或在怀孕早期行人工流产术，都存在着子宫疤痕破裂的危险性。故在剖宫产术后 1 年以内应坚持避孕，切忌再次妊娠，以防不测。如确因各种原因需要生育者，一定要在术后 2 年以上再怀孕，妊娠后定期进行产前检查。

人工流产术后半年再怀孕

人工流产作为一种人为中止妊娠的手段，可干扰正常妊娠带给母体的一系列生理变化，女性的身体和心理都会受到不同程度的损害，特别是生殖器官。

流产以后，子宫等生殖器官需要一定时间的恢复和调整，如在短时间内再怀孕，由于子宫恢复不良，则很容易出现自然流产、胎宝宝发育不良、早产、胎膜早破等并发症。因此，应在人工流产术后半年以上考虑再怀孕。

另外要特别注意的一点是，人工流产后多数在 1 个月左右就会恢复排卵，随后月经来潮。因此，人工流产后只要恢复性生活，就要采取避孕措施，避免再次怀孕。

孕育小百科

人工流产后要注意阴道流血的时间

人工流产时胎盘剥离后，子宫壁上所留下的创面可有少量出血，这种情况随着子宫收缩和创面修复，一般在 3 ～ 5 天停止阴道流血，最多不超过 15 天。如持续时间过长，就要及时就诊治疗。

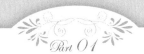

最好不要在冬春季节怀孕

从优生学的角度来讲，早期妊娠（3个月内）应避免在冬天和早春。若早孕发生在空气污染较重的冬季，胎宝宝是缺陷儿的危险性相对明显高于其他季节。

室内外空气污染与早孕胚胎致畸显著相关。冬季空气中二氧化硫、总悬浮颗粒浓度最高，出生胎儿的缺陷率也较其他季节的高。冬季取暖、家庭生活用燃料对出生缺陷也有影响，烧煤家庭出生胎儿的缺陷率8.6‰，用液化气家庭7.4‰，用煤气家庭5.5‰。空气中的二氧化硫也可以使人体细胞内的遗传基因染色体发生异常，导致胎宝宝畸形。

冬末春初也是一些疾病流行的时期，病毒性传染病较多。怀孕前3个月是胚胎的敏感期，准妈妈如果受病毒感染，极容易导致畸胎。因此，为了胎儿的健康，最好不要在冬末春初怀孕。

夏末秋初是最佳的怀孕季节

从优生学的角度来讲，受孕的最佳季节应该是夏末秋初（每年的7～9月份）。为什么呢？因为在怀孕后最初3个月是胎宝宝的组织器官开始形成和分化的时期，这时，对官内官外各种因素极为敏感。

这一时期受孕，宫内的胎宝宝较少受到病毒性感染，且逢蔬菜瓜果的收获季节，准妈妈有足够的营养素摄入，均有利于胎宝宝大脑发育和出生后的智力。而孩子出生的季节又是春末夏初，气候温和，水果蔬菜供应充裕，有利于产妇身体康复和乳汁的分泌，孩子衣着逐渐减少，护理较为方便。

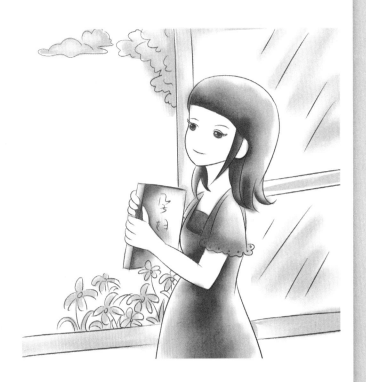

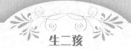

身心调养，进入最佳状态

想清生二孩问题，快乐备孕

孩子生下来就是父母不可逃避的责任，所以生二孩前一定要考虑清楚，端正态度，才能有准备地面对出现的问题，保持良好心态。

不要想着多一个孩子好养老，孩子不是用来养老的。不要因为想要个男孩去生二胎，第二个孩子也不能保证是个男孩。重走一遍新生儿养育之路是否心甘情愿，孕期种种不适、没有自己的娱乐、没有整夜觉等，还有要应对孩子更复杂的教育问题，陪 2 个孩子玩耍、上各种课外班、性格培养等等。总而言之，生第二个孩子之前，一定要想清楚，一旦决定了，就要勇敢面对可能出现的各种问题。

学会自我释放压力

不同的人有不同的压力，而当我们在承受压力时，身体会释放出肾上腺素和肾上腺皮质醇，使身体提供更多的能量来面对压力，此时身体的免疫系统就会受到抑制，抵抗力降低，造成对优生的不利影响。而学会释放压力，就能减少烦恼，获得轻松和快乐。

• 放开不能控制的事情。当遇到不能控制的不顺心的事情时，就换个角度去想问题，"塞翁失马焉知非福"。

• 将自己能掌控的事情做到最好，不用太在意不能左右的事情。

• 学会深呼吸。走向窗前，望向窗外深呼吸。将注意力集中到这次呼吸上并忘掉其他的一切，体会空气在肺里的进出，马上就会让郁闷的心情豁然开朗。

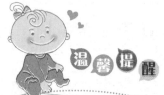

温馨提醒

不要太在意别人的想法。任何问题，任何事情，太在意别人的想法有时会束缚自己。在生活中或工作上，只要自己尽心尽力去做就行了，不用管别人怎么看你。自己感到快乐才是最重要的。

关注卵巢，让排卵更规律

生儿育女，女性先要注意保护卵巢。处于生育期的女性，要想为以后的健康及优生打下基础，平时就应该养成保养卵巢的好习惯。

卵巢功能测试项目

备孕期间，你需要认真了解自己的身体状况及生殖功能，尤其是已生育过的女性。赶快来对照自己，测一测你的卵巢功能吧！

- 女性第二性征是否明显，如坚挺的胸部、纤细的腰肢等。
- 有无嗓音逐渐粗哑，是否缺乏女性温柔特质。
- 有无肤色晦暗无光泽，肤质粗糙、干燥和肌肤缺乏弹性。
- 有无体态变化，如骤然发胖、脂肪大量堆积于腰、腹、臀，失去玲珑曲线。
- 是否更年期提前，面色潮红、多汗，常常难以自控，焦虑抑郁，丧失自信，健忘多梦，易失眠。
- 是否内分泌失调，白带过多、过稀，或呈现异味、异常色泽，或阴道分泌物不足。
- 是否容易患上妇科疾患，常常发生由于免疫力不足导致的细菌感染炎症。
- 有无经前综合征，月经失调、没有规律，痛经，经期过长或过短，经量过多等。

根据答案鉴定你的卵巢健康状况

★ 有 1 个以上肯定答案的（"是"、"有"等）的：表示卵巢功能稍差，应注意你的生活状态。
★ 有 2 个以上肯定答案的（"是"、"有"等）的：表示卵巢功能出现紊乱，应适度进行保养。
★ 有 3 个或超过 3 个肯定答案的（"是"、"有"等）的：表示卵巢功能衰退，趋向疾病状态，应立即去医院就医。

卵巢保养重在平时呵护

卵巢对于女性的重要性是无法比拟的，卵巢的保养重在细节。在平时生活中只要养成良好的生活习惯，卵巢的保健工作自然也事半功倍。

要学会情绪调节，注意保证睡眠，饮食营养要均衡，关注自己的月经变化，减少人工流产次数，减肥要科学。

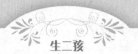
调整体重对成功受孕很重要 ❤

女性过胖或过瘦，内分泌功能都会受到影响，不仅不利于受孕，还会增加新生儿出生后第一年中患呼吸道疾病或腹泻的概率，并在孕后易并发妊娠高血压综合征、妊娠糖尿病。因此，在准备怀孕前，女性都应该积极地进行体重调整，争取让体重处于正常状态。

标准体重取决于 BMI 值（体重指数）。BMI 值是一种测量身体的脂肪率的计算公式：

BMI（孕前体重）＝体重（千克）÷身高（米）的平方

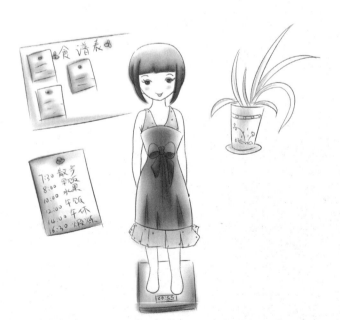

• 如果 BMI 小于 20，说明偏瘦，需补充营养；这样的女性要多摄取优质蛋白质和富含脂肪的食物，如瘦肉类、蛋类、鱼类及大豆制品。

• 如果 BMI 在 20 ～ 25，说明体重在正常范围内，只需注意均衡饮食即可。

• 如果 BMI 大于 25，说明体重有些超重，需将体重调整到标准范围内；如果 BMI 大于等于 30，说明体重过高，应请营养医生制订科学合理的食谱，即注意控制热量的摄入，少进食油腻及甜味食品，争取将体重减到理想范围内。

过度疲劳影响优生 ❤

身体疲劳时怀孕会严重地阻碍优生，主要是会降低精子质量。男子的睾丸对外界刺激非常敏感，对劳累的反应尤其强烈。而劳累完全可能破坏精子的功能。因此，要想优生，就要远离可能造成疲劳的一些生活方式。

能引起疲劳的现代生活因素很多，比如过于集中并持久的脑力劳动；远程而紧张的旅行；激烈地争吵或生气；剧烈的体育运动等等。而对于生二孩的女性，还要注意对第一个孩子的照顾工作，要量力而行，有的时候要学会放下，学会请家人代劳，不让自己太疲劳。

叶酸虽小作用大 ♥

叶酸是在绿叶蔬菜、谷物和动物肝脏中发现的一种 B 族维生素，对细胞的分裂生长及核酸、蛋白质的合成起着重要的作用，也是胎宝宝生长发育不可缺少的营养素。目前已经证实，孕早期叶酸缺乏是胎宝宝神经管畸形发生的主要原因。当体内叶酸缺乏时，最直接的后果就是细胞的分裂和增殖受到影响。孕早期缺乏叶酸，会影响胎宝宝大脑和神经系统的正常发育，严重时会造成无脑儿和脊柱裂等先天畸形，也可因胎盘发育不良而造成流产、早产等。

准备要孩子的女性，孕前每天应摄入 400 微克的叶酸，并且应至少提前 3 个月开始补充叶酸。这对预防神经管畸形和其他出生缺陷非常有效。

不过，凡事都是过犹不及，叶酸补充也要适量，补充太多叶酸对身体反而不利。此外，服用叶酸补充剂，要严格按照医嘱。

哪些食物富含叶酸 ♥

• 动物性食物：动物肝脏、肾脏、蛋类、鱼类；

• 植物性食物：芹菜、菜花、红苋菜、菠菜、生菜、芦笋、龙须菜、油菜、小白菜、豆类、马铃薯、莴苣、梨、柑橘、麦芽、香蕉、柠檬、草莓、橙子、坚果类等。

由于叶酸具有不稳定性，遇光、遇热易失去活性，蔬菜储藏两三天后叶酸会损失 50% ～ 70%，不当的烹饪方法会使食物中的叶酸损失 50% ～ 95%。所以要提高叶酸的获取率，就要吃新鲜的蔬菜，同时注意烹调方式。

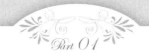

孕育小百科

哪些女性备孕一定要补叶酸

年龄超过 35 岁的备孕准妈妈；曾经有过一胎神经管缺陷的备孕准妈妈以及她的同胞姐妹；经常吃不到绿叶蔬菜（如菠菜）及柑橘的山区或高原地区的备孕准妈妈。这几类女性出现孕育畸形儿的概率相对会高些，所以一定要注意叶酸的补充。

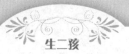

备孕 04 周

特殊人群的备孕指导

 糖尿病患者的备孕指南 ♥

如果女性患上糖尿病后受孕，对母婴影响是很大的。

糖尿病对怀孕的影响

女性怀孕后常会使病情加重，并且容易并发妊娠高血压综合征和胎盘早期剥离；患有糖尿病的准妈妈，其胎宝宝发生先天畸形的机会比正常准妈妈高10倍；糖尿病准妈妈的胎宝宝比正常准妈妈的胎宝宝要大，容易发生难产；宝宝出生后容易发生新生儿低血糖和呼吸困难。

孕前应控制好血糖

由于孕育对血糖有更高的要求，因此糖尿病患者在孕前应把血糖控制在合理范围。随意进食，会使血糖升高和不稳定，对孕育不利。

糖尿病患者的孕前体检

孕前体检对糖尿病患者来说至关重要，这直接决定了她们能否怀孕。一般来说，糖尿病患者须做到以下几点才能考虑怀孕：

• 血糖水平稳定，血糖监测结果至少在3个月之内都显示波动不大，空腹血糖不超过6毫摩尔／升，饭后血糖不超过8毫摩尔／升。

• 糖化血红蛋白控制在6.5%以下，因为糖化血红蛋白代表了3个月的平均血糖水平，能够有效显示患者的血糖控制状况。

• 无严重并发症，如眼部病变、心肺功能异常、肝肾功能不全等。否则，在这种情况下怀孕对准妈妈和胎宝宝都是不安全的。

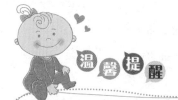

温馨提醒

糖尿病患者要生育必须过三关：孕前体检来确定是否适合怀孕；孕前3个月要保证血糖的平稳；怀孕期间应坚持注射胰岛素。

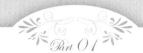
高血压患者的备孕指南

生活节奏快了，工作压力大了，女性，尤其是准备生二孩的女性生孩子的年龄越来越晚。这样孕前得高血压、孕后患妊高征的人也越来越多，给孕育、分娩带来了许多隐忧。

继发性高血压

继发性高血压多是慢性肾炎、大动脉炎等疾病所致。根据不同病因，把原发病解决或控制好以后，部分患者的高血压问题就自然解决了。这时，就可以放心怀孕了。

原发性高血压

原发性高血压是由于遗传与环境因素的综合作用引起的，如精神紧张、遗传因素、缺乏适当休息和运动、摄入过多的食盐、肥胖等都可以导致神经系统和内分泌的控制失调，全身小动脉痉挛，周围血管阻力持续增高等，长期下去就形成了高血压。

高血压女性的孕前体检

患高血压的女性在怀孕前，除了做常规检查以外，还要做以下检查：

● 测定血液中的胆固醇及甘油三酯的高低，以便了解心血管的情况；同时应做心电图、超声心动图检查，以了解心脏的情况；拍 X 线胸部正位片，以了解心脏的血管情况。

● 做脑血流图，以了解脑动脉硬化情况及血液供血情况，有助于防止脑血管并发症的发生。

● 检查肾功能，通过查血液中的肌酐尿素氮，化验尿液检查是否有蛋白，以了解肾功能。

● 测定血糖、尿糖和糖耐量检验，以了解是否并发糖尿病和早期发现糖尿病。

● 测定血中钙、尿酸的水平，以了解由降压作用和利尿药导致的高钙血及高尿酸血糖。

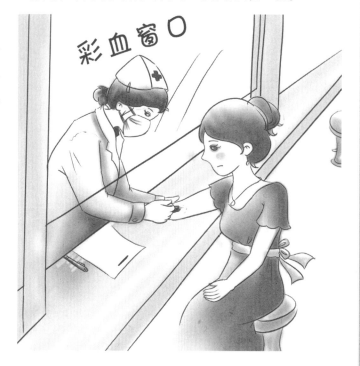

贫血女性的备孕指南 ♥

在孕前如果只是属于轻度贫血，就不必担心了，只要在日常生活中稍加注意，一般很快就会纠正过来；如果有重度贫血，是不能怀孕的，要经过治疗，痊愈后再考虑怀孕。

一般来说，贫血最常见的原因是缺铁。缺铁性贫血大多数是可以预防的。主要应注意食物搭配，多食含铁丰富的食物，如黑木耳、海带、紫菜、动物血、蛋等，动物性食物不但含铁量高，吸收率也高；黄豆及豆制品中含铁量及吸收率也较高，可适量多吃。另外，还要增加富含维生素 C 的蔬果的摄入，以增加铁的利用率。

乙肝患者的备孕指南 ♥

怀孕后肝脏负担加重，因此，患有乙肝的女性应尽早到正规的医院确诊病因，并进行相应的治疗。在医生指导下，有计划地怀孕。

• 如果患者的乙肝炎症正处于活动阶段，检查肝功异常、自觉疲乏、食欲不振、腹胀等，这时应该避免怀孕。待肝功恢复正常、病毒复制指标转阴或复制能力降低时再怀孕，这样对母子均有利。

• 患急性乙肝的女性经适当治疗、合理调养后，几个月内即可痊愈。等所有指标正常后，再经过一段时间的休养，待体力完全恢复，就可考虑怀孕。

• 慢性乙肝患者首先应弄清自己病情的轻重程度，再决定是否怀孕。如果是乙肝病毒携带者，经长期随访检查肝功能始终正常，B 超检查不提示肝硬化，则可以考虑怀孕。

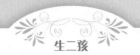

孕育小百科

怀孕对肝炎有什么影响

怀孕后肝脏负担加重，非常容易感染病毒性肝炎，如原有肝病则可使病情恶化，加之孕期需要营养物质增加，怀孕和分娩的负担加重，故孕期患肝炎，很容易转变为慢性肝炎。

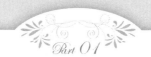
肾脏病患者备孕指南

怀孕后，肾脏负担加重，容易出现病症，如慢性肾炎。慢性肾炎病程较长，临床表现有蛋白尿、水肿、高血压，合并妊娠高血压等。轻者常常伴有精神委靡、四肢乏力、头晕、视力障碍等；重者可出现慢性肾衰竭和尿毒症。

患慢性肾炎的女性，如果肾功能已基本正常，且经过一段时间的稳定期，可以怀孕。但孕期要加强保健，精心监护。如果肾炎尚属早期，病情又轻，怀孕已近晚期，又无其他并发症，可在医生严密监护下继续妊娠。

甲亢患者备孕指南

甲亢，是内分泌疾病甲状腺功能亢进的简称，是一种高代谢消耗性疾病。怀孕会加重甲亢患者的生理负担，使病情恶化，出现妊娠并发症，即使用药也难以控制。甲亢患者体内过量的甲状腺免疫球蛋白可以通过胎盘到达胎宝宝体内，刺激胎宝宝甲状腺，引起胎宝宝或新生儿甲亢。

治疗甲亢的药物如他巴唑、丙基硫氧嘧啶等，可以通过胎盘进入胎宝宝体内，造成胎宝宝、新生儿的暂时性甲状腺功能低下，也可影响其生长发育。

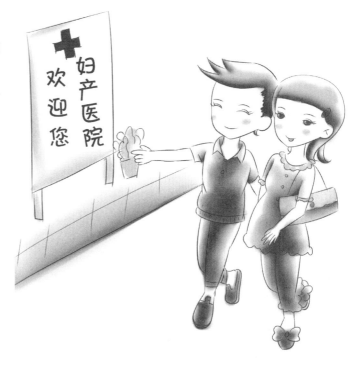

甲亢患者是否可以怀孕，并获得良好的怀孕结果，与甲亢病情轻重有关。一般轻症甲亢患者及经过治疗后病情已经稳定控制的甲亢患者可以怀孕，但需要在产科及内科医生的严密监护下才能获得良好的怀孕结果。重症和不易控制病情的甲亢患者不宜怀孕，否则母体和胎宝宝的并发症较多。

膳食均衡，营养备孕

孕前加强营养调配

提起优生，一般人认为孕期营养很重要，而对孕前的营养却重视不够。其实，孕前的营养对于优生也很重要，孕前的合理营养不可忽视。

在妊娠早期，是胚胎器官分化的关键期，胚胎所需的营养是直接从子宫内膜储存的养料中取得的，而子宫内膜所含营养的状况是在孕前就形成的，由此可见，子宫内膜所含营养"好坏"、"多寡"对健康孕育很重要，所以在准备妊娠前的1年，至少6个月，夫妻双方即要开始加强营养调配。另外，在怀孕前，如果夫妻双方有任何一种不良的饮食习惯都要积极改正，做到不偏食、不忌口、不暴饮暴食，养成好的膳食习惯，这样才能保证摄入充足而全面的营养，对孕育有益。

不要缺乏蛋白质

蛋白质具有使伤口愈合、产生白细胞，防止细菌侵入的特殊功能。另外，催化身体新陈代谢的酶、调节生理机能的胰岛素等，都离不开蛋白质。可以说，人体没有蛋白质将不能运转。母亲的蛋白质缺乏会直接导致新生儿先天缺乏蛋白质。

一般富含蛋白质的食物包括鱼类、肉类、奶酪、蛋、豆类、牛奶、豆制品等。其中，最易被人体吸收的是蛋类和奶类的蛋白质。

一般来说，在怀孕前，蛋白质的每日摄入量应控制在 80 ~ 85 克，也就是说，每天荤菜中有1个鸡蛋，100 克鱼肉，50 克畜、禽肉，再加1杯牛奶就可满足身体对蛋白质的需求。

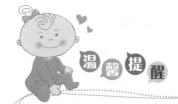

温馨提醒

大米与多种食物搭配可提高蛋白质的利用率，如蒸米饭或煮粥时加入水果、蔬菜、肉、食用菌等。菜豆与肉类搭配可补充构成蛋白质必需的氨基酸。

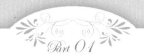
及时补充矿物质 ♥

孕前饮食中还需要有足够的矿物质和微量元素，其中最重要的是铁、钙和锌。这些物质在维护人体的功能中起了重要作用，它们也像维生素一样在体内不能合成，必须靠食物供应。

● 铁的补充

铁是携氧血红蛋白的基本物质，并帮助维护肌肉的健康。铁在人体内的流失很快，因此每天都要摄入富含铁的食物。

食物中的铁可以分为血红素铁和非血红素铁两大类。血红素铁主要存在于动物性食物中，如动物肝脏、肉类和鱼类，这种铁能够与血红蛋白直接结合，生物利用率很高。非血红素铁主要存在于植物性食物中，如深绿色蔬菜、黑木耳、黑米等，它必须经胃酸分解还原成亚铁离子才能被人体吸收，因此生物利用率较低。

一般来说，建议准妈妈在孕前与怀孕早期每天至少摄入 15 ~ 20 毫克铁。

● 锌的补充

锌是促进生长发育的重要元素之一，能促进胎宝宝神经和大脑的发育，还能增强准妈妈分娩时的宫缩力量。

富含锌的食物包括：动物性食物，如猪肾、猪肝、瘦肉、蛋类、奶类、鱼、虾皮、牡蛎、蛤蜊等；植物性食物，如豆类、蘑菇、花生、栗子、核桃等。

一般来说，建议备孕准妈妈平均每天从膳食中摄入约 20 毫克的锌。

● 钙的补充

钙是人体骨骼及牙齿的重要组成元素，是保证母体新陈代谢以及胎儿骨骼、牙齿形成与发育的重要元素。

富含钙的食物包括牛奶及各类奶制品、大豆及其他豆类、花生、西蓝花、绿叶蔬菜、葵花子、核桃等。虾米、小鱼、脆骨、虾皮、豆制品和蛋黄也是钙的良好来源。

一般来说，建议备孕准妈妈每天从食物中摄入 800 毫克左右钙。

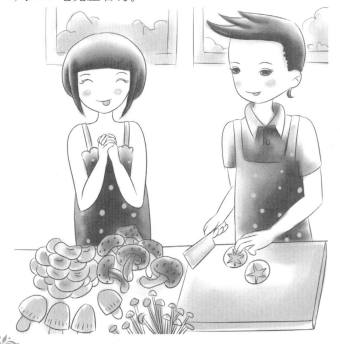

🍼 不可缺少的维生素 💗

维生素的缺乏会妨碍孕育高质量的宝宝。维生素的补充不能单一化，因为不同的维生素对人体起着不同的作用，适当的维生素补充对人体是非常有益处的。

● 维生素 A 可以维持正常视力和皮肤健康。维生素 A 的最好食物来源是各种动物肝脏；黄色水果以及胡萝卜等黄绿蔬菜；另外，牛奶、蛋类、鱼肝油等含维生素 A 也比较丰富。

● 维生素 D 可以促进钙的吸收。维生素 D 主要存在于海鱼、动物肝脏、蛋黄和瘦肉中。另外，牛奶、鱼肝油、乳酪、坚果、维生素 D 强化食品等，也含有丰富的维生素 D。

● 维生素 E 在孕早期有保胎防止流产的作用。维生素 E 主要来源于植物油（葵花子油、豆油、菜子油、花生油、玉米油等）、大豆、干果、麦芽、绿叶蔬菜、柑橘、未精制的谷类、鳗鱼、蛋、乌贼等。

● 维生素 C 可以保护细胞组织免受氧化损伤，增强免疫力，防止坏血病和牙龈出血。维生素 C 广泛存在于新鲜蔬菜和水果中，如柠檬、橘子、枣、柚子、番茄、辣椒、菜花、芹菜、菠菜、甘蓝等。

● 维生素 B_1、维生素 B_2 参与能量代谢，其他 B 族维生素在孕期还有减轻胃部不适、促进食欲、减少妊娠反应的作用。B 族维生素广泛存在于米糠、麸皮、酵母、动物的肝脏、粗粮蔬菜等食物中。

🍼 脂类食品不可少 💗

脂肪是胎儿脑发育不可缺少的重要物质，并为胎宝宝生长提供重要的维生素。广义来说，膳食脂肪分为来源于动物的少量的健康饱和脂肪以及来源于植物油和鱼类的更健康的不饱和脂肪，它们对胎宝宝的神经系统发育很重要。而油炸的食物、肥肉和肉制品，则富含不健康的饱和脂肪，会增加体内的脂肪堆积，增加以后患心脏病的风险。所以，备孕准妈妈要少吃肥肉，少量食用奶油，多选择低脂肪的奶制品，尽可能多吃富含不饱和脂肪的食物。

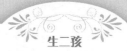

孕育小百科

植物油与动物油应搭配食用

植物油不仅对改善各种心血管疾病、促进儿童大脑发育和骨骼生长以及胎宝宝的发育都有着良好的效果，还可抑制小肠对胆固醇的吸收。动物油所含的饱和脂肪酸很高，若身体里没有饱和脂肪酸与其他两类脂肪酸的合理搭配，健康也会出现问题。所以，不应该长期偏食某一种植物油。

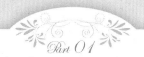

补充碳水化合物

碳水化合物有两类，单糖和多糖。总的来说，单糖碳水化合物含糖量高（蔗糖），几乎没有营养价值；它们能很快被吸收，提供快速的能量燃烧，因而只有短暂的益处。只有水果中的果糖例外，因为水果是维生素、矿物质和纤维素的良好来源，因此从怀孕前开始，你每天需要吃两种以上的水果。

多糖碳水化合物存在于淀粉食物中，是健康饮食的主流，可以长时间提供少量而稳定的能量供应。因此建议，女性从怀孕前开始，每天要食用300克左右的谷类，包括米、面、玉米、燕麦等，可以把其中的几种食物混合食用。

这些食物不要吃

既然准备怀孕了，就不能像以前那样，想吃什么就吃什么了。在怀孕前，下面这些饮食问题一定要注意。

高糖食物

怀孕前，夫妻双方，尤其是女方，若经常食用高糖食物，可能引起糖代谢紊乱，甚至成为潜在的糖尿病患者；怀孕后，由于准妈妈体内胎宝宝的需要，准妈妈食糖量增加或持续以前的饮食结构，极易出现妊娠糖尿病。

辛辣食物

怀孕后吃辛辣食物会加重准妈妈的消化不良、便秘或痔疮等症状，影响准妈妈对胎宝宝的营养供给，增加分娩的困难。因此在计划怀孕前3～6个月不应吃辛辣食物。

含咖啡碱饮料

可乐等饮料中的咖啡碱，在母体内很容易通过胎盘进入胎宝宝体内，危及胎宝宝的大脑、心脏等器官，会使胎宝宝致畸或患先天痴呆。

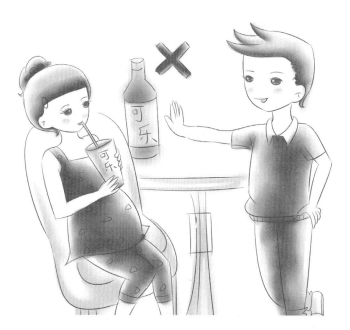

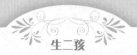

备孕
06
周

营造适宜的孕育环境

环境对怀孕的威胁 ♥

除了在经济、心理以及生理各方面做好准备以外，你还要为孕育宝宝营造适宜的怀孕环境，这也是决定未来宝宝健康的关键之一。

良好的生存环境是孕育生命的基础。如果环境受到污染，会使生命的种子面临威胁。据调查显示，近年来的畸形儿很大一部分是由遗传和环境因素相互作用所致。妊娠头 3 个月里胚胎细胞分化剧烈，属高度敏感时期，致畸因素在此期间作用可以导致各种先天畸形，甚至致死。诱发畸胎的环境因素包括自然环境因素、办公环境因素、居住环境因素等。

准备怀孕的夫妻们一定要避免环境污染，远离有害物质的伤害，在平时生活中，尤其是男性要注意多吃一些黄绿色蔬菜和海带、蘑菇等抗污染食品，并养成科学的生活习惯。

适宜的室内温度与湿度 ♥

室内温度最好在 20 ～ 22℃。温度太高，会使人感到头昏脑涨、全身不适；温度太低，会影响正常工作和生活。湿度最好为 45％。相对湿度过低或过高都会引起人身体的不适。

舒适的床上用品

睡在过软的床上，容易浑身酸痛，长期如此易导致腰肌劳损；所以，准妈妈最好睡软硬适中的床垫。要选择卫生、舒适、透气性强的棉麻织品床单和被套。枕头内的填充品要安全卫生，枕头的高低要适合。同时，卧具应该放在远离窗户、相对背光的地方。

卧室的朝向是否合适 ♥

卧室最好在坐北朝南的房间，冬暖夏凉，有充足的阳光。卧室内要经常开窗通风，保证准父母呼吸到新鲜的空气，尽量少用空调。居室内摆放几盆绿叶植物，既增添绿意，更可净化空气。

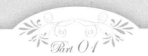

🍼 别忽视室内噪声和灯光污染 💗

随着社会的进步，人们的生活水平已越来越高。环顾家居环境，到处都可以看到各种各样的家用电器和灯具。这些家电的确给了人们很大的帮助和快乐，但是也会给我们带来噪声和灯光等的污染。

⬤ 防止家电的噪声污染

在购置家用电器时，要选择质量好、噪声小的。尽量不要把家用电器集中于一室，冰箱最好不要放在卧室；尽量避免各种家用电器同时使用；一旦家用电器发生故障，应及时排除。

⬤ 营造安静、舒适的生活环境

家庭成员和邻里之间要和睦相处，不争吵、不喧哗，适当控制娱乐时间，为准妈妈和胎宝宝创造一个安静、温馨、文明的家庭和社会环境。

⬤ 预防现代照明的危害

自然光中含有多种颜色和波长；而白炽灯光中仅含黄、橙、红三色，并且灯光中缺乏阳光中的紫外线。人们长时间在灯光下工作会感到眼睛疲劳。所以，为了健康，若是有条件，还是多利用自然光照明吧，这样还可以为环保节能做点贡献！

🍼 当心虫害的侵扰 💗

尘螨是一种强烈的过敏源，可引起过敏性哮喘、过敏性鼻炎等多种变应性疾病。室温 25℃ 左右和相对湿度 80% 左右最适合尘螨的孳生。室内经常通风，保持干燥；床单、被褥和衣物要勤清洗和日晒，以便清除或杀灭螨虫。

蟑螂多隐身于墙、橱柜、家具的空隙裂缝内，通过到处活动、取食，传播各种病原体。要消灭蟑螂首先要尽可能堵塞它入侵的通道；然后要尽量切断蟑螂的食源，及时清理积留水；最后要经常做卫生扫除，及时清倒家庭垃圾，经常清洗和用开水冲烫厨具。

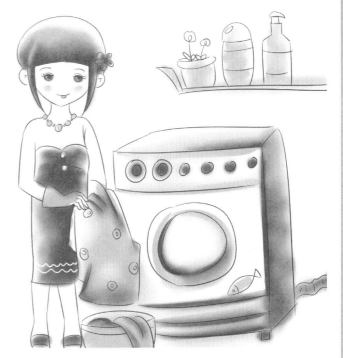

养花草可调节室内空气

科学证实，在居室内养花草，可调节室内空气。居室摆花在种类的选择上应有所讲究。

- 仙人掌类植物有特殊的贮存氧气的能力，含有与众不同的有机醇，特别是它夜间打开气孔，放出氧气的同时吸收二氧化碳的功能，使许多家庭都把仙人掌类植物奉为室内净化空气的"清洁工人"。

- 茉莉花、米兰、桂花等夜间均能发散挥发性香味，多闻些花香可预防感冒等疾病。

- 文竹、秋海棠等花卉，除夜间吸收二氧化碳外，在弱光照射下，还能分泌出灭菌气体，因此在室内摆此类花卉可提高人的抗病能力。

警惕陶瓷餐具中的污染物

不少女性喜欢用带颜色和彩画的陶瓷餐具，色泽艳丽，造型美观，的确是漂亮的餐具。可是，很少有人关注这种漂亮的陶瓷餐具对人体有多大的危害。

陶瓷餐具上，一般表面上涂一层釉，彩瓷是在釉上以化合材料绘制烧成，一般含铅量为 15% 左右。尽管各种瓷釉在经过 1000℃ 高温烧造后，所含的铅已大量挥发，但釉面上的铅仍有相当部分还残留在器皿上。

为了预防使用陶瓷餐具铅中毒，应选用原白色、表面透明或釉下彩的陶瓷餐具，因为这样的餐具含铅量少，比较安全。若选用彩瓷，也应选内里不带彩色，或彩面小的餐具。另外，切勿用彩瓷器皿盛放牛奶、咖啡、啤酒、白酒、糖溶液、果汁、菜汤和各种饮料等酸性食物。

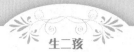

孕育小百科

食醋除铅小窍门

为安全起见，可将刚买来彩瓷餐具用食醋浸泡数日，溶去大部分铅，再把醋倒掉，用清水冲洗干净。最好不选用颜色鲜艳的彩瓷餐食具。

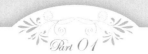
远离电磁辐射

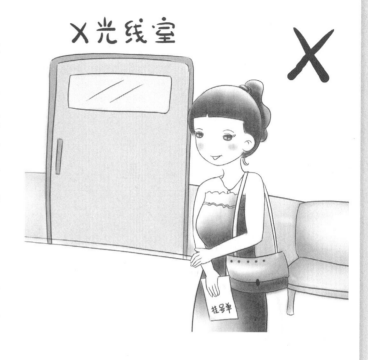

X光线室

长时间从事电磁辐射相关作业的女性，易发生月经不调，如果长期受到超强度的电磁辐射，则可能出现皮肤衰老加快，恶性肿瘤患病概率增加；男性则会引起精子活性降低、数量减少；准妈妈流产率升高；胚胎发育不良、畸胎发生率升高。电磁辐射还会导致头痛、失眠、心律失常等神经衰弱症状。所以，如果计划怀孕，一定要远离这种环境。

当心化学及放射性物质

众所周知，化学物品及放射性物质不仅会对生殖系统造成破坏，对于胚胎发育也会产生致畸甚至致死的影响。

女性一次大剂量或多次小剂量接受 X 射线治疗可引起胎宝宝畸形。而女性在日常生活中接触的化学物质如铝、铅、汞等均会造成胎宝宝大脑及神经系统缺陷。

男性睾丸对许多化学物质很敏感，容易使精子受到伤害，常见的有铅、汞、镉、锡、砷、镍、钴、苯等。另外，农药也可使精子异常，导致流产、死胎、新生儿缺陷等，如苯菌灵、二溴氯丙烷、甲基汞、环氧七氯等。

从事喷洒农药、除草剂等工作的男性，至少保证在接触药物后的 70 天内避免让妻子怀孕。化学和放射性物质对人体的危害不仅限于对孕育的影响，如果你或者你的伴侣正在从事此类工作，最好的解决之道就是换个职业或岗位。如果不能永久地远离这样的职业，那么为了你们的孕育计划，至少向单位申请调换一个相对安全的岗位一段时间（最少一年）。

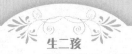

备孕
07
周

运动为孕育打下基础

 孕前适当运动很重要

对于任何一对计划怀孕的夫妻而言，都应该在夫妻双方计划怀孕前的 3 个月，共同进行适宜与合理的运动，进行锻炼，如慢跑、柔软体操、游泳、太极拳等，以提高各自的身体素质，为怀孕打下坚实的基础。

 锻炼身体，孕前运动要合理

对于想要孩子的夫妻来说，一些冲撞力大的运动，如足球、篮球、网球、骑马等，在运动过程中有可能会对生殖器官造成损伤，不可疏忽，在备孕的这段日子里还是暂时做一个观众吧。

虽然前面我们说锻炼会给孕育带来很多好处，可是如果运动不当，对孕育可是有百害而无一利的。所以孕前运动要有所讲究。不当的锻炼可能会使肌体损伤，为了避免不应有的伤害，在

这里，我们要告诫备孕的夫妻们，在锻炼时要遵循因人而异、量力而行的运动原则。同时，应注意锻炼过程中要遵守循序渐进、持之以恒、全面锻炼的原则，不能三天打渔、两天晒网，更不能选择爆发力强，且易致人疲劳的运动等。

总之，孕前运动要讲究合理性，把握好孕育前运动的分寸。

 运动的时间标准

每次运动时间最好定为 30 ～ 60 分钟。据研究显示，昼夜人体功能状态是变化的。每天 8 ～ 12 时、14 ～ 17 时是速度、力量和耐力处于相对好的时段，若在此时段进行锻炼和运动会收到较好的效果；而 12 ～ 14 时则是人体功能相对低迷的时段，如果在此时段从事体育运动，易出现疲劳，且易发生运动性损伤。

运动前，准备工作要到位

对于准备要宝宝的人来说，运动是一项重要而系统的工程。所以，行动之前需要做充分的准备工作。

选择运动锻炼的方式

选择体育锻炼的方式时，应注意由于男女生理结构不同所带来的差异。女性力量小，耐力较差，但是柔韧性和灵活性较强，因此适宜选择健美操、瑜伽、游泳、慢跑等对体力要求较低的运动。而男性的锻炼方式选择的余地则大得多。锻炼时要量力而行，避免对身体造成不必要的损伤。

运动的强度和时间标准

一般来说，孕前的运动强度，心跳每分钟不要超过 150 次，每次持续 30 分钟以上，不要超过 90 分钟。

避免长久持续运动

对于计划怀孕的女性来说，不宜进行长久持续运动，因为长久持续运动会降低淋巴细胞的浓度，并抑制自然杀伤细胞的活性等有关免疫力的因子，会降低身体抵抗力，增加被感染的概率，引起各种疾病。

选择适合自己的健身房

到健身房锻炼既能接受专业教练的指导，又可以使用先进的运动器械，所以健身房是现在人们锻炼的好选择。但一定要选择最适合自己的健身场馆，最好抽点时间进行实地考查。踩点最佳时段是晚上 6~8 点。因为这个时段是一天中健身房人最多的时候，选择这个时间去看店，对健身房的人流量、通气情况、场地整洁程度、空间是否充足等细节都会有一个比较直观的了解。

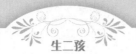

制订一个孕前锻炼计划

现在开始制订一份健康计划表，你将会收获最适合孕育胎宝宝的健康体质。

一周 3 ～ 5 天，每天 20 ～ 60 分钟的有氧运动，如步行或骑车。一周 2 ～ 3 天的肌肉加强训练，如力量器材训练，可去健身房，由健身教练指导训练。一周 2 ～ 3 天的柔韧性练习，如日常的伸展、瑜伽运动等。而且即使怀孕，有些运动对女性来说同样没什么问题，甚至还被推荐继续进行。

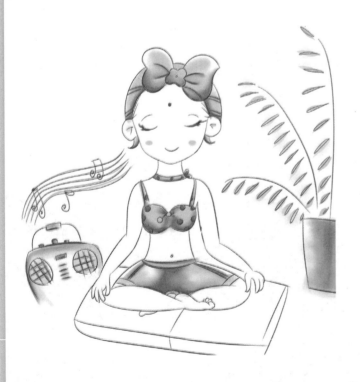

另外，如果女性平常不爱运动，那么应该循序渐进地增加运动量，先从一些轻松的活动开始，如每天散步 10 ～ 20 分钟，或者在日常起居中加进一些运动量，如用爬楼梯代替乘电梯，或提前一两站地下车，然后步行。

20 ～ 30 岁女性的健身重点

20 ～ 30 岁是激情四射的年龄，身体功能也处于鼎盛时期，心律、肺活量、骨骼和肌肉的灵活性及稳定性等方面均达到最佳。这个年龄段的女性朋友可以每周锻炼 4 ～ 6 次，每次最好坚持一个小时以上。锻炼重点主要是胸部、腰背部、大腿和臀部，以为以后的孕育做准备。而锻炼的方法则可以根据自己的爱好选择，如跳踏板操、练和气道、学习拉丁等时尚动感的舞蹈。

30 ～ 40 岁女性的健身重点

30 ～ 40 岁的女性要在保持健康的基础上，锻炼身体的肌肉和柔韧性。没有时间去健身俱乐部锻炼的女性朋友，可以在下班后或晚饭后和家人一起进行一些低强度的有氧运动，如游泳、快走、爬楼梯等，每次维持 30 ～ 40 分钟，养成健身的习惯。而瑜伽、普拉提等柔韧性和灵活性的健身锻炼也是不错的选择。

运动禁忌早知道

运动有益于身体健康，但运动时，也要注意以下几点禁忌。否则，运动可能会对身体造成伤害。

运动前不要吃得过饱

运动前1～2小时吃饭较为适合。食物吃进胃里需要停留相当时间才能被消化吸收，如果运动前吃得过饱，胃肠膨胀，膈肌运动受阻，腹式呼吸不畅，会影响健康。运动前还应少食易产气的食物，如豆类、薯类、萝卜、鱼肉等，因肠胃运动缓慢，气体不易排出，会造成气体淤积，运动时易产生腹痛。

运动时不宜急停

运动突然急"刹车"，全身血液不能及时回流心脏，心脏给全身器官组织的供血也会突然减少，可能会恶心、呕吐，甚至出现休克症状，因此运动后应做放松运动。

运动后不要大量喝水

运动后大量喝水，会给消化和血液循环系统以及心脏增加沉重负担。大量喝水还会引起体内盐分大量流失，从而导致无力、痉挛等现象。正确的做法是，运动后稍事休息，再适量喝点淡盐水。

运动后不要立即吃饭

运动时，胃肠供血少，运动后立即吃饭，会影响胃肠消化功能，长此以往会引发疾病。特别是冬季运动后，不要吃过烫食物，否则热刺激食管、胃肠后，易引发便血等症状。

运动后不要立即洗澡

运动时，血液多在四肢及皮肤，运动后血液尚未回流调整好，马上洗澡，会导致血液进一步集中到四肢及皮肤，易造成大脑、心脏供血不足，产生不适症状。

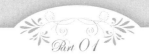

孕育小百科

运动前要做准备运动

锻炼前，最好做肢体伸展运动，如做体操、活动腰身等，为有氧代谢运动做准备，以免突然运动给身体带来伤害。

备 孕

08 周

规律起居，改掉不良生活习惯

🍼 培养好的生活方式 💗

● 规律作息：良好的作息时间可以让生活节奏从容、有规律，让身体和心情都得到很好的休养。赶快制订一份适合你们的作息时间表吧。

● 多做健身运动：慢跑、散步、游泳、乒乓球等运动项目都属于既方便又比较舒缓的运动，很适合孕前夫妇。每周做 1 ~ 2 次 30 分钟以上的这类运动，会让你们体力提升。

● 掌握更多孕育知识：对生育知识了解得越多，心理和物质上的准备就会做得越充分，买几本专业书籍，找几位有经验的"前辈"聊聊，都会让你受益很多。

🍼 培养良好的作息习惯 💗

宝宝的作息习惯是在妈妈孕育他（她）时开始建立的，准妈妈的作息习惯会影响到胎宝宝。因此，为了宝宝，从现在开始就培养自己良好的作息习惯吧。

● 固定的时间入睡：每晚大约 10 时，最晚

11 时入睡，在早上 6 点左右便会自然醒来。

● 睡前不要吃得太饱：睡前 2 小时停止进食（水除外）。

● 裸睡：60% 有腰痛、痛经症状的女性，是因为睡觉时穿过紧的内裤引起的，裸睡可缓解这些痛苦。

● 睡前泡澡：以能承受的热水加一些粗盐，水位到肚脐为佳，浸泡 10 ~ 20 分钟，可起到温泉浴的效果。

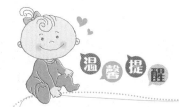

温 馨 提 醒

为了孕育一个健康聪明的宝宝，夫妻双方在这段时间都要付出很多的努力。不过，需要提醒注意的是，一定不要忽略了细节。在衣食住行的方方面面，一个细微的地方没有注意，就有可能带来意想不到的隐患。

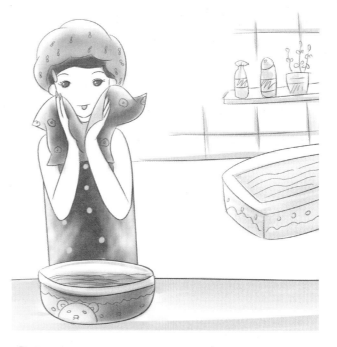

孕前不要长期熬夜

男女双方在孕前长时间熬夜，会使精神萎靡，生物钟紊乱，整天处于昏沉状态，甚至出现呼吸困难、四肢乏力等症状。在这种状态下受孕，会影响胎宝宝的健康发育。

熬夜对身体造成的损害

经常熬夜所造成的后遗症中，最严重的就是疲劳、精神不振；人体的免疫力也会跟着下降；头痛，注意力无法集中；失眠、健忘、易怒、焦虑不安等神经、精神症状。

如何将熬夜的危害降到最低

如果不得不熬夜时，事先、事后做好准备和保护是十分必要的，至少可以把熬夜对身体的损害降到最低。

首先一定要按时进餐，而且要保证晚餐的营养丰富。多补充一些维生素C或含有胶原蛋白的食物。其次熬夜过程中要注意补水，可以喝枸杞大枣茶或菊花茶，既滋补又有去火功效。最后要注意晚睡不"晚洗"，因为皮肤的作息时间是在 22 ：00 ～ 23 ：00 进入晚间保养状态，在这段时间里，一定要进行一次皮肤清洁和保养，这样，皮肤在下一个阶段虽然不能正常进入睡眠，却也能正常得到养分与水分的补充。

睡前保健让你睡个好觉

不管孕前还是孕期，女性保证良好的睡眠质量是非常重要的。掌握一些睡前的保健方法，可以让你甜甜地睡个好觉。

● 睡前散步。在睡前安排一个短时间没有思维活动的运动是非常有益的，其中最简便而又有效的方法是到室外散步。

● 睡前洗脚。上床前用温水洗脚，能引血气下行，心宁神安，从而安然入睡。

● 睡前梳头。头部穴位较多，通过梳理，可起到按摩、刺激等作用，能开窍守神。

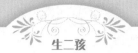

孕前不能等渴了再喝水 ❤

　　水是维持人体生命活动正常运转和防病健身最重要的物质。摄水量不足，不但会口干舌燥、精神萎靡不振，而且会使肝肾功能下降，使毒性物质乘虚而入。当我们感到口渴时，往往是体内已严重缺水。为避免此种情况，应在口渴感出现之前，就少量、多次地补水；最好喝温开水，饮用水的最适宜温度是 10 ～ 30℃；饮水量要因人而异，可以根据自己尿液的深浅来判断是否喝水少了。

孕前不能等病了再去医院检查 ❤

　　不少人认为去医院检查是"多余的事"或"病人的事"，跟自己没关系。其实很多不易觉察到疼痛的病，如肺结核、肝炎、高血压、心脏病、癌症等，越早发现，越能尽快将疾病扼杀在萌芽阶段。

孕前不能等急了再如厕 ❤

　　排出大小便是人体排泄废物、净化体内环境的重要方式，粪便中的毒素若在肠道内停留时间过长，易被重新吸收进入机体而产生毒害。因此，即使尚无急迫的便意，也应每天定时如厕，这有助于形成条件反射，促使排便。排尿最好每小时排 1 次，这样可以减少尿液中有害物质对膀胱的刺激，防止膀胱疾病的发生。

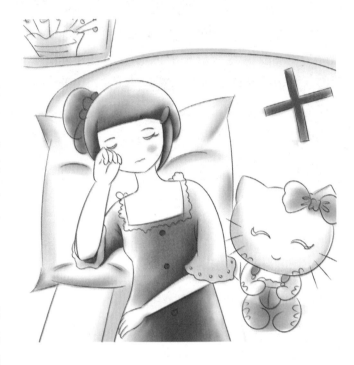

孕前不能等困了再睡觉 ❤

　　等到困倦的时候再睡觉，大脑已经处于严重疲劳的状态。为了保证睡眠过程中新陈代谢活动的顺利进行，每天应养成按时就寝的好习惯。

孕前不能等饿了再吃饭 ❤

　　很多人没有按时就餐的习惯，而是感觉饿了再吃饭。这是一种很不好的习惯，很容易损害到肠胃，还会减弱人体的抗病能力，容易引发胃炎和消化道溃疡等疾病。

准备怀孕，一定要戒烟戒酒 ♥

烟酒对孕育非常有害。如果受孕前酗酒抽烟，可使发育中的精子和卵子发生畸变。这种畸变的生殖细胞结合，就会把不良基因遗传给后代。

戒烟半年再怀孕

女性吸烟不仅影响自身的健康，而且直接影响胎宝宝的发育。烟草中有 20 多种有毒物质，其中尼古丁的毒性最大，它可以通过胎盘直接进到胎宝宝体内，使胚胎发育缓慢，引起畸形、流产及先天性心脏病等；由于胎宝宝的肝脏解毒能力差，烟雾对胎宝宝的肝脏也有损害，胎宝宝的大脑受到烟中有毒物质的损害，会使智力发育迟缓，甚至死亡。

有人检查了 120 名吸烟一年以上男子的精液，发现畸形精子比例与每天吸烟量有关，吸烟时间越长，畸形精子越多。吸烟主要导致染色体异常和男性性功能降低。

因此，不管是男性还是女性，如果你以前抽烟，至少要戒烟 6 个月以上，才可以准备要孩子。

酒精对生育危害大

酒精对生殖细胞有不良作用，使受精卵质量下降，发育畸形。如果女性酗酒，孩子出生后可引起"酒精中毒综合征"，出现体重轻、中枢神经发育障碍，可有小头畸形、前额突起、眼裂小、斜视、鼻梁短、鼻孔朝天、上口唇内收、扇风耳等怪面容，甚至还有心脏及四肢的畸形。酒精对前列腺也有损伤作用，并可使精子结构发生变化。研究资料表明，长期嗜酒者的精子中，不活动的精子可高达 80%，精神发生病理形态改变的高达 83%。因此酒精可通过性细胞以及受精卵子产生不良作用。

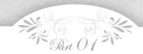

孕育小百科

酗酒的女性易生畸形儿

酗酒的女性所生新生宝宝畸形的危险性比不饮酒女性高两倍。女性如果每天喝白酒 40 毫升或啤酒 4 杯以上，生下的新生宝宝每 10 人当中有 25～30 人会是心脏畸形。

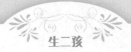

怀孕倒计时，做好冲刺准备

生二孩也要愉快孕育

临床上经常见到一些夫妇双方生殖功能检测都是正常的，可就是迟迟不能受孕。这些患者中有部分人就是心态出现了问题，长期的焦虑紧张可影响男性的性功能及精液质量，也会影响女性的排卵及卵子功能，大大降低了受孕的概率。孩子和父母是有缘分的，一切要随缘、顺其自然，着急只会帮倒忙。生二孩的夫妇也要保持愉快的心情哟！

哪些情绪会影响受孕概率

● 夫妻感情不和睦。夫妻在日常生活中如果经常发生口角、打骂，以致过度紧张、悲伤、忧愁、恐惧、抑郁等，会导致孕育发生困难。

● 紧张、恐惧导致神经障碍以致不孕。紧张、恐惧会导致内分泌失调，从而影响受孕。

所以，从备孕开始时就一定要放松，减轻心理压力，在悠然的心态下宝宝会不请自到的。

胎宝宝不爱"娇气"准妈妈

有的女性一旦开始备孕便"一切以怀孕为中心"。干脆辞掉工作当起"闲"妻；把自己关在家里，大门不出，二门不迈；饮食上更是"三天一大补，两天一小补"；在家也不看电视、不开电脑、不打手机，搞得家人都紧张兮兮。

● 其实紧张过度易弄巧成拙。高度紧张而造成的忧虑、郁闷、神经质等不良情绪，会影响到卵子的质量。

● 盲目进补，有害无益。孕前应该保持饮食的均衡营养、食物的丰富新鲜。进补之前一定要查明个人体质需要，哪里虚弱哪里补，哪里需要哪里补。

● 一动不动身体受损。孕前锻炼不可忽视，缺乏适量的体育锻炼不利于女性体内激素的合理调配，由于缺乏锻炼导致肥胖的女性，极易出现孕期糖尿病。

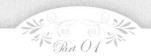

备孕期间要改掉伤肾的坏习惯 ♥

孕育，对于女性来讲是一项综合考验。而孕育对于肾脏，无疑也提出了更高的要求。因此，备孕期间要改掉伤害肾脏的生活习惯，比如不爱喝水，过量饮用饮料，吃过咸食物等。总之孕前养好肾可以大大提高生育力。

用黑色食物来养肾 ♥

现代医学研究发现，黑色食物一般含有丰富的微量元素和维生素，经常食用黑色食物，可以调节人体内的生理功能，并刺激内分泌系统，是养肾不可缺少的营养食物。

"黑色食品"是指两个方面：一是具有黑颜色的食品；二是粗纤维含量较高的食品。常见的黑色食品有黑芝麻、黑豆、黑米、黑荞麦、黑枣、黑葡萄、黑松子、黑香菇、黑木耳、海带、乌鸡、黑鱼、甲鱼等。

简易健肾操——鸣天鼓 ♥

中医学认为，肾开窍于耳，经常练习鸣天鼓，有调补肾元、强本固肾之效。

鸣天鼓做法是两手心掩耳，然后用双手的食指、中指和无名指分别轻轻地敲击脑后枕骨，发出的声音如同击鼓，所以古人称作"鸣天鼓"。

肾虚的朋友可以在每天睡前坚持做 100 次，或者早、晚各 50 次，可以有效地改善精神委靡、睡眠不足、耳鸣、耳聋等症状。

叩齿吞津，滋养肾精 ♥

古代养生家认为，叩齿吞津具有很好的保健养生作用。因为在叩齿的过程中会生出津液，肾"在液为唾"，叩齿催生唾液，是谓"金津"，"津"通于"精"，为肾精所化，咽而不吐，有滋养肾中精气的作用，故可健肾。

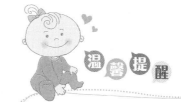

温馨提醒

对于女性而言，在蹲坐时，脚趾用力抓地，可补肾利尿。备孕的女性可以在日常生活中多做这个动作。

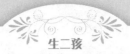

备孕期间，避孕方式首选避孕套 ♥

决定受孕后，就要调整避孕方式。因为很多避孕方法，都需要在停药或取器半年后再受孕。所以，妇科专家推荐采用避孕套避孕。

避孕套包括男用阴茎套和女用阴道套，它们能阻断精子进入阴道，不影响女性排卵及月经，也不影响男性的生精、输精和射精，停止避孕即可受孕，对胎宝宝没有影响，是一种安全、有效的避孕工具。

孕育小百科

避孕套破裂后的怎么办

遇到这种情况，女性应立即蹲下来，使精液从阴道内流出来，或向阴道里注入避孕药膏。如果身旁没有避孕药膏，可在手指上包一块干净的软布，蘸上温肥皂水伸入阴道，洗出精液。为安全起见，最好的补救措施是在72小时内服用紧急避孕片。

对避孕套过敏怎么办 ♥

避孕套是目前应用最为普遍的一种男性避育工具，具有使用简便、安全和效果可靠等优点。但有些夫妻在采用避孕套避孕后，会出现过敏现象，出现这些过敏现象时，该怎么办？

• 停止使用避孕套，有生殖器官糜烂者暂停性生活。

• 轻者可改用其他避孕工具。局部应用温水轻轻地清洗，尽量避免搔抓和用热水洗烫，忌用肥皂。

• 局部如果没有渗液现象，可外用肤轻松软膏或炉甘石洗剂。

• 局部有渗液者，可用生理盐水、3% 硅酸溶液或 1 : 8000 高锰酸钾溶液洗涤，然后涂上少量抗生素软膏。

• 在医生的指导下，可口服抗过敏药物，如扑尔敏、苯海拉明、非那根或维生素 C 等或静脉注射葡萄糖酸钙；症状严重者，可采用强的松、地塞米松等肾上腺皮质激素治疗。

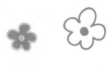

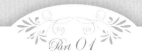

警惕孕前食物"杀手"

孕育一个健康的宝宝，是每一个母亲的心愿。准备怀孕时，有一些食物过多食用会影响到胎宝宝的健康，甚至会造成不孕。所以准备怀孕的时候，一定要尽可能地远离下面8种潜伏于我们身边的孕育"杀手"。

● 山楂：山楂有活血通瘀作用，同时又有收缩子宫功效，最好不要吃。

● 茶：不易过多饮茶，尤其是浓茶，因为茶中所含的茶碱（咖啡碱）具有兴奋作用，会使胎动增加，甚至会危害胎宝宝生长发育。

● 桂圆：女性怀孕以后偏阴虚，阴虚则滋生内热。桂圆虽有补血安神、养血益脾之效，但性温太热，准妈妈食用后不仅不能保胎，反而易出现漏红、腹痛等先兆流产症状，因此准妈妈不宜食用桂圆。

● 杏仁：杏仁中含有毒物质氢氰酸，为了避免其毒性透过胎盘屏障影响胎宝宝，准妈妈应禁食杏仁。

● 薏苡仁：薏苡仁是一味药食兼用的食物，其性滑利。药理试验证明，薏苡仁对子宫肌肉有兴奋作用，促进子宫收缩，因此有引发流产的可能。

● 马齿苋：马齿苋既是药物又可做菜食用，但其性寒冷而滑利，经试验证明，马齿苋汁亦对

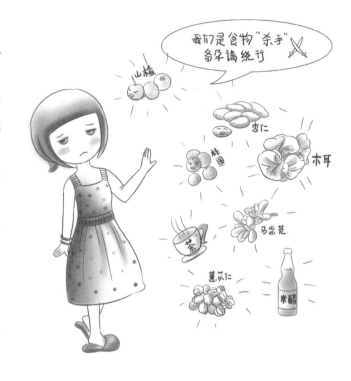

子宫有明显的兴奋作用，使子宫收缩增多，易造成流产。

● 黑木耳：黑木耳虽有滋阴养胃的作用，但同时又有活血化瘀之效，不利于胚胎的稳固和发展，容易引起流产，故宜禁食。

● 醋：过多的醋和含酸性食物是导致胎宝宝畸形的元凶之一，尤其是怀孕最初半个月左右，大量的酸性食物可使体内的碱度下降，引起孕妈妈疲乏无力。而长时间的酸性体质，会影响胎宝宝正常的生长发育，甚至可能导致胎宝宝畸形。

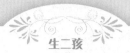

备孕 **10** 周

胎教要从孕前开始

理解胎教的真谛 ♥

胎教的目的在于调整母亲的心态，使母亲乐观、豁达、宽容。可以肯定，胎教有利于胎宝宝在智慧、个性、感情、能力等方面的成长，有利于胎儿出生后在人生道路上的发展。

胎教为早教打好基础 ♥

胎教主要指准妈妈自我调控身心的健康与欢愉，为胎宝宝提供良好的生存环境；同时又根据胎宝宝各感觉器官发育成长的实际情况，有针对性地、积极主动地给予适当合理的信息刺激，促进胎宝宝健康的生长。

胎教的目的是通过胎教的刺激，促进胎宝宝各种感觉功能的发育成熟，为出生后的早期教育即感觉学习打下一个良好的基础。

关注胎宝宝的胎教环境 ♥

一般来说，胎宝宝生长的整体环境是由母体内胎宝宝生活的环境和母亲生活的大环境构成的。母亲的营养、文化修养、孕期保障等因素构成了胎宝宝的生理环境；母亲的疾病、服用的药物、接触的化工产品以及情绪变化等因素所引起的内分泌的改变则构成了胎宝宝生活的生物化学环境；母亲的运动、子宫内的条件以及母体接受的阳光、空气、声响、辐射等因素又构成了胎宝宝生长的物理环境。

孕育小百科

胎教对胎宝宝会有哪些影响

胎教可以安抚胎宝宝情绪，让胎宝宝将来有较高的智商；刺激胎宝宝的感觉神经、运动神经；直接和胎宝宝透过血液、心灵进行胎内沟通。

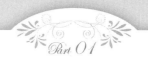

胎教不要拘泥于形式 ♥

所谓胎教，就是指通过调整准妈妈身体的内外环境，消除不良刺激对胎宝宝的影响，并采用一定的方法和手段，积极主动地对胎宝宝进行训练和教育，使胎宝宝的身心发展更加健康成熟，从而为其出生后可继续接受教育奠定良好的基础。因此，只要能达到上述目的，都可以纳入胎教的范畴。

在孕前准备各种各样的胎教素材时，你要选择自己真正喜欢的。然后，按照自己的习惯，发挥自己的想象，与腹中的小宝宝互动。

人在轻松的环境下学习效率会非常高，胎宝宝也是一样。只要准妈妈感到舒适，并且感到胎宝宝醒着，就可以随时把自己听到、看到的一切与胎宝宝分享。

提前做好胎教准备 ♥

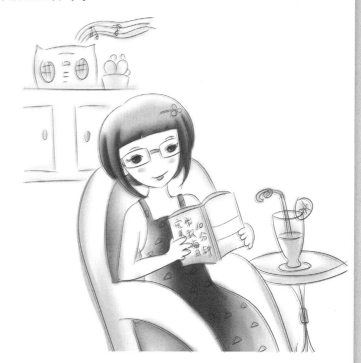

• 学习胎教知识：建议在准备要孩子之前，从正规的专业机构及渠道学习一些有关儿童发展方面的知识，包括孕期心理、儿童心理与教育学及胎教早教的有关知识。

• 了解胎教方法。如听力训练、运动训练、记忆训练、语言训练、呼唤训练、做操训练、游戏训练，并由此而延伸出各种胎教方法。

• 准备好胎教教材。胎教资料主要包括音乐、有声教材、可供朗读的故事、适合准妈妈阅读的其他作品和欣赏的美术作品等几大类。

制订适合自己的胎教计划

现代医学把胎教的内涵扩展为：保持准妈妈心情愉快，生活规律，饮食均衡，环境卫生、安静，创造最优良的条件以保证胎宝宝正常发育，并采用某些适宜的方法对胎宝宝进行感觉教育。这种教育是通过母体对胎宝宝的综合影响来实施的，也就是说胎教是一项系统工程，因此需要有计划地进行。

• 综合运用各种胎教方法：各种胎教方法可交替进行，如早上可先进行触摸胎教，然后进行语言或音乐胎教，晚上再进行对话胎教。

• 安排好胎教时间：在时间的安排上，最好安排在早上起床后、午睡后或下班后、晚上临睡前这三个时段。刚开始胎教时，时间不宜过长，每次控制在 10 分钟以内，随着准妈妈妊娠月份的增加可延长至 20 分钟。

• 选择优秀的胎教内容：可选择音乐、儿歌、诗文、外语等，循序渐进，当地有胎教课专业机构的还可按机构课程进行学习。

了解胎教日记的要点

记胎教日记，可以每天进行，也可间隔记录。可简洁可繁复，随意发挥。但以下几点绝不可遗漏。

• 第一次胎动日期。如做胎动监护，则记录每日胎动次数。

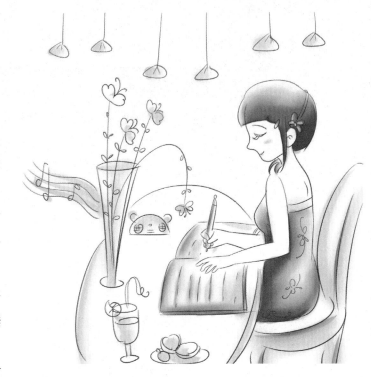

• 孕期患病及用药情况。准妈妈患病须记录疾病起止日期，主要症状及用药品种、剂量、天数、不良反应等。

• 重要化验及检查结果。如血常规、血型、肝功能检查、B超检查、胎宝宝监护、胎盘功能检测等。

此外，还可以记录下自己认为比较重要和有趣的事，如胎教的实施情况、胎宝宝的反应、实施的效果、自己的感受以及令自己感觉最愉快的事情，这些都是准父母对生命孕育过程最有价值的记录。

提前体会大宝小宝一起教

张女士已经有一个 5 岁大的儿子，叫多多，她现在计划再生一个宝宝。随着计划的一步步实施，她经常会跟儿子一起聊起未来的弟弟或妹妹。

这天，她在给儿子讲《不一样的卡梅拉》这本书，其中有个故事叫《我想有个弟弟》。"这个故事是主要讲的是鸡妈妈卡梅拉的儿子卡梅利多一直想要一个弟弟，可是农场主却拿走了卡梅拉产的所有的鸡蛋，卡梅利多很伤心。一次，卡梅利多找到机会多留下了一个鸡蛋，当鸡蛋里刚出现小鸡轮廓的时候，刺猬却偷走了快要破壳的蛋。卡梅利多在鸬鹚佩罗等帮助下一路追赶刺猬，在追赶的途中，蛋壳破了，走出来的是一个鸡妹妹。卡梅利多把妹妹救了回来，但看着妹妹有点失望，后来在妈妈卡梅拉的引导下觉得有个妹妹也不错。"

张女士一边讲故事一边跟儿子说："多多你看，妈妈就像卡梅拉，你就是勇敢的卡梅利多，你想要一个弟弟还是妹妹呀？"

多多想了想说："妈妈，我也非常想要一个弟弟，这样在家里就有人陪我玩，在外面也有人和我一起滑冰、游泳、打雪仗……我会带他一起玩的。"

张女士听了很高兴，又问多多："要是他跟你争吃的、争玩具、争爸爸妈妈怎么办呀？"

多多挺起小胸膛说："我不会与他争的，我先让着他，然后再找你和爸爸要，我是小孩，你们会让着我的。"

张女士听了真高兴，并且发现通过讲故事，寓教于乐，与多多的沟通是畅通而愉快的，看来将来可以两个宝宝一起教了，效果是加倍呀！

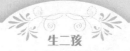

备 孕 11 周

掌握受孕技巧，提高孕育质量

根据白带变化寻找排卵期

宫颈黏液就是白带。白带的分泌会随着月经周期的变化而发生规律性的变化。

● 月经干净后宫颈黏液常稠厚而量少，甚至没有黏液，称"干燥期"，不易受孕。

● 月经周期中期随着内分泌的改变，宫颈黏液增多而稀薄，称"湿润期"。

● 接近排卵期分泌的宫颈黏液清亮、滑润而富有弹性，拉丝度高，不易拉断。出现了这种黏液，在前后 24 小时之内，会发生一次排卵。

利用经期推算排卵期

精子在女性体内存活时间最长是 3 天，而卵子只能在排卵 24 小时之内受精，如果要怀孕，就应在排卵前 2 ～ 3 天及排卵后 1 ～ 2 天同房，这时的受孕机会较大。下面我们来介绍一种根据公式推算排卵日的方法。

如果通过观察，你的月经很规律，那么你就确定了月经周期的最长天数和最短天数，将它们

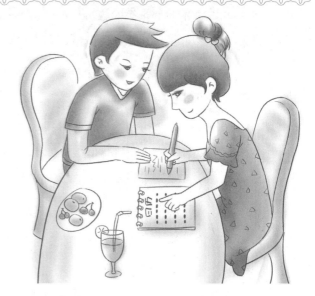

代入下面这个公式：

排卵期第一天 = 最短一次月经周期天数 － 18 天

排卵期最后一天 = 最长一次月经周期天数 － 11 天

如果你的月经周期是 28 天，通过公式可计算出你的"排卵期"为本次月经来潮后的第 10 ～ 17 天。此种计算方法是以本次月经来潮第 1 天为基点，向后顺算天数，而不是以下次月经来潮为基点，倒算天数，因此不易弄错。

基础体温中的秘密

基础体温，是指经过 6～8 小时的睡眠后，体温尚未受到运动、饮食或情绪变化影响时所测出的体温。

掌握基础体温可提高受孕概率

基础体温法就是每天测定清晨醒后的体温，根据其变化确定排卵日。正常情况下，生育年龄女性每月排卵后体温会升高 0.5℃。排卵期体温之所以变高，是因为排卵结束后卵巢中生成的黄体分泌的黄体素所致。因此，在两次月经之间分为低温期和高温期两个时期，而低温期的最后一天即为排卵日。

如何测定基础体温

每天在睡觉前将体温计甩到 35℃ 以下，并放在床头安全的地方，第二天一醒来不要做任何运动，立即测量体温。至少需要连续测量和记录 3 个月，画出曲线图，以便掌握体温上升、下降的规律，来确定自己的排卵日。如果持续 2 周以上较高的基础体温，就有可能是怀孕了。

测定基础体温的注意事项

- 量体温的时间必须是在每天早晨刚睡醒还没有起床活动之前。
- 必须每日清晨不间断地测量，并排除感冒、值夜班或其他会使体温上升的因素。
- 排卵一般发生在体温持续上升前的低温那天，但是有 24～48 小时的误差。
- 配合 B 超诊断能更明确排卵日期。

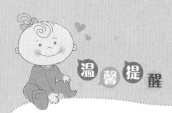

温馨提醒

建议使用专门的基础体温计，基础体温计与一般体温计不同，它的刻度较密，一般以 36.7℃ 为高低温的分界。

选准妊娠时机 ♥

准备生育的男女，只要生殖系统发育正常，有正常的性生活，任何时候都可能妊娠。但越来越多的医学证据表明，很多因素可能会影响妊娠质量，妊娠时机的选择就是其中一个重要因素。那么，什么时候妊娠才能有助于提高妊娠质量呢？这就是妊娠时机问题。

妊娠时机就是通过掌握自己身体的节律，选择最佳时机进行房事，使新鲜的卵子和充满活力

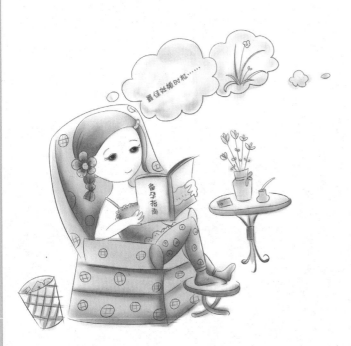

的精子相结合而妊娠。一般而言，对于女性来讲，平均每月排卵一次，在排卵前 2 ～ 3 天及排卵后 1 ～ 2 天性生活，才有可能受孕，其他时间性生活因无卵子是不可能怀孕的。对于男性而言，一般健康精子能保持 48 小时的授精能力，而卵子在排卵 20 小时后开始老化，因此最好能在排卵后 2 ～ 3 小时受精——这就是最佳妊娠时机，准备做父母的朋友们一定要好好把握。

掌握性交的频率 ♥

怀孕是以精子与卵子结合成受精卵为开始，在排卵期前后性生活才能受精。正常男子在射精后，通常需要 30 ～ 40 小时才能使新产生的精子达到最大量。性生活太频繁会导致精液量减少和精子密度降低，精子活动率和生存率下降，精子在女性生殖道的行进能力和与卵子相会的机会大为减弱。

因此，频繁的性生活不增加受孕机会，并会使受孕机会减低，在排卵期前更应该适当减少性生活频率，这样才能保证精子的质量和数量。所以医学专家建议，在排卵期前夫妻应禁欲一周左右，这样男性才能保证提供充足而成熟的精子。

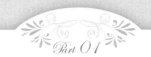
性交前、后的受孕技巧 ❤

性交是受孕的核心，而性交前、后的行为，如果恰当，也能为受孕提供帮助。

● 性交前按摩好处多

性生活前的按摩，是为了达到性唤起。尤其是性功能有障碍的人，更应采取房事前按摩。此种按摩需要一定的按摩技巧和手法，是一种性交前令对方放松的保健辅助行为，还可起到治疗阳痿、性冷淡等多种疾病的作用。

● 性交后不宜马上起身

性交后，女性不要立刻从床上起来，大多数女性会想马上去冲个澡。想怀孕，就应该老老实实地躺在床上休息一会儿，抬高双腿和腰部，这样可以防止精液外流。无法抬高双腿的时候，最佳姿势是侧卧，把双膝尽量向腹部弯曲。

利用地球重力帮助受孕 ❤

所有的女性在性交后采取正常平躺姿势时，都会有液体从身体中流出，这时可以想办法利用地球重力来帮忙。如果体力允许，做爱后可把双腿抬高；如果体力不支，也可以把双腿抬起靠在墙上。这样可以利用重力因素，延长精液在阴道的存留时间，从而让精子有更多的机会较快到达子宫。

熟悉的环境有利受孕 ❤

受孕最好在熟悉的环境进行，所以家中是最适合的场所。家中比较安静、卫生，夫妻对家庭环境又比较熟悉和放心，能做到精神放松、情绪稳定，有利于优生。传统意义上，不提倡旅途怀孕。因为旅途劳累、生活不宁，卫生条件得不到保障。因此，相对于熟悉的环境，旅途受孕的孕育质量不确定性更强。

孕育小百科

剧烈运动后不宜房事

剧烈运动后，身体会有大量的乳酸堆积，人会觉得十分疲劳，不适合受孕。正确的受孕环境应该是夫妻双方体力较好，休息较好，在适当运动强度后，身心得到舒缓的情况下受孕。

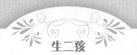

备 孕 **12** 周

放松心情，随时准备怀孕

负面情绪对**女性**的影响

怀孕前，如果准妈妈长期处在焦虑、紧张、抑郁等不良情绪中，会引起下丘脑、垂体、卵巢性腺轴功能失常，影响性激素的分泌，抑制排卵，造成闭经，出现不孕不育的概率上升。怀孕后，不良情绪的刺激会影响激素分泌，从而影响胎宝宝的生长发育，或致畸胎，甚至造成流产。

负面情绪对**男性**的影响

如果准爸爸整天情绪不佳，会直接影响神经系统和内分泌的功能，使睾丸生精功能发生紊乱，精液中的分泌液成分受到影响，极不利于精子存活，大大降低了受孕成功率。更严重一些，可能导致早泄、阳痿，甚至不射精。

负面情绪对**胎宝宝**的影响

国内外专家研究显示，女性怀孕期间的心理状态，不仅影响自身的身体状况，而且对体内的胎宝宝发育以及孩子成年后的性格、心理素质发育都有直接影响。

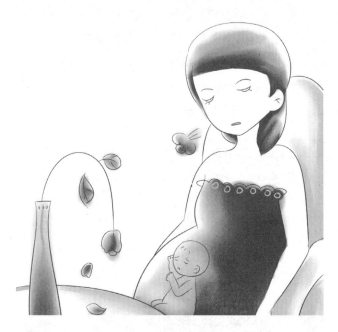

直接抒发不良情绪

有的人遇到不幸、悲痛万分时，大哭一场，让眼泪尽情流出来便会觉得好受些。有人在盛怒难以忍耐时，干脆让自己忙忙碌碌，或外出散心，这样把因盛怒激发出来的能量释放出来，心情也可恢复平静。总之，遇到不良情绪一定要直接的抒发出来。

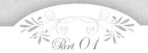

面对不良情绪，必须学会用正当的途径和渠道来发泄和排遣，绝不可采用不理智、冲动性的行为，如摔打家具、打人骂人等，这种方式非但无益，反而会带来新的烦恼，引起更严重的不良情绪。

经常发怒不利于备孕

众所周知，发怒对正常人的身心健康影响很大，对准备怀孕的女性来说，其影响不言而喻。因此，想要保持身心健康并孕育一个健康的宝宝，就必须控制好自己的情绪，学会一些制怒的方法，尽量少发怒。

顺其自然，别给自己压力

社会竞争日益激烈，生活节奏愈来愈快，工作压力不断增加，人们的心理压力越来越不能忽视。当第二次孕育摆在你眼前时，许多问题也一下子都跳了出来，比如：职业规划；孕产期的福利待遇；家庭的经济承受能力；夫妻双方的健康状况是否适合再要宝宝……

其实，好心态对受孕很重要。只要夫妻身体健康，备孕阶段改掉一些不良习惯，注意补充营养，将体重尽量调整到正常范围，并保持轻松愉快的心情，是完全不用担心自己怀不上孩子的。如果真是出现不孕也不用沮丧，如今医学如此发达，可以通过专业的检查找出原因，并进行相应治疗。

需要注意的是，有些女性朋友常在情绪不稳定时，以大量吃零食来缓解压力，而这往往是造成体内脂肪过多的原因之一，并且影响孕育。所以，准备怀孕的女性千万不要用零食来让自己开心。选择健康的生活方式，孕育才能更轻松。

孕育小百科

为什么孕前要控制欲望

物质决定精神，需求的满足与否，会直接影响人的情绪与行为，甚至导致精神病变。因此，孕前女性应适当控制自己的欲望，并在条件允许的情况下满足自己的合理需求。这样才能真正做到知足常乐，提升自己的幸福指数。

🎀 女性调节情绪讲方法 ❤

作为即将成为母亲的女性，要努力让自己保持乐观、平静、温和的情绪。良好的情绪是胎宝宝的身心获得健康成长的保障。

❁ 加强修养，可防怒

博览群书，加强自身修养，可使人心胸坦荡，提高洞察和理解事物的能力，能够正确处理将要发生的令人发怒的事，防"怒"于未然。孕前女性，为了修身养性，可以多看书，用平和的心态面对每一天的生活。

❁ 听一听音乐

在实在无法排解不良情绪的情况下，可以先让自己离开不愉快的情境，做一些自己喜欢做的事，如听音乐、画画、阅读等，让自己的情绪由坏转好。比如当心情兴奋、愤怒、狂躁之时，先听一听节律缓慢、宁静的音乐，待怒气消散之后，再听一些欢快、轻松的音乐。

❁ 出去走走来调整心情

女性如果情绪不好也可以经常到大自然中去散散步，看看美丽的景色，和朋友聊聊天，消除自己的不良情绪，换来舒畅轻松的心情。

❁ 让自己美丽，心情愉快

美化自己可以增加自己的信心，让自己的心情愉快。女性可以经常改变一下自己的形象，让自己感受到生活的美好。

衣着灰暗令人萎靡。准妈妈宜穿暖色调或鲜艳一点的衣服，如红、绿和紫罗兰色。在搭配上，可以考虑用浅蓝＋深灰色，再配上鲜红、白、灰色，这样也是适宜的。此外，穿上黄棕色或黄灰色的衣服，脸色会显得明亮一点；若穿上红、橙黄等色衣服，脸色会显得红润一点。

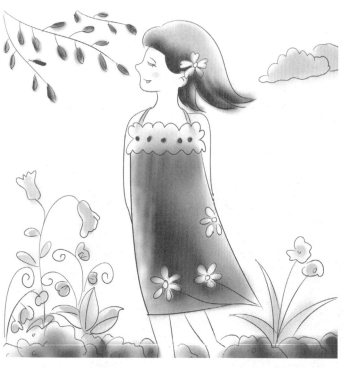

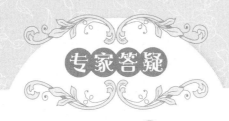

Q 为什么要做有准备的父母？

A. 有心理准备的准妈妈与没有心理准备的准妈妈相比，前者的妊娠生活较后者更为愉快、顺利、平和。同时，她们的妊娠反应轻，孕期中并发症较少，胎宝宝健康成长在优良的环境中，分娩时也较顺利。

因此，如果夫妻双方都希望要第二个孩子，在孕前就应该从心理和精神上做好各种准备，以平和、自然的心情和愉快、积极的态度，迎接怀孕和分娩。

Q 如何提高受孕质量？

A. 夫妻双方要学会调节自己的身心健康，掌握必要的受孕技巧，为精子及卵子营造一个优化的发育环境。另外，优美的音乐可以通过听觉器官作用于人体，使人处于一种和谐状态，帮助营建一个良好的受孕环境，对于受孕质量的提高也有帮助。

Q 为什么女性肥胖不利受孕？

A. 肥胖是指体重增加至超过标准体重20%以上。据统计，以往月经正常而肥胖后发生月经异常的女性中，继发性闭经、月经稀少或过多等发生率为50%，不孕症发生率为18.5%，较一般同龄女性高11.5%。肥胖女性不仅不易受孕，且怀孕后的产科并发症也较多。过度肥胖引起的妊娠高血压综合征、巨大胎宝宝、胎盘早期剥离、难产及胎死宫内的发病率都远远高于正常体重的女性。

另外，肥胖还会导致会阴部多汗、外阴炎、湿疹及大腿根部摩擦性皮炎，不仅给患者带来诸多难言之苦，而且还会引起性欲减退、性冷淡等，以致影响性生活，减少受孕机会。

Part 02

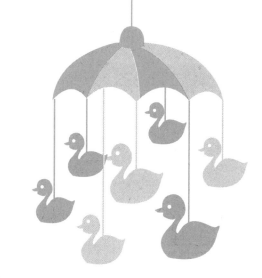

生二孩，
孕早期不可掉以轻心

期待吗？你又要开始孕育新的生命了，你第一个孩子也将拥有自己的弟弟或妹妹，而你丰富的育儿经验也将派上用途。但是，这一切也在告诉你，即将作为准妈妈的你不能掉以轻心。

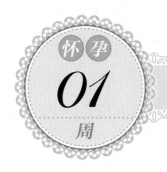

怀孕
01
周

期待中准备迎接第二个宝宝

 ## 还是个未知数的胎宝宝 ❤

　　这一周，胎宝宝还不知道在哪里呢。因为前世有缘的卵子和精子还分别在准爸爸和准妈妈的体内，等待着他们相遇的那一刻。

　　由于尚未受精，成熟的卵子在输卵管中等待精子的到来。而精子，则正在准备着最后的冲刺。不过，要孕育出健康的宝宝，越早付诸努力越有利。以妊娠期 40 周来计算，将准备产生新卵子的一周视为妊娠第 1 周具有特别的意义。因为这意味着，妊娠不是以精子和卵子相遇的瞬间作为开始，而是以制造具有妊娠可能性的卵子和精子作为开始。因此，准备妊娠的夫妇应当在最后一次月经开始的时候检查妊娠的可能性，在身体上和心理上做好准备。

还未进入状态的准妈妈 ❤

　　在这一周，由于尚未妊娠，所以女性的身体基本不会发生变化。

　　这一周，准妈妈在生理上还属于月经期，身体状况也和以往没什么不同，但女性的子宫内膜逐渐变厚，准备排卵。未处于妊娠状态的子宫有如鸡蛋般大小，体积基本上没有变化。随着月经的结束，子宫内膜重新变厚，准备排卵。到了排卵日，成熟的卵子从卵巢中来到输卵管等待精子，卵子在输卵管中可存活 12～24 个小时。这种现象是有妊娠能力的女性每月都会经历的过程，用肉眼无法看出其明显的变化。

　　准妈妈应当检查排卵日，按照自己的排卵日同房，丈夫最好在此前 1～2 周期间禁欲。

孕育小百科

影响怀孕的药物有哪些？

　　影响怀孕的药物有：磺胺药复方磺胺甲唑；抗生素呋喃西林及其衍生物；西咪替丁；激素类；镇静安眠药；降压药；麻醉和镇痛药等。

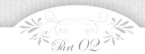
为成功怀上二孩做最后的冲刺 ♥

大家通常所说的"十月怀胎"，是从末次月经的第一天开始算起的，因此，排卵前两周实际上是为卵子的受精做准备的两周。从现在开始，夫妻两个人的身心必须保持在最佳状态，这也是能够孕育一个健康宝宝的基础。

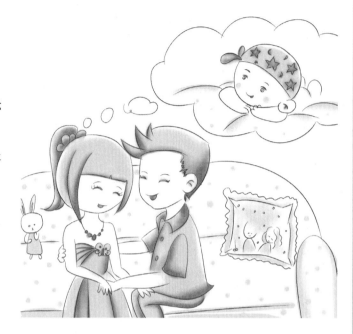

这一周，准妈妈虽然在生理上还属于月经期，身体状况也和以往没什么不同，但是在医学上，孕周的计算已经开始了。准妈妈一定要放轻松，别给自己太大压力，这是健康优孕的基础。

别错过受孕最佳时机 ♥

想要拥有一个健康可爱的宝宝，除了身心的准备外，还需要注意选择时机。科学研究表明，对于想要宝宝的夫妻来说，选择受孕的最佳时机也是十分重要的。

秋季是一年中最佳的受孕季节，这时天气温暖舒适，对睡眠和食欲的影响都比较小。秋季还是一个丰收的季节，对补充营养和促进胎宝宝大脑发育都大有好处。并且预产期是来年春季，气候宜人，有利于产后恢复和乳汁的分泌，充分的光照还可以促进宝宝骨骼的生长发育。

一月中受孕率最高的一天为排卵期当天，所以排卵期是一月中最佳的受孕时间。通常性交时间越接近排卵期，当天受孕率越高。

专家们认为，晚上9点到10点是一天中最佳的受孕时间。性交后女性平躺睡眠可以帮助精子游动，提高精子和卵子结合的概率。

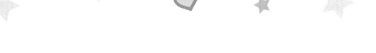

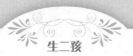
 生物钟规律与优生 ♥

生物钟理论认为，每个人的身体内都有生物节奏，并按照一定的规律周而复始地呈周期性变化，其中对人体影响比较大的有体力、情绪、智力，分别称为体力节奏、情绪节奏和智力节奏。

根据生物钟理论推测，在人体生理节奏的低潮期，出现异常生殖细胞的可能性将大大增加，遗传上不健全的生殖细胞参与受精活动的机会也相应增加，因而产生劣质胚胎的机会也就随之增加；反之，当人体生理节奏处于高潮期时，人体将处于最佳状态，由优质生殖细胞参与受精后形成优质胚胎的机会就大大增加。因此，夫妻双方应尽量在情绪最佳、思维敏捷、体力最充沛的情况下受孕。

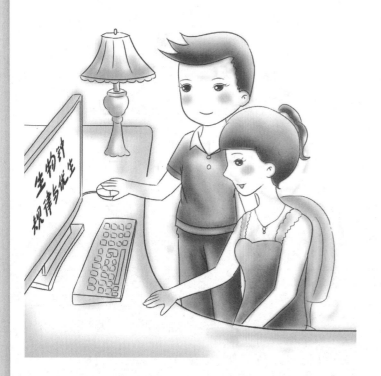

 避开生物钟低潮期的方法 ♥

一般来讲，体力生理节律周期为 23 天，情绪周期为 28 天，智力周期为 33 天。每一种生理节律都有高潮期、临界日及低潮期，三个生理周期的临界日分别为 11.5、14 及 16.5 天，临界日的前半期为高潮期，后半期为低潮期。

首先算出您的出生日到孕期的总天数。然后用总天数分别除以 23、28、33 所得到的余数 A、B、C，就是你想了解的两个周期的天数。当 A 大于 0 小于 11 时，为体力节奏的高潮期，当 A 大于 12 时为低潮期；当 B 大于 0 小于 14 时为情绪节奏的高潮期，B 大于 14 则为低潮期；当 C 大于 0 小于 16 时为智力节奏的高潮期，C 大于 17 为低潮期。

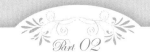
注意饮食要均衡

在这一周，因为马上面临着孕育，所以要注意讲究饮食，继续加强营养，多吃营养丰富的食物，但要注意"均衡"二字，总的原则是饮食清淡、多样化。一般情况下，每天 1～2 杯牛奶、200 克肉类、250 克蔬菜、1～2 个水果、不少于 300 克的淀粉类食物比较适合准妈妈的营养需求。

多吃有利于受孕的食物

现阶段，备孕夫妻可以多吃一些既有营养又能够帮助受孕的食物。

富含锌的食物

锌在体内可以调整免疫系统的功能，改善精子的活动能力。如果男性体内锌缺少，会影响精子的数量和质量，引起精子数量减少，而且还会导致畸形精子数量增加，性功能和生殖功能减退，严重的甚至导致不孕。

各种植物性食物中含锌量比较高的有豆类、花生、小米、萝卜、大白菜等；各种动物性食物中，以牡蛎含锌最为丰富，此外，牛肉、鸡肝、蛋类、羊排、猪肉等含锌也较多。

动物内脏

这类食品中含有较多量的胆固醇，其中，约 10% 左右是肾上腺皮质激素和性激素，适当食用这类食物，对增强性功能有一定作用。

富含蛋白质食品

蛋白质被人体吸收后会变成氨基酸，其中精氨酸被认为是制造精子的原料。蛋白质对生殖功能、内分泌、激素分泌相当重要。含蛋白质较多的食物有：肉类、鱼类、蛋类、乳类、豆类、水果等，其中，蛋类和乳类的蛋白质最易为人体消化吸收。

富含维生素 E 的食物

维生素 E 是一种脂溶性维生素，又称生育酚，是一种非常强的抗氧化剂，被誉为血管清道夫，是维持女性生育功能及人体心肌、外周血管系统、平滑肌正常结构所必不可少的元素。富含维生素 E 的食物有：果蔬类、坚果类、瘦肉类、乳类、蛋类、压榨植物油等。

要掌握胎教的**基本原则**

看似丰富多彩、无所不包的胎教，其实自成体系。在实施过程中，要把握住胎教的基本原则，才能不迷失胎教的方向。

❀ 尊重科学

以科学的教育学、心理学和生理学、优生学等理论为指导，根据胎教过程的基本规律，恰当地选择胎教方法，引导胎宝宝在母体内更顺利、更健康地成长。胎教的方法是极其重要的一环，吸收现代科学知识，尊重科学，循序渐进地实施胎教，才是正确的做法。

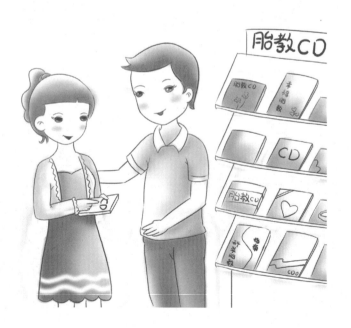

❀ 因人而异

根据准妈妈本人及其家庭的具体情况，选择适宜的方式方法。由于准妈妈本人的智力、能力、气质、性格等许多方面都存在着个体差异，所以，胎教的途径和手段也应该因人而异，不能盲目地从众。

❀ 自觉进行

自觉遵循胎教的基本原则，是胎教成功的前提和保证。自觉性原则要求准妈妈在正确认识胎教的重要意义的基础上，主动学习和运用胎教方法，有目的、有计划地进行胎教。积极主动地对胎宝宝进行训练和教育，给予适当合理的信息刺激，使胎宝宝建立起条件反射，进而促进其大脑机能、躯体运动机能、感觉机能及神经系统机能的成熟，为其出生后的继续教育，奠定良好的基础。

❀ 抓准时机

胎教过程具有不可逆转性，因此胎教必须尽早、及时地进行，否则错过了胎教最佳的时机，再采取措施就难以弥补。

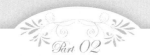
乐观情绪促进胎宝宝生长发育

准妈妈能够开心快乐地面对生活，是对胎宝宝最好的情绪胎教。

● 乐观情绪让准妈妈的身体处于最佳状态，十分有益于胎盘的血液循环供应，促使胎宝宝稳定地生长发育。

● 乐观情绪使胎宝宝的活动缓和而有规律，器官组织进行着良好分化、形成及生长发育，尤其是脑组织发育。

● 开心妈妈生出的宝宝，一般性情平和，情绪稳定，不经常哭闹，能很快地形成良好的生物节律，如睡眠、排泄、进食等，一般来讲智商、情商也较高。

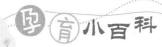

孕育小百科

准妈妈调节情绪的方法

调节情绪，准妈妈要掌握一些方法。可以采用自我劝慰安抚法、转移情绪法、宣泄情绪法、调整心情法、自我美化法。

调整情绪品美文：《时间和爱的故事》

准妈妈在情绪不好的时候，可以读一些故事、散文等，让情绪在不知不觉中平静。

《时间和爱的故事》

从前，在一个岛上住着人类的各种情感。有一天，传言这个小岛就要沉入大海了。于是大家都开始忙着给自己造一艘船，只有爱没动静，他想坚持到最后一刻。

眼看着小岛就要被海水吞没了，爱向富裕求救，可富裕说："我的船装满了金银，没你的地方啊。"

爱向虚荣求救，虚荣拒绝了他的请求。悲伤和快乐也划着船走了。

正当爱不知所措的时候，突然，响起一个声音："来啊，爱。上船吧！"原来是一位老者。爱满心欢喜地上了船，等爱上了陆地以后，老者又默默地驾着小舟独自离开了。

爱问知识："刚才谁救了我啊？

知识回答道："是时间救了你，因为只有时间才懂得爱是多么宝贵。"

怀孕 02 周

幸"孕"即将来临的时刻

卵子期待与精子的约会 ❤

这周应该就到准妈妈的排卵日了。此时你体内有近 20 个卵子在卵泡内开始成熟，其中有一个最先成熟、破裂、释放出来，赢得了能和精子结合的机会。

在受精过程中，卵子守株待兔，在那里静静地等待着。卵子诞生于卵泡。卵泡成熟时，里边的卵细胞就会成为卵子。卵子从卵巢的卵泡里破裂而出后，即被输卵管末端吸入输卵管，然后慢慢移到输卵管管腔最大的壶腹部，等待精子的到来。卵子在输卵管中的存活时间只有一天，最长的才一天半。而争取和卵子结合的精子却多达 3 亿至 5 亿个，而且存活时间为 3～5 天。当然，最终只有一个精子能冲破重重阻碍，与卵子结合形成受精卵，开始生命的历程。排出的卵子如果等不到精子的光顾，就会死亡。这时子宫内膜开始脱落，转入正常的月经期。

准妈妈不知不觉在变化 ❤

本周末之后，你开始进入排卵期，新的成熟的卵子即将排出。这时候，你的子宫内膜开始增厚，犹如肥沃的土壤，为受精成功的卵子提供丰富的养料，为养育胎宝宝做好充分的准备。此时，准爸爸体内的精子也在不断成熟，健康而有活力，等待着与卵子相遇。排卵期间，部分准妈妈的情绪波动会比较大，出现心情低落、脾气暴躁等症状。

孕育小百科

受孕，你选对日子了吗？

每月的阴历 14 至 16 三天，由于月球对地球的引力最大，容易使得情绪波动、身体疲乏，生殖细胞易发生突变，因此，每月的这 3 天不宜同房受孕。

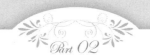

 ## 心情快乐，好"孕"喜欢你 ♥

这几天准妈妈一定要关注自己的身体变化，并要保持自己良好的状态，准备"幸孕"时刻的到来。

对于准备孕育的女性来说，精神心理因素在怀孕过程中具有双重作用，即良好的精神心理因素能促进健康妊娠；低靡的精神心理因素会影响受孕，也会影响整个妊娠过程。准备怀孕的女性一定要保持愉悦的心情，主动调节不利于受孕的不良情绪。

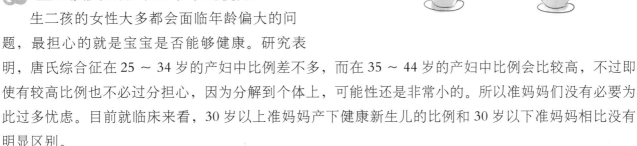

生二孩要解除年龄带来的忧虑 ♥

生二孩的女性大多都会面临年龄偏大的问题，最担心的就是宝宝是否能够健康。研究表明，唐氏综合征在 25 ～ 34 岁的产妇中比例差不多，而在 35 ～ 44 岁的产妇中比例会比较高，不过即使有较高比例也不必过分担心，因为分解到个体上，可能性还是非常小的。所以准妈妈们没有必要为此过多忧虑。目前就临床来看，30 岁以上准妈妈产下健康新生儿的比例和 30 岁以下准妈妈相比没有明显区别。

 ## 准爸爸调整心态以造就聪明宝宝 ♥

伴随着现代社会竞争压力增大、生活节奏加快，许多男性会有紧张、抑郁、沮丧等不良情绪，容易出现内分泌功能失调，导致不育。对于准爸爸来讲，更要注意调节自己的心态，始终保持一个好的心情，这才有利于创造一个健康、聪明的宝宝。

当情绪波动时，可以通过调整呼吸来放松自己的心情：轻轻闭上眼睛，做 3 ～ 5 次深呼吸。妻子也要配合，互相体谅、宽容、理解准爸爸所处的压抑、悲观、忧愁或紧张状态，减小他的心理负荷。

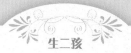
生二孩也要为优生注意生活细节 🖤

虽然这一周你可能还没有怀孕，但也一定要注意生活中的细节，一切以安全为重，主要应注意以下几个方面：

- 当进行单位体检时，你要想到自己有怀孕的可能性，不要接受 X 射线检查。

- 如果你还在吃减肥药或减肥食品时，应马上停掉。

- 当你要去烫发或染发时，你要想到你有可能怀孕。

- 如果你是一个体育爱好者，就要避免剧烈运动。可以向教练咨询，哪些项目是适合你的。

- 朋友聚会和宴会中不喝含酒精、咖啡碱的饮料，不喝白酒。你自己不能吸烟，并且要远离吸烟区。

- 如果你正进行家庭装修，要提前想到有些装修材料对胎宝宝是有害的。

警惕药物的致畸影响 🖤

怀孕 2 ~ 12 周是致畸高敏期。胚胎进入子宫后，开始快速发育，这时胚胎需要安全的环境来生长，但是病毒却不会休假，准妈妈可能会有这样那样的病，尚不知自己已经怀孕的女性如果按照以往的习惯吃药，就有可能由于药物而导致胎宝宝畸形。所以，在准备怀孕前的一段时间内，用药时就要格外谨慎。用药前要了解某些药物在体内停留的时间以及是否会对怀孕、胎宝宝的发育带来影响，最好能认真地请教医生或有关专家。

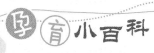

准爸爸也要注意用药吗？

准爸爸也要谨慎用药。不少药物会损害男性的精子，有些含有药物的精液会影响受精卵，造成胎宝宝畸形。

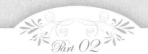
改善膳食营养，保证受精卵质量

一项研究表明，准妈妈在意识到自己怀孕后，一般都会减少体力活动。因此，准妈妈只要改善一下膳食质量就可以了。譬如，要适当增加优质蛋白质的摄入量，平时多吃点肉和鱼，注意多吃绿色蔬菜和水果。对于那些体力活动并未减少的准妈妈，在保证膳食质量的同时，也要注意在数量上有所增加。

多吃富含叶酸的食物

孕早期是胎宝宝器官系统分化、胎盘形成的关键时期，细胞生长、分裂十分旺盛。此时叶酸缺乏可导致胎宝宝神经管畸形，发生唇裂或腭裂，甚至出现无脑儿与先天性脊柱裂患儿。因此，准妈妈在补充叶酸剂的同时，平时还要多摄入一些富含叶酸的食物。

叶酸广泛存在于各种动、植物食物中。富含叶酸的食物为动物肝和肾、鸡蛋、豆类、酵母、绿叶蔬菜、水果及坚果等。

营养饮食 DIY：美味叶酸餐

下面给准妈妈们推荐了一道既美味，且富叶酸的食谱。

菠菜鸡煲

原料

鸡半只，菠菜 100 克，冬菇 4 朵，葱段、姜片、冬笋、蚝油、酱油、白糖、盐、料酒各适量。

做法

① 鸡洗净，剁成小块；菠菜洗净，用沸水焯一下，切段；冬菇洗净，切成块；冬笋洗净，切成片。

② 锅中放油烧热后，用葱段、姜片爆香，加入鸡块、冬菇及蚝油翻炒片刻；随后放料酒、盐、白糖、酱油及冬笋，不停翻炒，而后倒至砂锅中煲至鸡熟烂。

③ 菠菜放在砂锅中铺底，将鸡块倒入即可。

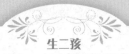

注意受孕瞬间的胎教 ♥

但凡父母都希望孩子能继承自己的优点，那么请注意，受孕瞬间正是关键的时刻。在选择的最佳受孕日里，下班后应早些回家。夫妻双方在和谐愉快的气氛中共进晚餐。在情感、思维和行为等方面都达到高度协调时同房，在同房的过程中，夫妻双方都应有好的意念，要把自己的美好愿望转化为具体的形象。带着美好的愿望和充分的激情进入"角色"，极大限度地发挥各自的潜能。女性达到性高潮时，血液中氨基酸和糖原能够渗入阴道，使阴道中精子获得能量而加速运行，从而使最强壮、最优秀的精子与卵子结合。

赏古典名曲：舒伯特《小夜曲》 ♥

准爸爸、准妈妈可以利用一些舒缓、优美的乐曲，营造一个温馨浪漫的氛围。比如奥地利作曲家舒伯特的《小夜曲》，旋律优美、婉转缠绵、情感细腻、格调高尚，有一种优美恬静的意境，是一部优秀的小夜曲。

乐 曲 赏 析

作为西洋乐曲体裁之一的《小夜曲》，大都是以爱情为题材，这首舒伯特的《小夜曲》也不例外。一句"我的歌声穿过黑夜轻轻飘向你……"，使人联想起一个青年向他心爱的姑娘所做的深情倾诉。随着感情逐渐升华，曲调推向高潮，似在恳求、期待。抒情的间奏之后，"亲爱的请听我诉说，快快投入我的怀抱"，情绪激动，形成全曲的高潮。最后，仿佛爱情的歌声在夜曲的旋律中回荡。

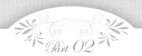
🍼 关于孕期洗澡二、三事 ❤

对于爱干净的准妈妈来说，洗澡既能全面清洁身体，也能缓解疲劳，让自己变得神清气爽。但准妈妈在洗澡时，一定要注意安全。

❀ 浴室应通风透气

有些家庭，为了冬春季节的保暖，常常把浴室弄得密不透气，甚至安装沐浴罩。这对于一般人来说是可以适应的，但准妈妈在太过密实的环境内洗澡，很容易出现头昏、眼花、乏力等症状。此外，由于热水刺激，全身的毛细血管扩张，会使准妈妈的脑部供血量不足，容易造成昏厥。

❀ 不要锁浴室门

准妈妈洗澡时注意室内的通风，另外最好不要锁门，以防万一晕倒、摔倒后无人知道或无法进入浴室而得不到及时救护。

❀ 洗澡时间不要过长

在浴室或浴罩内沐浴，准妈妈很快会出现头昏、眼花、乏力、胸闷等症状。如果洗澡时间过长，这些不适症状就会加重，严重时会导致摔倒，引发不良后果。同时胎宝宝也会出现缺氧、胎心加快，严重者还可使胎宝宝神经系统的发育受到不良影响。因此，准妈妈需要注意，每次洗澡的时间应控制在 5 ~ 10 分钟。

❀ 洗澡前后温差不要过大

洗澡前后的气温、水温温差过大，很容易刺激子宫收缩，造成早产、流产等现象。尤其是夏冬两季，冬天气温低，准妈妈应提前进入浴室，慢慢适应浴室内逐渐升高的温度；夏天气温高，准妈妈不能贪求凉快而洗冷水澡，洗澡的水温应适中。

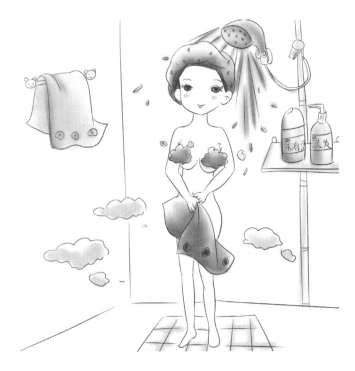

怀孕 **03** 周

一粒种子悄悄地"发芽"

精子和卵子成功的约会

在这一周，一颗跑得最快的精子成功的遇到了卵子，他和卵子结合形成受精卵。

当夫妻双方性交后，男性射出的精液里含有数亿精子，数亿精子进入阴道后，精子靠尾巴的摆动快速前进。途中数百万精子会陷入阴道沟壑中，或误入某个不成熟卵子的输卵管中；数百万精子会中途被推出子宫；还有些瘦弱病残的精子适应不了环境而死亡。最后到达输卵管的仅有数十条至一二百条。精子和卵子可能在输卵管壶腹部相遇，这时一群精子包围卵子，获能后的精子其头部分泌顶体酶，以溶解卵子周围的放射冠和透明带，为精子进入卵子开通道路，最终只有一条精子进入卵子，然后形成一个新的细胞，即受精卵。

成为幸福准妈妈

在本周，准妈妈如果制作了基础体温表，基础体温表中从低温期向高温期过渡的日期就是排卵期。如果排卵后没有妊娠，高温期大约持续2周后转为低温期，这时月经开始。但是，如果受孕，高温期将持续14天左右。

现在准妈妈并不会察觉到身体有什么变化，但在你的身体里正进行着一场"变革"。受精卵在你的体内扎根，并经过3～4天，运动到子宫腔，受精卵进入子宫内膜后，开始得到子宫的滋养，同时也开始不断地生长和发育，成为胚胎，长成胎宝宝。

孕育小百科

你知道卵子的减数分裂吗？

真正意义上的卵子，需要经过两次减数分裂才能发育成熟。第一次减数分裂是在卵巢中完成的，将次级卵母细胞连同透明带、放射冠及小部分的卵丘细胞排出；第二次减数分裂便是与精子相遇时，在结合的过程中完成的。

从受孕起就要注意情绪调整 ♥

从怀孕开始，准妈妈与胎宝宝之间就已经建立了亲密的信息。准妈妈的情感，诸如怜爱宝宝、欢迎宝宝、拒绝宝宝以及恐惧、不安等信息能够通过有关途径传递给胎宝宝，进而对其产生潜移默化的影响。比如说，当妈妈在绿树成荫的小路上散步，心情愉快舒畅时，这种信息便很快地传递给胎宝宝，使他体察妈妈恬静的心情，随之安静下来；而正当妈妈盛怒之时，胎宝宝则迅速捕捉来自妈妈的情感信息，变得躁动不安。所以准妈妈一定要注意控制自己的情绪，让快乐伴随你整个孕期。

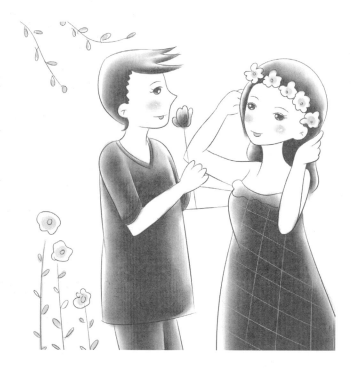

准妈妈生气时想想自己的两个宝宝 ♥

由于怀孕使自身变化很大，许多准妈妈都易怒。殊不知，妈妈发火之后自己心里是痛快了，可对两个宝宝的个性都会造成坏的影响。事实上，一个容易动怒的妈妈，很可能会生出一个容易动怒的孩子；而你的第一个孩子也会因你的易怒而变得也爱发脾气。女性常常发火容易使孩子的性格更固执、更偏激，也更容易情绪化，说不定以后还会变成经常顶嘴甚至离家出走的叛逆孩子。最好的办法是，当你一旦遇到可能会发火的事情时，就告诉自己先等一等，然后可以喝点水，在屋子里走几圈，等这个过程完成后，你的火气应该已经熄灭了。为了减少发火的次数，女性也应适量增加一些户外活动，如出门去散步，这样有助于稳定情绪。

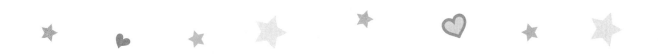

生二孩的准妈妈也要重视产检

产前检查，是指对准妈妈做定期的常规健康检查，以了解母体和胎宝宝的身体情况，及时发现问题并给予纠正，是一种保健措施。所以，即使是准备生第二个宝宝的准妈妈，也一样要重视产检。

不要无所谓，产前检查很重要

怀孕是一个漫长而复杂的生理过程。由于胎宝宝的生长发育，准妈妈身体会出现一系列相应的变化。这些变化一旦超越生理范畴或准妈妈患病不能适应妊娠的变化，则准妈妈和胎宝宝均可能出现病理情况。

有些准妈妈不重视产前检查，特别是生二孩的准妈妈。她们认为自己没有异常感觉，也没有发现异常情况，定期到医院检查是多余的。但很多异常情况单凭主观感觉是无法发现的，通过对准妈妈及胎宝宝的孕期监护和保健，能够及早发现并治疗妊娠并发症，及时纠正异常胎位和发现胎宝宝发育异常等，并可结合准妈妈及胎宝宝的具体情况，确定分娩方式，确保胎宝宝及母体的安全。

提前了解产前检查的时间安排

备孕准妈妈感觉有怀孕迹象时，必须尽早去医院妇产科进行检查以确认妊娠。最好是月经逾期两周左右前往检查。医生除了判断是否怀孕以外，也会确认是否为正常妊娠。

在初诊确定怀孕后，医生会告知"下次于某周后来检查"。在初诊后至27周间，每4周检查一次，28周后每2周检查一次，到了36周后则为每周检查一次。即使准妈妈无任何异常情形，也必须依正常时间保证定期检查。一时疏忽可能造成无法弥补的终生遗憾。

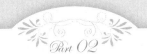

量身打造一套可行的**营养计划** ♥

从妊娠开始，准妈妈就应该为自己制订一套合理而可行的营养计划。因为妊娠期是特殊的生理时期，母体摄入的营养不仅要维持自身机体代谢和消耗所需，还要额外地提供给体内的小生命正常生长发育所需要的全部营养和热能，所以，充足而均衡的营养对准妈妈来说是非常重要的。准妈妈应注意在不同时期根据自己的情况合理均衡地摄入营养。

孕早期，是胚胎细胞分化和主要器官系统的形成期，因此均衡的营养是重要的。因为早孕反应的关系，饮食方面，应以清淡、稀软的食物为主，少食或不食油腻厚味的食品。

一日三餐搭配合理 ♥

怀孕初期是胎宝宝细胞分化、器官形成的重要阶段，其中脑和神经的发育尤为迅速。因此，这一时期准妈妈的健康和胎宝宝的发育都至关重要。准妈妈一定要吃早餐，而且要保证质量。按照三餐两点心的方式进食。果实类蔬菜与叶类蔬菜搭配，根类蔬菜和叶类蔬菜搭配，还要做到红色、紫色、黄色和绿色蔬菜搭配。

从营养学上说，刚怀孕时，准妈妈的每日所需的能量与孕前并没太大的变化，只要尽量做到食物的品种齐全，就足以保证营养的需求。下面就为准妈妈提供一下本月每日各类食物应保持的进食量，以供参考。

主食	包括大米、小米、玉米、小麦面粉	400 ～ 500 克
副食	绿色蔬菜和其他蔬菜	500 ～ 800 克
	鱼或者肉	200 ～ 250 克
	豆类和豆制品	150 ～ 250 克
	土豆、白薯、芋头、山药等	200 ～ 300 克
	鲜奶	250 克左右
	水果	200 ～ 250 克
	鸡蛋	1 ～ 2 个
	糖	20 克左右

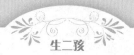

环境胎教：营造良好的内外环境 ❤

供给准妈妈充足、合理的营养，以保持母体内部生理、生化环境的稳定。尤其是妊娠中期以后，准妈妈要摄入足够的蛋白质，以保证胎宝宝脑细胞和整个神经系统的正常发育。

同时，还要为准妈妈提供安全卫生的外环境，起居室和工作环境应远离噪声、震动、高温、粉尘等有害因素。严禁准妈妈接触各种有毒物品。

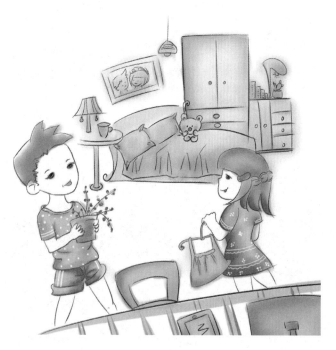

环境胎教：建立和谐的夫妻关系 ❤

在妊娠期的妻子虽然有许多不适，但也应该理解准爸爸，在这一过程当中准爸爸也有一定的心理变化，他既为将要迎来第二个孩子而喜悦，同时也为担负起更大的压力和责任而惶惑。因此，妈妈也要给爸爸以关怀和理解，与爸爸共同担当，相亲相爱。

环境胎教：创造和谐的家庭氛围 ❤

从受精卵形成的那一刻起，周围的一切就对新生命产生了影响。胎宝宝能否正常生长发育，除了与遗传因素有关外，还与妊娠期母体内外环境有密切关系。环境胎教就是要为胎宝宝营造一个良好的生活环境，让胎宝宝能够愉快地成长。

环境胎教首先要做到就是为胎宝宝创造好的家庭氛围。夫妻双方要相互理解，经常交流感情，彼此相敬如宾，尤其是准爸爸更要积极热忱地为妻子及腹内的孩子服好务，不断地给准妈妈的精神与饮食上输送营养，还要给正在孕育着的宝宝提供"营养"，扮演好未来父亲的荣耀角色，使妻子觉得称心，胎宝宝也感到惬意。同时，与大宝宝和家里老人都应注意融洽相处，满怀愉悦地期待新生命。

警惕孕早期白带异常 ♥

女性们在孕早期，会突然发现自己的白带跟原来不一样了，这种情况也被称作早孕白带变化。

如果女性孕早期白带较浓、气味难闻或阴部瘙痒，就应求医诊治。如果白带只是量较多，但没有恶臭，没引起瘙痒，没有特别的颜色，则属正常的怀孕征兆，无需特别处理。

然而，假如白带量较多、气味难闻或阴部瘙痒，应及时到医院治疗。引起感染的致病菌有很多，不同的致病菌，治疗也是不同的，需要做相关临床检查才能确诊。

如何预防孕早期白带异常 ♥

● 在孕期准备好自己的专用清洗盆和专用毛巾。清洗盆在使用前要洗净，毛巾使用后晒干或在通风处晾干。

● 每天晚上轻轻用温水清洗外阴部。最好采用淋浴，用温水冲洗，假如无淋浴条件，可以用盆代替，但要专盆专用。

● 大便后用手纸由前向后揩拭干净，以免肛门细菌传给阴道和尿道，并养成用温水清洗或冲洗肛门的习惯。

● 晚上睡觉时穿四角内裤，让阴部呼吸新鲜空气。

● 少穿紧身牛仔裤，尽量避免久坐，减少使阴部潮湿闷热的机会。

● 少用含香精、有颜色的卫生棉、护垫、卫生纸，这些东西有可能是阴部接触性皮肤炎的元凶。

孕育小百科

孕期治疗阴道炎要注意什么？

孕期女性患阴道炎的可能性较大。治疗霉菌性阴道炎可使用克霉唑、制霉菌素，这两类药都是妊娠 B 类药。要避免使用咪康唑、伊曲康唑、咪康唑等妊娠 C 类药；而滴虫性阴道炎和细菌性阴道炎，准妈妈尽量使用甲硝唑（B 类）来治疗。请准妈妈务必就医。

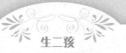

受精卵开始"安营扎寨"

🍼 胚胎植入子宫 💛

到本周末，胚胎长 0.2 ~ 0.25 厘米，像一条透明的小鱼，长着鳃弓和尾巴。

妊娠第 4 周时，还只是一个由外胚层、中胚层和内胚层构成的胚胎。这三层组织是胎体发育的原始基础，将会发育成为胎宝宝的全部器官和身体部位以及最初的胎盘。

受精卵会从输卵管慢慢游走到子宫里，受精卵的一端紧贴在子宫内膜，当即分泌一种分解蛋白质的酶，溶解子宫内膜，形成一个直径约 1 毫米左右的缺口。胚泡即从缺口处埋入子宫内膜，上皮缺口迅速修复，胚泡的定居即告完成。这时受精卵就在子宫内着床了。

🍼 反应"迟钝"的准妈妈 💛

平时细心的准妈妈，在这周一般会意识到自己已经怀孕。如果出现月经逾期没来、基础体温连续 14 天处于高温期，那就很可能已有身孕。

此时，你体内卵巢分泌的激素增加，子宫内膜变得肥厚、松软而且富有营养，血管轻轻扩张，子宫慢慢变大。这个阶段，部分敏感的准妈妈已经开始出现妊娠反应了，情绪不稳定，嗅觉和味觉在悄悄改变，尿频，容易疲倦，总是会出现类似感冒的症状，或者常常在没有任何原因的情况下出现轻微的发热、畏寒等现象。这些都是孕激素的作用，过几天这些症状就会自动消失，所以一定不能急着吃药。

孕育小百科

羊膜囊有什么作用？

羊膜囊是胎盘中的一部分，装着发育中的胚胎。在胎盘发挥功用之前，羊膜囊中的卵黄囊会为胎宝宝制造红细胞和输送营养物质。这个时期，羊膜囊将胚胎包裹了起来，其中的羊水会在宝宝生长发育时起到保护作用。

了解妊娠的征兆 ♥

确定妊娠有时并不那么简单，尤其是怀孕的第1个月。不过，作为了解自己身体的有心人，特别是有过妊娠经验的二孩妈妈，完全可以捕捉到一些怀孕的重要征兆。

月经不至

正常健康女性的月经一向是按月来潮，如果月经过期不至，首先应想到有怀孕的可能。如果超过半个月还没来就应采取进一步的验证措施。

乳房变化

在怀孕初期，乳房会增大一些，并且会变得结实和沉重一些，乳头周围乳晕颜色加深，其上小颗粒则显得特别突出。

精神疲乏

在怀孕初期，许多准妈妈会感到浑身疲乏，没有力气，只想睡觉。

胃口改变

有些女性在月经延期不久的时候就开始发生胃口的改变。平常喜欢吃的东西，突然变得不爱吃了；有些人不想吃甚至看到食物都想吐；还有些人很想吃些酸味的东西，等等。

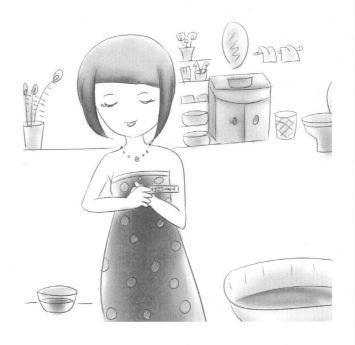

早孕试纸帮你确认喜讯 ♥

许多女性习惯于用早孕试纸来检查自己是否怀孕，在实际的临床上认为，月经过后的9～14天进行早孕检测是最佳时间，这个时期检查的准确率会更高一些。

将试纸带有 Max 标记线的一端插入被检测女性的尿液中，取出平放片刻。20～30秒钟后，若试纸条上出现一条紫红色条为阴性（未怀孕）；若试纸条上出现两条紫红色条则为阳性（怀孕）。

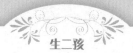

保证营养，让胎宝宝健康成长

胎宝宝的健康与聪明，除了与遗传有关，营养的补充与均衡也直接影响着胎宝宝的身体与智能发育。

孕期营养保证胎盘的正常发育。胎盘是胎宝宝自母体汲取营养、排除代谢产物的主要通路，如果孕期营养不足，胎盘的正常代谢就会受到影响，胎盘细胞数目就会减少，重量就会下降，功能就会发生障碍，可能导致流产、早产、死胎及低体重儿的出生。

孕期营养与胎宝宝智力有关。智力和脑的结构和机能相关，脑的结构和机能又与营养密切相连。如果准妈妈妊娠期营养不良，胎宝宝就容易发育不良、体重偏低、智力障碍。营养不良的准妈妈所生的新生儿体质弱，易患病，死亡率高，其中还会有 30% 的人表现出智力低下。

合理安排准妈妈的饮食

女性在妊娠期间，体重会不断地增加，而且随着胎宝宝的逐渐长大，母亲和胎宝宝的能量代谢也不断增强，所需要的营养也就越来越多。为了适应母子的需求，准妈妈最重要的就是要均衡摄取六大类食物，包括奶类、鱼肉蛋豆类、五谷根茎类、蔬菜类、水果类以及油脂类。同时孕期要注意调整饮食习惯，尽量均衡各类食物，摄取所需营养。

注意平衡膳食和合理营养

每日食物要多样化，不能挑食偏食，不能只吃荤的不吃素的，也不能只吃清淡素的不吃荤的，这些都是不良饮食习惯。准妈妈要比平时吃更多的营养，但是也要避免暴饮暴食，造成肥胖等各种病症。同时一定要吃适当的粗粮和杂粮，以及水果和蔬菜，而不要用果汁等来代替。

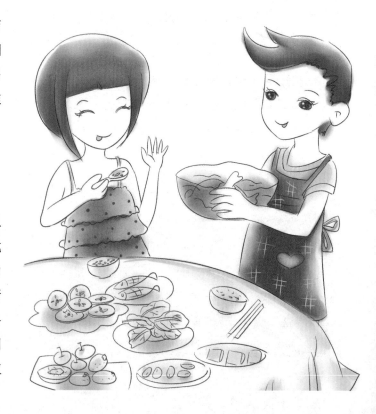

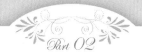
改善烹调方法，减少食物营养损失 ♥

同样的一条鱼、一块肉，不同的烹调方法决定了其中营养素的保存或破坏。准妈妈是特殊人群，在这方面就更要小心。

我们吃的米面类主食，煮成米饭、蒸成馒头的损失就要比炸成油条的损失小得多。蔬菜烧熟后，水溶性维生素和微量元素损失较大，但如果我们改吃凉拌蔬菜时就可减少维生素C的损失。

我们平时吃的鸡、鸭、鱼、肉里含少量的氨类和丰富的蛋白质和脂肪，如果这些食物经腌制、烘烤后，尤其油煎烹调时，会分解出一些亚硝胺，这种物质对人体有致癌作用和致畸作用；有的准妈妈喜欢吃烤香肠等熏烤食品，但这些肉类熏烤过后易产生一类叫做苯并芘的物质，对人体有致癌作用。

营养饮食 DIY：清淡开胃餐 ♥

怀孕早期，为了使准妈妈多吃、吃好，应该把饭菜做得清淡、爽口、不油腻，以激起准妈妈的食欲。这里给准妈妈推荐一款开胃三丝，希望能让你胃口大开。

开胃三丝

原料

新鲜黄瓜1根，大鸭梨2个，山楂糕100克，白糖、香油各适量。

做法

① 将黄瓜去蒂，洗净，用凉开水冲一下，切成细丝，放入盘内；山楂糕切成细丝，放在黄瓜丝上。

② 鸭梨去蒂，洗净，削去外皮，去核，切成细丝；放入盘内，与黄瓜丝、山楂糕丝轻轻掺拌均匀。

③ 将白糖均匀地撒入盘中，滴入几滴香油，调拌均匀即可。

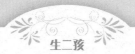

准妈妈潜移默化影响胎宝宝

胎宝宝是由母亲孕育出来的，准妈妈与胎宝宝不仅血肉相连，而且在心理上也有着微妙的天然联系。准妈妈的一言一行、一举一动都将对胎宝宝产生潜移默化的影响。

在我国古代就十分重视并强调准妈妈的个人修养，主张"自妊娠之后，则需行坐端严，性情和悦"，"常处静室，多听美言，令人诵读诗书，陈说礼乐，耳不闻非言，目不观严事"；"如此则生男女福寿敦厚，忠孝贤明，不然则生男女鄙贱不寿而愚顽"。这就是说，如果女性孕期如举止不端、没有修养，是不会孕育出智力超群、身心健康的孩子的。

努力提高自身修养

为了更好地承担起胎教的重任，使孕育中的胎宝宝充分感受到美的呼唤，每一个准妈妈都应从自己做起，从现在做起，努力提高自身的修养。

● 提高自身素质重点是自尊、自爱、自重、自强。也就是说在心理上要相信自己的力量，勇于战胜自己；在人格上要尊重自己，保护自己的尊严；在事业上要有志气，奋发向上，有所作为。

● 加强文化修养。文化修养给人以内心世界的美，是人生的无价之宝。可有计划地阅读一些有益于身心的文学作品、知识读物以及人物传记，品评一些精美的摄影、绘画作品，欣赏一些优美的音乐等，以获得智慧与美。

● 培养健康的生活情趣，养成良好的习惯。这是良好的精神修养的外在形式，从一点一滴的小节做起，充实自身的精神生活，让自己言谈文雅，声调柔和，举止端庄等。

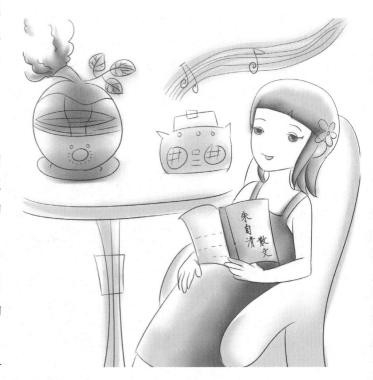

孕早期阴道出血的应对

许多准妈妈刚怀孕时，会因为偶尔发现阴道出血而感到惊慌，其实这并不一定表示你的妊娠出了什么问题。

不必担心的出血

你所不必担心的出血多半是无痛、短暂、微量且没有任何其他症状发生的。而出血的颜色应是深红色或粉红色，且不带有血块。以下是 3 种怀孕早期常见的正常出血状况：

● 着床出血。通常在受孕后，胚胎进入血管丰富的子宫内膜着床后的 2 ~ 4 周内发生，这可能会被误认为是月经刚开始，尤其你的经期较不规则时。

● 月经出血。怀孕后持续生长的胎盘，会释放出激素以抑制月经的发生，不过由于前几周所释出激素的量，尚不足以抑制即将到来的月经，因此你很可能在怀孕了一两个月时还会有少量、短暂月经。

● 性交后出血：这是准妈妈在怀孕期间常见的出血现象，应到医院检查。

令人担忧的出血

令人担心的出血是伴随着疼痛、痉挛、大量或持续出血、血色较深或是有凝结血块等现象，

你应该马上就医。如果排出任何组织样物质而不是血液，要将该组织块保留在干净的容器内，然后尽快就医。医生会通过组织块来判断是否发生流产或是宫外孕，有时还能找出流产的原因。

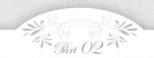

孕育小百科

哪些流血症状可能是宫外孕？

孕早期突然出现小腹剧痛，并伴有恶心、呕吐，甚至发生晕厥，或有少量阴道流血，应考虑到子宫外孕。特别是输卵管妊娠，管腔破裂，出血会很急，严重者在短时间内大量失血可导致休克，甚至死亡。因而遇到这种情况应立即送医院检查。

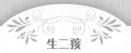

怀孕 05 周

种种迹象述说他的到来

苹果籽大小的"海马" ♥

第5周，胎宝宝生长速度很快，体长可达到0.6厘米，从形状上看，胎体可以分为身躯和头部，外观很像个小海马，大小像苹果籽。

在这个时期，胎宝宝的神经系统和循环系统的基础组织最先开始分化。胎宝宝的主要器官，如肾脏和心脏也开始发育，心脏已经开始跳动了，脑部形成大脑半球并迅速增大，形成了最初的脑囊，而在胎宝宝背部一块较深的部分将发展为脊髓。此时，连接大脑和脊髓的神经管正在闭合之中。

嗅觉敏感的准妈妈 ♥

在孕早期，准妈妈就像患了感冒一样全身无力、头疼、畏寒，即使不运动也常常感到疲劳。这是由于体内分泌大量的黄体酮而导致的现象。

现在，你可能已经对一些孕期带来的不适感觉有所体会了。你开始出现乳房疼痛、小便频繁等情况，而且容易疲倦，同时你的嗅觉也变得异常灵敏，忍受不了烟、酒的气味。你的睡眠时间开始增长，但你总感觉"老是睡不醒"。另外，你的情绪开始变得反复无常，也许刚刚还非常兴奋，但是马上又变得焦虑不安，有时还会流泪。这时候，你可以试着尽量放松，并经常跟准爸爸和或亲密的朋友分享你的情绪，通过跟大宝宝一起玩耍来忘却身体的不适。

孕育小百科

上班族准妈妈如何应对生二胎？

对于怀二胎的准妈妈，尤其是还要上班的话，她更需要家人、同事的协助与关怀。上班做力所能及的事，下班把照顾大宝的工作请家人一起分担，以保证休息；其次要尽早将这个消息告知上司和同事，争取同事们的理解和帮助。

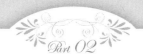

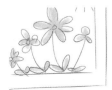

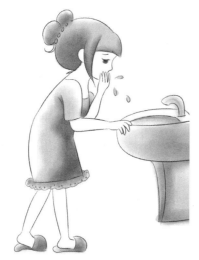

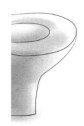

🔵 早孕反应传递着甜蜜的讯息 💚

一半以上的怀孕女性在停经 40 天到 3 个月左右出现食欲缺乏、恶心、呕吐、厌油腻及炒菜味、偏食、挑食、困倦、乏力、怕冷、流口水、头晕等症状，这些统称为早孕反应。大多数准妈妈都是因晨吐而怀疑自己怀孕的。可以这样说，早孕反应正是胎宝宝向母体传递的喜讯。

一般认为，早孕反应的原因与早期胚胎绒毛所产生的人绒毛膜促性腺激素密切相关，妊娠一旦终止，反应即可消失；此外，与准妈妈的精神状况有关，不良刺激、过度紧张等可加重早孕反应的症状。早孕反应一般对生活、工作和学习影响不大，不需要特殊治疗，多在怀孕 3 个月以后自然消失。虽然如此，准妈妈仍可采取一些适合自己的方法来减轻早孕反应，以避免早孕反应影响到自己的妊娠心境。

🔵 能够帮助缓解孕吐的食物 💚

下面给准妈妈解释几种能缓解孕吐的食物，准妈妈在孕吐期可以适当吃一些。

❀ 苹果

早餐吃一个苹果，对缓解恶心和呕吐很有帮助，而且有助于保持肠道畅通，预防便秘。

❀ 黄瓜

黄瓜的清香会把你不舒服的感觉一扫而空。

❀ 蜂蜜

起床前，将一勺蜂蜜含在嘴里，可以帮助身体吸收一部分血糖，使血糖浓度不致过低，孕吐的次数就减少了。

❀ 生姜

研究发现生姜可以帮助缓解孕吐症状。可以自己试试制作姜茶：切两片硬币大小的生姜，然后用开水浸泡 5 ~ 10 分钟。取出生姜，加入红糖、蜂蜜或柠檬就可以了。

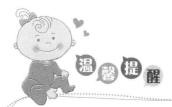

温馨提醒

姜茶不一定适合所有的准妈妈，所有在饮用前定要事先征询过医生的意见。

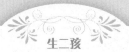

缓解孕吐有方法

尽管目前还没有方法从根本上阻止孕吐，但是在饮食结构和生活习惯上做一点小小的调整会起到一定的改善作用。二胎妈妈一起温习一下。

饮食

● 少吃多餐，例如将一日三餐改为每天吃 5 ～ 6 次，每次少吃一点。

● 在床边放一些小零食，如饼干、糖果等。每天在睡前以及起床前都吃一点。

● 在餐前半小时或餐后半小时喝饮料，不要在进餐的同时喝饮料。

● 在饭前吃点咸的食物，避免吃太油腻或辛辣的食物。

● 茶或甜的碳酸饮料有助于平息反胃的情况，也可以试试柠檬水。

● 要多喝水，吸收足够的水分才能避免因呕吐造成的脱水。

● 常吃一些富含蛋白质的食物，如低脂肉类、海鲜、坚果、鸡蛋以及豆类。

其他

● 远离浓烈的味道。如果烹调时味道太强烈，就加强厨房的通风；如果情况允许，让家人或者保姆为你准备一日三餐。

● 起床或站起来时动作要慢，刚吃完饭时不要马上躺下。

● 过激的运动或嘈杂的环境都会加剧孕吐情况，减缓走路会对缓解孕吐有一定的帮助。

● 在疲惫的情况下，孕吐状况会加剧，因此要多注意休息，最好能在中午小睡片刻，晚上早一些就寝。

● 保持室内的空气清新，睡觉的时候将窗户略微打开一点，多到户外散散步。

● 因为太热的空气会增加恶心的感觉，所以尽量避免待在温度过高的地方。

● 心情的变化也起着很大的作用，压力会加剧孕吐情况。

● 饭后刷牙。清晨刷牙经常会因刺激而呕吐，不妨先吃点东西再刷牙。

● 如果呕吐厉害，可以向医生描述你的症状，医生会建议你用安全有效的药物来治疗孕吐，从而避免引起更多的不适。

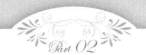

孕早期运动缓慢是主旋律 ❤

孕早期，由于胎盘功能尚未发育成熟，特别是胎盘与母体子宫壁的连接还不紧密，很可能会因动作的不当使子宫受到震动，使胎盘脱落而导致胎宝宝流产，因此准妈妈应尽量选择慢一些的运动，运动时慢慢开始，要动作缓慢，最后慢慢平静地结束。

在运动过程中，当感到疲劳时应立即停止运动，并充分休息。特别要小心的是阴道出血，或心跳明显加快，血压明显上升，甚至腹部急剧的收缩或疼痛，这时要立即停止正在进行的运动。

孕早期多做有氧运动 ❤

一般来说，孕早期的准妈妈要多做有氧运动。游泳对准妈妈来说是相当好的有氧运动。游泳让全身肌肉都参加了活动，促进血液循环，能让宝宝更好地发育。同时，孕期经常游泳还可以改善情绪，减轻妊娠反应，对宝宝的神经系统有很好的影响。要提醒的是，游泳要选择卫生条件好、人少的游泳池，下水前先做一下热身，下水时戴上泳镜，还要防止别人踢到宝宝。

散步是孕早期最适宜的运动 ❤

散步是孕早期最适宜的运动。最好选择在绿

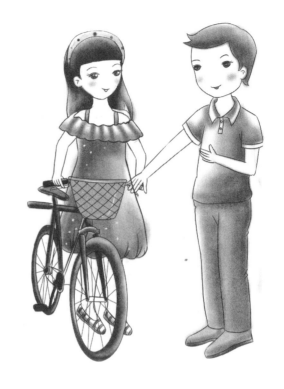

树成荫，花草茂盛的地方进行。这些地方空气清新，氧气浓度高，尘土和噪声都比较少，有利于呼吸新鲜空气，可以提高准妈妈的神经系统和心、肺功能，促进全身血液循环，增强新陈代谢和肌肉活动。准妈妈置身在宁静的环境里，是增强准妈妈和胎宝宝健康的有效运动方式，无疑对母子的身心都将起到极好的调节作用。

而对于生二孩的准妈妈们，散步时如果条件允许，一定要带上自己的大宝宝，在陶冶自己的同时，让两个孩子也一起接受大自然的熏陶。

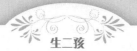
保证身体健康的同时关注胎教

虽然现在准妈妈正在抵抗早孕反应，但也不要因此而忽略了胎教。在保证自己身体健康的同时，还要关注对未来宝宝性格的培养。

胎教的基本是营造安全的胎内环境。因此，准妈妈自己一定要健康，这是最重要的。从决定妊娠的那一刻起，为了自己和胎宝宝的健康，如果此前的生活没有规律，那么从这时起一定要养成良好的生活习惯。

用沟通刺激胎儿大脑发育

大脑的潜力无穷，其形成发展受到自母体子宫直至成年这一漫长历程中各种环境因素与个人经历的影响。胎宝宝在出生时，其大脑就具备了相当大的学习潜能，并且记忆、行为和感觉在大脑的结构与功能的形成过程中起了很大的作用。大脑的发育不仅需要适当的营养、合理的饮食，还需要足够的促进发育的刺激，要刺激胎宝宝的大脑发育，就需要准妈妈和胎宝宝的不断沟通。

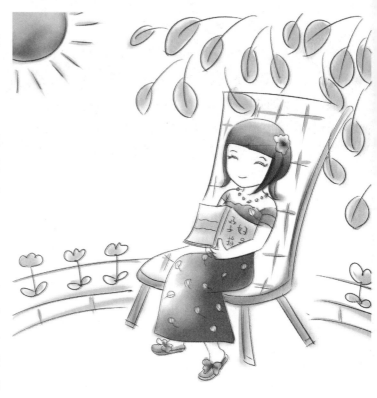

在整个孕期，母子间通过心理上的相互作用、生物节律的逐渐同步，及听觉、视觉、动觉、触觉的相互感应而建立起密切的信息沟通。例如：怀孕时，准妈妈连续轻轻敲打腹部时，胎宝宝便会感到是在被呼唤，会将头转向被敲打的部位。再例如：当准妈妈紧张、焦虑、愤怒、悲伤时，她的情绪会通过神经系统的调节而影响内分泌系统，产生相关激素，使心脏搏动加快，血压升高。这些变化会通过胎盘的血液循环影响胎宝宝的情感与性格或心理的发育，特别是在怀孕早期，准妈妈情绪的极端变化有可能造成胚胎分化异常。

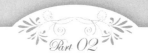

积极预防妊娠期的感染现象

感染症是指外环境中的细菌、病毒等进入体内引起的发炎现象。准妈妈如果受到病毒或细菌感染，会造成亲子间的垂直感染，从而引起宝宝宫内感染、生产过程中感染以及母乳哺育时感染。

感染途径

由外而内的感染症主要有 3 个来源，即经由空气中飘浮的微生物带来的"空气感染"，经由感染者的唾液带来的"飞沫感染"，经由接触受感染者身上的病菌或病毒而来的"接触感染"。病菌或病毒主要是通过口鼻、饮食、伤口、泌尿道、阴道侵入人体。

孕育小百科

常见的感染有哪些？

常见的感染有上呼吸道感染、肠胃感染、尿路感染、阴道感染。还有许多季节性感染，如流行性感冒等也要特别留意，在疾病爆发时要少去公共场所，出门可戴口罩，做好必要的防范措施。

预防感染的策略

• 注意手的卫生：要预防感染症，最直接有效的方式就是"用肥皂洗手"，同时还要避免用脏手搓揉眼、鼻、口等黏膜部位。

• 少接触感染源：准妈妈要少去人多的公共场所，也不要接触如上呼吸道感染等的患者。

• 注意饮食卫生：肠胃感染通常与饮食不卫生有关，准妈妈要尽量避免生食，务必将食物做熟后再吃。制作食物时也要将生、熟食分开处理。

• 养成良好的个人卫生习惯：怀孕期间阴道偏酸性，病菌较容易滋生，感染的机会增加。长时间坐办公室的准妈妈应该定时站起身来活动一下；避免穿着过紧或不透气的衣服；内裤要经常更换，并放在阳光下暴晒；准妈妈也不要憋尿。

幸福地确认二宝的到来

🍼 胎宝宝初显身形 ❤

怀孕第 6 周，胚胎长度约 0.8 厘米，大概有松子仁大小。

此时的胎宝宝逐渐成形，虽然后面还拖着小尾巴，但手脚四肢已开始像植物发芽一样长出来，能看到明显的突起状。胳膊比腿生长得快，两只手和两条胳膊就像动物的蹼。此时脸部的雏形也逐渐显现，已经能清晰地看到鼻孔了，眼睛也具备了基本的雏形，嘴巴还没有形成，但是日后将形成嘴巴的地方的下边却已经出现了一些小皱痕，以后它最终会发育成胎宝宝的脖子和下颌。

🍼 愈发不适的准妈妈 ❤

这时候，准妈妈的身材依然没有什么变化，体重甚至还会减轻，但准妈妈的早孕反应则更强烈了，经常会反胃、恶心，同时还伴有其他的不适。准妈妈的胸部时常感到胀痛、乳房变得更大更软、乳晕有小结节突出，而且开始变得懒懒的，容易疲劳，在白天也感到昏昏欲睡，同时出现头晕、食欲缺乏、厌恶油腻食物等现象，但喜欢吃味道酸的食物。有的准妈妈头痛症状加剧，而有的准妈妈情况正好相反，平时常犯的头痛得到缓解或消失。越是平时不犯头痛病的准妈妈，怀孕后越有可能头痛。头痛现象在怀孕 3 个月之后会自然消失。

孕育小百科

孕早期为什么会便秘？

妊娠初期，受激素的影响，胃动素的含量下降，致使胃肠道蠕动慢，食物通过胃时间长，所以容易发生便秘。许多女性怀孕后，唯恐活动会伤了胎气，加上家人的特别关照，往往活动减少，使得蠕动本已减少的胃肠对食物的消化能力下降，这样就加重了腹胀和便秘的情况。

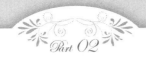
生二孩也要做早孕检查

怀孕早期去医院进行早孕检查是准妈妈产前检查的一部分，早孕检查一般在停经 40 天后进行。

早孕检查的目的

- 确认怀孕对母体有无危险，准妈妈能否继续怀孕。

- 检查准妈妈生殖器官是否正常，对今后分娩有无影响。

- 检查胚胎发育情况是否良好，是否需要采取措施。

- 化验血液、尿液，看有无贫血或其他问题。

- 肝功检查，如有肝炎应中止妊娠。

- 检查准妈妈有无妇科疾病，以便及时发现与治疗，避免给胎宝宝带来危害。

必须做早孕检查的准妈妈

- 高龄（35 岁以上）准妈妈。

- 曾有过病毒感染、弓形体感染、接受大剂量放射线照射、接触有毒有害物质、长期服药等情况的准妈妈。

- 已生育过先天愚型儿或其他染色体异常儿的准妈妈。

- 有糖尿病、肾炎等疾病的准妈妈。

- 有特殊家族遗传病的准妈妈。

医院检查，帮你确定妊娠

为了更准确地确认怀孕信息，一定要到医院去确诊。妊娠的医学检查方法：

- 妇科检查。妊娠期间，生殖系统尤其是子宫的变化会非常明显。子宫颈和子宫体交界处软化明显，子宫变软、增大、前后颈增宽而变为球形，并且触摸子宫引起收缩，则可断定已经妊娠。

- 妊娠试验。妊娠试验就是检测母体血或尿中有无人绒毛膜促性腺激素，如果有，说明体内存在胚胎绒毛滋养层细胞，即可确定妊娠。

- B 型超声波（简称 B 超）检查。若受孕 5 周以上，用 B 型超声显像仪检查，显像屏可见妊娠囊，孕 7、8 周时出现胎心搏动。

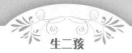

👶 读懂产检化验单 ❤

准妈妈在孕期会接受很多次检查，许多准妈妈看到化验单上的专业名词和符号，都会一头雾水。但如果读懂了化验单，就能迅速了解自身的妊娠状况，心态平和地接受医生给出的建议。

⚙ 血常规检查结果

血红蛋白是判断准妈妈是否贫血的主要指标，正常值为 110 ～ 160 克／升。

白细胞在机体内起着消灭病原体、保卫健康的作用，正常值为（4 ～ 10）×109 个／升，超过这个范围则说明有感染的可能。

血小板在止血过程中起到重要的作用，正常值为（100 ～ 300）×109 个／升，如果血小板低于 100×109 个／升，就会影响准妈妈的凝血功能。

⚙ 血型检查结果

血型检查项目包括 ABO 血型和 Rh 血型。一般医生会在化验单上写明准妈妈的具体血型，如 A、B、AB、O 型等。

⚙ 尿常规检查结果

主要检测尿液中的蛋白、糖及酮体含量，镜检红细胞和白细胞等。正常情况下，上述指标均为阴性。如果蛋白呈阳性，就提示有妊娠期高血压、肾脏疾病的可能。如果糖或酮体阳性，就说明有糖尿病的可能，需进一步检查。如果尿中发现有红细胞和白细胞，就提示有尿路感染的可能，需引起重视。

⚙ 肝、肾功能检查结果

肝功能正常值：谷丙转氨酶 0 ～ 40 单位／升；谷草转氨酶 0 ～ 55 单位／升。

肾功能正常值：尿素氮 3.2 ～ 7.1 毫摩尔／升；肌酐 25 ～ 106 微摩尔／升。

⚙ 艾滋病的血清学检查结果

检测艾滋病 HIV 抗体。正常准妈妈 HIV 抗体为阴性。如果感染了 HIV 病毒，那么检查结果为阳性。

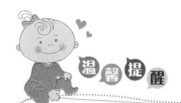

温馨提醒

对于化验单上的阳性和阴性，要根据每个人的具体情况分别判断。如果笼统地以为"阴性"要比"阳性"好，那这就是一种误解。可请医生作具体分析，以了解其利害。

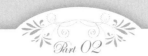
多种手段解决孕早期食欲缺乏 ♥

在孕早期，因为早孕反应的影响，很多准妈妈都没有食欲。这时准妈妈担心没有食欲会影响宝宝的生长发育。准妈妈可以通过食物的选择、加工及烹调过程中要注意食物的色、香、味之外，还可以根据个人的经济能力、地理环境、季节变化来选择加工、烹调食物，使准妈妈能够摄入最佳的营养。

烹调诱发食欲的食物

食物外在形态要能够诱发准妈妈的食欲，同时还要清淡爽口、富有营养。如番茄、黄瓜、辣椒、茄子、胡萝卜、哈密瓜、苹果等，它们色彩鲜艳，营养丰富，易诱发人的食欲。

选择易消化吸收的食物

应该选择易消化、易吸收的食物，同时能减轻呕吐，如烤面包、饼干、大米或小米稀饭。干食品能减轻恶心、呕吐症状，大米或小米稀饭能补充因恶心、呕吐失去的水分。

营造愉快的进餐氛围

准妈妈在进食过程中，应保持精神愉快。可考虑在进食时听听轻松的音乐，餐桌上可放一些鲜花点缀一下，这样能有效地帮助准妈妈减轻早孕的恐惧、孕吐的烦躁。

适当吃些重口味食物

准妈妈可以吃一些重口味的食物，它们可以刺激你的食欲。例如，吃酸性的食物，喜欢吃辣。这种情况下不要约束自己，想吃就吃。

将吐掉的营养重新补上

进食时，可将饮食中的固体食物与液体食物分开，在正餐食完后，隔一些时间再喝水或汤。3次主餐外，可另加2～3餐辅食，少量多餐，力争不引起呕吐，或一次吃完吐掉后，休息一会儿再吃，将吐掉的营养补充上，以补足一天总的需要量。

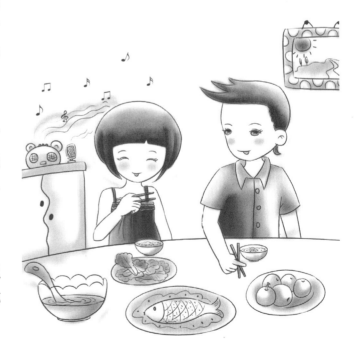

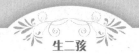

补充蛋白质，荤素搭配营养加倍

孕早期蛋白质供应不足会影响胎宝宝脑细胞的生长发育。孕早期属于脑神经细胞激增的第一个关键期，需要准妈妈在这一时期特别要注意优质蛋白质的摄入。

这一时期，准妈妈对于蛋白质的摄取不必刻意追求数量，但要注意保证质量。可以考虑植物蛋白与动物蛋白搭配，但以植物蛋白为主。合理的食物搭配能使食物的营养加倍，得到 1+1 > 2 的效果。同时，荤素搭配还可以保证脂溶性和水溶性维生素摄入平衡与充足，钙、磷处于最佳吸收比例。

营养饮食 DIY：营养美味餐

虾仁营养丰富，且其肉质松软，易消化，并且有丰富的蛋白质；西芹补血养虚，富含纤维，而且利尿安神；腰果含有丰富的油脂，可以润肠通便，润肤美容，还可以提高机体抗病能力。它们搭配在一起颜色鲜艳，味道鲜美，非常适合孕初期食欲缺乏的准妈妈。

西芹腰果炒虾仁

原料

鲜虾 300 克，西芹 200 克，腰果 50 克，葱段、姜片、盐、鸡精、糖、料酒、蛋清、淀粉、色拉油各适量。

做法

① 鲜虾去壳去虾线，放入盆中，抓洗至虾仁变白，放置流水下冲洗；控干虾仁上的水，放入碗中，加盐、鸡精、料酒、淀粉、蛋清，抓匀；再放入少许色拉油拌匀，放入冰箱腌三十分钟；

② 锅内热油，三成热时，下入虾仁，迅速翻炒至变色立即起锅；

③ 重新做锅，油三成热时，放入切成小段的西芹，快速翻炒变色，加入糖、鸡精、葱段、姜片，翻炒；再加入虾仁迅速炒至虾熟，临起锅前加入腰果即成。

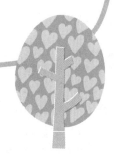

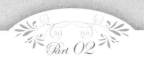
静坐——简易有效的健身之道 ♥

静坐是一门祛病保健、调养身心的修养方法，也是改变气质、培育品德的重要功夫。准妈妈练习静坐能缓解准妈妈的心灵压力，使胎宝宝的身心更为健康茁壮。一人静坐，两人获益。练习静坐前，先做放松法的练习，接着再练习准妈妈的静坐法，将会产生事半功倍的效果。而将放松法与静坐结合，是准妈妈保身安胎的一大利器！

静坐的姿势要点 ♥

准妈妈的静坐姿势要以舒适为原则，千万要特别注意双足的足根不要压在腹部上，尽量不要有压迫感，要和腹部保持距离，以免引起下腹的不舒适。

● 双足跏趺（双盘）

即一般所谓的双盘，可分为"吉祥坐"和"降魔坐"。先将右脚盘到左大腿根上，再将左脚盘上右大腿，此为"降魔坐"。反之先盘左腿再盘右腿即是"吉祥坐"。

由于双盘的坐法比较困难，如果准妈妈无法直接采用此坐姿，则可采用单盘或散盘。

● 半跏趺坐（单盘）

有以下两种姿势：以右足置于左边大腿之下，将左足置于右边大腿之上；或以左足置于右边大腿之下。

半跏趺坐的坐姿比较不易均衡，容易使脊柱倾斜而将一肩抬高，久坐较双跏趺坐的功效稍逊。

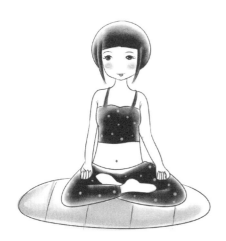

● 散盘

交脚而坐，两脚均置于地面，向内、向后收缩，两脚掌朝上，置于大腿之下。

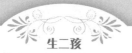

怀孕 07 周

第二胎也需要小心呵护

一个可爱的大头娃娃

本周胎宝宝整个身长约 1.2 厘米，大小像一个蚕豆。胎宝宝越发具有人形，好似一个大头娃娃。

进入第 7 周后，胚胎已经有了一个很大的头，这和它小小的身子完全不成比例。原先只是雏形的脸部轮廓更为清晰，鼻孔张开了，耳朵凹进去了，眼睛也出现了，此时像个小黑点。另外，胚胎"幼芽"的发育也很明显，此时已经能看出是胎宝宝的小胳膊和小腿了。垂体、肌肉纤维也在生长着。这时候，胚胎的心脏已经分好了左心房和右心室，并且开始了快速但有规律的跳动。

内部器官在快速生长，胎宝宝的肚子明显突起，这是肝脏的雏形。肺部形成支气管。胃和肠初显雏形，盲肠和胰腺也已形成。

子宫在悄悄地变化

准妈妈现在从外形还看不出已经怀孕，但在体内却发生着翻天覆地的变化。子宫已经有鹅蛋大小了，子宫壁变软，宫颈变厚。

呕吐的现象出现得更加频繁了。某些食物的味道会刺激准妈妈，从而引起呕吐，另外疲劳也会加重呕吐的症状。而呕吐过后准妈妈随时可能有饥饿的感觉，准妈妈应该少食多餐，因为目前这几周是胎宝宝发育的关键时期，维持胎宝宝生命的器官正在生长，所以更应注意营养搭配。

孕育小百科

准妈妈如何应对雾霾天？

空气污染对胎宝宝的低出生体重和小头围有关，所以在雾霾天气准妈妈应尽量呆在家中，如果出门一定带上正规的生产厂家生产的口罩；多吃清肺的食物，这样能起到润肺除燥、祛痰止咳、健脾补肾的作用；注意及时补充水分，可以保持呼吸道黏膜的湿润，且加快新陈代谢，排除毒素。

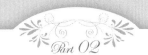
别担心孕吐影响胎宝宝营养

一般怀孕初期大部分准妈妈都会出现孕吐现象，这个现象会持续至怀孕第二十周左右。孕吐不是绝对的，约有1/4的准妈妈不会出现孕吐。一般而言，年纪较轻、生产过、肥胖或怀有多胞胎、葡萄胎的准妈妈，发生孕吐的概率较高，也比较严重。另外，心理与情绪因素也会影响孕吐程度。

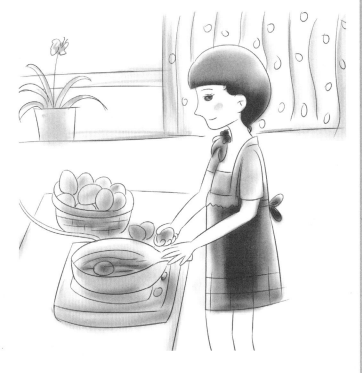

对准妈妈和胎宝宝来说，孕吐都不会产生后遗症。除非孕吐太严重，否则不必太担心胎宝宝会出现营养不良的问题。因为胎宝宝大量需要营养是在孕 28 ～ 36 周，那时体重增长最快。而怀孕初期，胚胎主要处在细胞分化阶段，并不需要额外增加热量的摄取，只要体重没有减轻太多，没出现脱水、电解质不平衡或酮酸中毒的现象，就不必担心会影响到胎宝宝的生长。

孕吐期间更要保证营养

孕吐期间的饮食，应以"富于营养、清淡可口、容易消化"为原则，要做到少量多餐，尽量食用低脂食物，多吃一些体积小、含水分少的食物，如饼干、鸡蛋、巧克力等。同时还要随时补充水分，以防出现脱水或电解质不平衡现象。如果孕吐严重，导致不能进食，则需住院输液止吐。

不宜凭借药物抑制孕吐

准妈妈出现孕吐状况的时候，正是最易流产的时段，也是胎宝宝器官形成的重要时期，在此期间的胎宝宝若是受到某种药物的不良刺激，就会产生畸形。抑制孕吐的镇吐剂或镇静剂中，尤以抗组胺最具药效，因此经常被用来治疗孕吐，但是服用此种药剂可能使胎宝宝畸形，因此不宜凭借药物来抑制孕吐。

小心孕早期流产

我们这里的流产指的是自然流产，是一种淘汰缺陷胎宝宝的机制，一旦发生流产，准妈妈也不要过于伤心，首先要养好自己的身体。

流产的征兆

阴道出血

阴道出血是流产的最早标志。但大部分准妈妈的阴道出血都不会发生流产，所以准妈妈可以咨询医生。

腹部疼痛

怀孕初期阴道出血并腹部疼痛可能预示着出现宫外孕，出现这种现象准妈妈一定要及时上医院就诊。

无胎心或子宫停止发育

在例行的孕期检查时，当医生听不到宝宝的心跳、或你的子宫没有按照应该增长的速度发育时，你可能就需要终止妊娠了。

如何防止非自然流产

绝大部分自然流产起因于胚胎不健全。但是，有些流产也会因准妈妈对自我的保护不够而发生。

- 孕前有慢性病孕的准妈妈，必须在相关疾病专科医师和产科医生共同指导下进行护理。
- 准妈妈要增强体质，避免感染疾病。如果准妈妈感染了疾病，要及早在医师指导下进行治疗。
- 一些准妈妈平时黄体期功能不足，也容易造成流产。这样的准妈妈可以在医生指导下保胎治疗。
- 怀孕后，准妈妈一定要注意保护腹部。尽量不要去拥挤的场合，行走要小心，避免撞到坚硬的物体。
- 准妈妈过度紧张、焦虑、恐惧、忧伤等情绪也可能造成流产。
- 不要过度房事。准妈妈身体剧烈的运动和子宫强烈的收缩都有可能引起流产
- 避免食用易导致流产的食物，如螃蟹、甲鱼、杏子、杏仁、黑木耳、芦荟等。

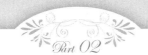
准妈妈开车要注意

开车上下班的准妈妈要注意开车的时间不宜过长，并且要系上安全带。开车时长时间坐着，处于单一的姿势，会使准妈妈腹部受压，影响胎宝宝发育；开车时的颠簸也会让胎宝宝处在颠簸中，会引起不适，严重的会导致胎宝宝流产。

准妈妈坐车讲方法

生活在城市里，面对上下班拥挤的交通状况，准妈妈还是应该多多保护自己和宝宝。准妈妈如果可能早点出门，避开上下班高峰。早点坐车，既可避开拥堵交通，又可不迟到，还能呼吸到新鲜空气。

准妈妈上车后，要大方地请求让座，如果不好意思向其他乘客开口，就和司机、售票员说，他们一定会帮准妈妈安排一个靠窗通风的好位子。为防止孕吐，准妈妈别忘了随身带个塑料袋。

准妈妈预防高热有方法

准妈妈在孕早期的时候应当预防高热，避免身体处于高热的环境，主要应做到以下几条：

• 在高温环境中工作的准妈妈，应当调换工作。

• 洗澡的水温不宜过高，时间也不宜太长，最好用淋浴。

• 气温发生变化的时候，一定要注意保暖，预防呼吸道感染。

• 平时对气温变化应多加注意，以预防发生感冒。

准妈妈为什么要控制体温？

据临床研究测定，准妈妈正常体温上升2℃，就会使胎宝宝的脑细胞发育停滞，如果上升3℃，则有杀死脑细胞的可能。所以准妈妈在日常生活中一定要注意自己的体温，以免给胎宝宝带来影响。

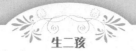
准妈妈要纠正不良饮食习惯 ❤

大家都知道，孕期的饮食不仅关系着准妈妈的健康，对胎宝宝的成长发育也有实质性的影响。从得知怀孕的瞬间开始，准妈妈就应该认真检查自己的饮食生活习惯，改正陋习。

● 饮食不宜饥饱不一。如果营养物质摄入受到人为限制，会使准妈妈抵抗力下降，易患多种妊娠并发症，还会使体力下降，不利于日后分娩；而如果暴饮暴食，这样会造成肠胃功能紊乱，影响胎宝宝生长发育，还会造成胎宝宝发育过大，导致分娩时难产。

● 进食不宜狼吞虎咽。因为吃得过快，食物嚼得不精细，进入胃肠道后，食物与消化液接触的面积会大大缩小，会影响食物与消化液的混合，有相当一部分食物中的营养成分不能被人体吸收。

选择零食应谨慎 ❤

有的准妈妈在怀孕前有吃零食的习惯，但是怀孕后在零食的选择上应慎重。

首先要注意小零食的卫生。街头露天出售的食品就最好不要吃。

有些零食有可能对准妈妈的身体造成不良影响，比如冰淇淋、罐头食品和过甜的点心等，这些零食都不应成为准妈妈饮食的主要内容。

准妈妈可以考虑既可口又有营养的零食，比如用果汁代替冰淇淋，用新鲜水果代替果脯，也可以把黄瓜、西红柿等蔬菜当水果吃，还可以吃一些营养饼干、核桃仁、花生等。

总之，孕期吃零食的原则就是营养、卫生、适量。

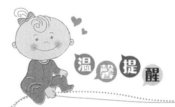

温馨提醒

玉米是粗粮中常见保健佳品，经常食用玉米对人体健康极为有益。准妈妈在怀孕期间多吃玉米，可以有效缓解孕吐、腹胀、痔疮等疾病，还可以修复受损伤的毛细血管，滋养肌肤，抑制孕斑。

把美传递给胎宝宝 ♥

胎宝宝没有透视眼，但他可以通过准妈妈神经介质的传递，感受到世界上一切美好的东西。准妈妈可以多接触美好的事物，如美妙的音乐、色彩亮丽的绘画、优美的诗歌或散文等，对胎宝宝的美学修养都有着潜移默化的作用。

准妈妈可以拉上准爸爸一起给胎宝宝以美的熏陶。比如去美术馆看艺术展览，优美的艺术作品会使你感受到生命的执着和热烈，心情自然也会随之开朗起来，胎宝宝就能从中受益。准妈妈还可以在房间里挂一两幅喜欢的画，床头放几本绘本、幽默画等，夫妻俩一边欣赏，一边谈笑，让生活充满趣味。

另外，准妈妈在力所能及的情况下更应该多走走，去欣赏美丽的自然风光，呼吸洁净的空气，这对促进胎宝宝大脑细胞和神经发育也很有好处。

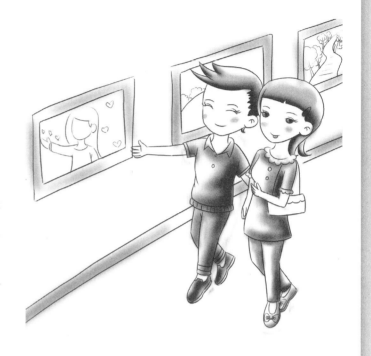

画出心中的宝宝 ♥

准妈妈可以试着画画。在画的同时，大脑对色彩的反应会更积极、强烈，胎宝宝也能受到良好的刺激。有些准妈妈以前很少画画，担心自己画得不好。其实，这没关系，因为准妈妈在学习的过程中，无论是动手还是动脑，都能影响到胎宝宝，变成母子两个人一起学。

准妈妈画画不用拘泥于形式，可以想到哪里画到哪里。比如，你可以在想象胎宝宝的样子时，就拿出笔来画一个可爱的宝宝。如果实在没想法，也可以找一个色彩鲜艳的画照着画一画，让胎宝宝感受颜色的魅力。

画画时不要忘了自己身边的第一个孩子，这也是很好的三人互动亲子游戏，让他参与进来，给自己心中的弟弟或妹妹画一张像吧！

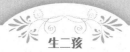

怀孕 **08** 周

音乐，让波动的情绪平稳

🍼 摆动的小葡萄 ❤

怀孕第 8 周的时候，胚胎快速成长。这时候的胚胎长 1.4～2 厘米，大小像葡萄。

这时候，小家伙的头身比例仍然不协调，但胎宝宝的两手放在腹部，膝盖向下弯曲，其姿势就像在游泳。心脏和大脑已发育得非常复杂了，其他的器官也很明显，如手指和脚趾间有少量的蹼状物。胎宝宝的皮肤薄得像纸一样，血管清晰可见。在胎宝宝脖子的最上端形成耳朵的外耳，脸上长出眼睑，鼻子和上嘴唇开始显露出来。这时还开始形成睾丸或卵巢等生殖器官组织。而且，胎宝宝的手脚还会轻柔地摆动。

🍼 准妈妈胃口变大 ❤

进入本周后，准妈妈的脾气越来越大，情绪也越来越不稳定。但是，要切记不能"闹情绪"，因为从早孕的 6～10 周都是胚胎腭部发育的关键时期，如果准妈妈情绪过度不安就会影响胚胎

发育，致使以后的宝宝腭裂或者唇裂。

由于妊娠期间阴部和阴道的供血量快速增加，因此阴道颜色变深。同时，阴道里黏稠的分泌物增多。准妈妈的新陈代谢非常旺盛，导致皮肤干燥，从而长出各种粉刺或妊娠斑。准妈妈的子宫也在逐渐增大，身体曲线渐渐不复存在。

孕育小百科

唇干的准妈妈如何来润唇？

准妈妈润唇最好选用维生素 E，而不要使用润唇膏。润唇膏中往往含有多种成分，难免会有对胎宝宝发育不利的成分存在，所以建议准妈妈不要使用润唇膏。如果嘴唇较干燥，可以涂抹天然的维生素 E 胶囊或是用花生油、橄榄油等也可以。

🎀 准妈妈要合理安排怀孕后的工作 ♥

准妈妈要认真考虑一下能否胜任现在的工作，可以报告单位领导和告知同事，自己已怀孕和预产期，让单位暂时安排适合你的工作，避免隐瞒情况，与同事一样工作而使自己吃不消。

有些季节性的工作会在某个时间段内特别忙，有些工作需要长期加班加点或熬夜，有的职业的从业者，如律师、商人、防治流行病的医生等，会一时突然面临巨大的工作压力，如果在这些行业工作，怀孕后需要暂时适当调整一下工作强度和压力，如不能避免，最好暂休而不要硬撑。

🎀 怀孕辞职，并非明智的选择 ♥

一般来说，工作与怀孕并无冲突，怀孕后继续从事一些不繁重的工作对怀孕还有益处。健康的准妈妈选择一边怀孕一边工作，可以带来很多好处。

● 减少准妈妈独自待在家中产生的烦闷和担忧情绪的机会。忙碌会冲淡这种情绪，尤其是当所有同事都表扬你："气色很好"、"一定能生个漂亮聪明的宝宝"时，准妈妈的担心会不知不觉地消失，有时候会转忧为喜。

● 保持运动让准妈妈更乐观。保持适宜的运

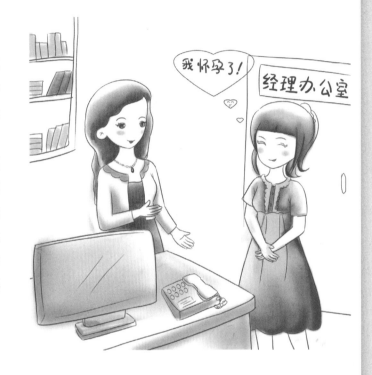

动量是增加未来顺产概率的关键因素之一，尤其在怀孕 6 个月以后，如果没有外出工作，人就会变懒，觉得一动就吃力。而"懒惰不思动"将导致体重激增以致难产概率增加。

● 脱离岗位的时间越短，"返岗恐惧症"发生的概率越小。孕期在身体允许的情况下继续工作，有利于产后顺利返岗。

因此，准妈妈在得知怀孕的喜讯以后，不要急着辞职，在家做专职的准妈妈。只要身体健康，继续工作不成问题。

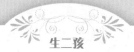
尽早穿上防护服 ♥

孕早期的 3 个月是胎宝宝各个器官分化的重要阶段，比较敏感脆弱，对电磁辐射的抵抗能力也较差。因此，如果你生活和工作中常常会接触辐射源，如电脑、复印机、电磁炉等，那么从你验出自己怀孕时，最好能穿上防辐射服。防辐射服的挑选也是很有讲究的。

● 燃烧面料检测。准妈妈可以将供客户检测用的小块面料点燃，然后观察其中未烧化的部分，如果是成网状的防辐射纤维，则说明防辐射服能够有效地放辐射。

● 利用手机检测。准妈妈可以将防辐射服挡在电脑屏幕前，然后在电脑前使用手机，如果杂音和杂波消失了，则说明防辐射服能够有效地屏蔽辐射。

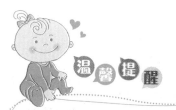

温馨提醒

虽然穿防辐射服很有必要，但准妈妈千万不要成天捂在防辐射服里。一些自然界的射线照射，如阳光中的红外线，适度的照射对身体有益，可以帮助胎宝宝健康发育。所以准妈妈在晒太阳时最好将防辐射服脱掉。

常用电器辐射强度排行榜 ♥

这里我们大家一起来看一下，平日常用的电器的辐射强的尽量离它们远一些。

❀ NO.1 电磁炉

孕期最好不要使用电磁炉，用完之后要及时切断电源，然后再把锅拿开。

❀ NO.2 手机

手机在拨出但还未接通时辐射最强，此时要使它远离身体。接听手机时尽量佩戴耳机并且长话短说。建议准妈妈在孕早期少用手机，多用固定电话。

❀ NO.3 电吹风机

电吹风机在运作时产生的辐射量非常大，尤其是在开启和关闭的瞬间，且功率越高辐射也越大。

❀ NO.4 电视机

电视机的背面辐射较强，尽量不要朝向有人的地方。不要关灯看电视，与电视机距离不要低于 2 米，且连续看电视不要超过 2 小时。

❀ NO.5 微波炉

质量好的微波炉只有在门缝周围有少量的电磁辐射，30 厘米以外就基本检测不到了。

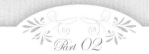
口味清淡，少加调料 ♥

很多时候，怀孕时妈妈喜欢什么口味，宝宝出生后也喜欢什么口味。因此，准妈妈口味清淡，有助于宝宝出生后良好的饮食习惯。所以，从怀孕时就开始养成良好的口味习惯，给宝宝健康的影响。

不要随意补充维生素 ♥

一般身体健康的人并不需要大肆进补维生素，如果身体不好，可以去医院进行一个营养状况的检测，明确身体缺乏什么，再有针对性地补充。最好采用食补的方法补充，找出最适合的食物，用能最大量保留营养素的方式烹调后食用即可。如果需要用制剂补充营养素，补多少、怎么补、有没有禁忌或副作用要向医生咨询。

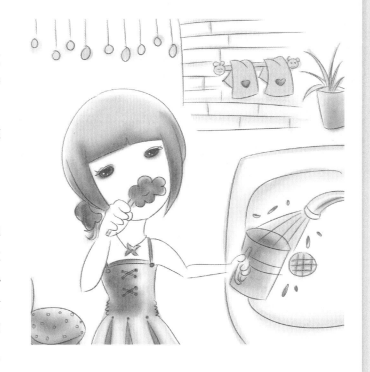

频繁进食更要注意口腔保健 ♥

女性怀孕后，由于分泌素的作用往往使口腔中的唾液变为酸性，对牙齿有腐蚀作用而造成龋齿，加之早孕时偏好酸性食物，胃部常泛酸水至口腔中，由此加重龋齿。同时，口腔细菌分泌的毒素作用会引起牙龈炎，使牙龈平滑光亮、暗红色肿胀、容易出血，有时还形成触之易出血的硬肿块。因此，准妈妈要比以往更注重口腔卫生。

坚持早晚及进食后漱口，如果吃酸性零食引起了牙齿过敏，可嚼川椒粒或选用脱敏牙膏，不能刷牙时可选用漱口水代替。选择刷毛柔软的牙刷，免得碰伤牙龈，少吃坚硬、刺激性的食物。多吃软而富含维生素 C 的新鲜蔬菜和水果，以减少毛细血管的渗透性。

经常叩动上下牙齿，增加唾液的分泌，其中一些物质具有杀菌和洁齿作用。

每次孕吐后用 20% 的苏打水漱口，中和胃酸对牙齿的腐蚀。发生牙龈炎时避免吃刺激性食物，要进食有营养的软食。

早些给胎宝宝听音乐 ❤

胚胎学研究证明，在受孕后第 8 周，宝宝的听觉器官已开始发育，胚胎从第 8 周起神经系统初步形成，听觉神经开始发育，尽管发育得还很不成熟，但胎宝宝已具有可以接受训练的最基本条件，故从妊娠 2 个月末起，准妈妈可以听一些优美、柔和的音乐。每天放 1 ~ 2 次，每次 10 分钟左右，乐曲不要选得太多，两三支曲子就差不多了。

选择乐曲要因"母"制宜 ❤

选择乐曲时要根据准妈妈的不同情绪状态选取不同节奏、旋律的乐曲。

• 准妈妈情绪不稳，性情急躁，胎动频繁不安，则宜选择一些缓慢柔和的乐曲，如古琴曲《高山流水》、筝曲《渔舟唱晚》、民族管弦乐曲《春江花月夜》等。这些柔和平缓、诗情画意的乐曲，可以使准妈妈的心情及胎宝宝的状态逐渐趋于安定状态，并有益于母胎的身心朝着健康的方面发展。

• 如果准妈妈在孕期有些抑郁或不安，则宜选择一些轻松活泼、节奏感强的乐曲，如巴哈的《小步舞曲》等，这些乐曲旋律轻盈优雅，曲调优美酣畅、起伏跳跃，节奏感强，既可以使准妈妈精神振奋、解除忧虑，也能给腹中的宝宝增添生命的活力。

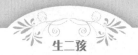

孕育小百科

怀孕第 2 个月就给胎宝宝听音乐有什么作用？

这个时候听音乐不仅可以激发准妈妈的愉快情绪，同时可以刺激胎宝宝的听觉，为下一步的音乐胎教与语言胎教、对话胎教开个好头。

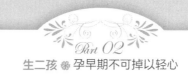
让胎宝宝感受音乐节奏

专家认为，在给胎宝宝进行音乐胎教时，需在空间较大的环境中进行。由于本阶段胎宝宝的耳部神经还很脆弱，不适宜将音箱直接贴到腹壁上让胎宝宝自己欣赏音乐，这种做法需等到胎宝宝稍大一些时再尝试。本阶段音乐胎教的重点在于让胎宝宝感受到音乐的节奏，同时，准妈妈从中感到精神愉悦、心情舒畅。

听音乐时一定不要忘了自己的大宝宝，这对于他来说也是很好的早教，也是爱的参与。

交响乐欣赏：《蓝色多瑙河》

推荐准妈妈听一听《蓝色多瑙河》。这首乐曲的全称是《美丽的蓝色的多瑙河旁圆舞曲》。曲名取自诗人卡尔·贝克一首诗的各段最后一行的重复句："香甜的鲜花吐芳，抚慰我心中的阴影和创伤，不毛的灌木丛中花儿依然开放，夜莺歌喉啭，在多瑙河旁，美丽的蓝色的多瑙河旁。"

由于《蓝色多瑙河》圆舞曲旋律优美动人，节奏舒缓而不乏动感，非常适合准妈妈在怀孕期间欣赏。据说西方准妈妈在聆听这首作品时，能通过鲜明的音乐形象，理解奥地利人民热爱生活、热爱故乡的深厚感情，从而获得心理上的恬静和愉悦。

乐曲赏析

《蓝色多瑙河》是奥地利作曲家小约翰·施特劳斯最负盛名的圆舞曲作品。被誉为"奥地利第二国歌"。原为一首由乐队伴奏的男声合唱，后去掉人声，成为一首独立的管弦乐曲，由小序曲、五段小圆舞曲及一个较长大的尾声连续演奏而成。乐曲以典型的三拍子圆舞曲节奏贯穿，音乐主题优美动听，节奏明快而富于弹性，体现出华丽、高雅的格调。

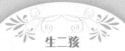

怀孕 09 周

胎宝宝结束了胚芽期

🔗 结束胚胎期的胎宝宝 🖤

本周胎宝宝身长大约有 2.5 厘米，胎宝宝的变化非常大，已经初具人形了。

进入怀孕的第 9 周，宝宝将结束胚胎期，小尾巴逐渐消，长出了胳膊，在腕部的两只小手呈弯曲状，并相交于心跳区域。两条小腿也变长了，可以在身体前部交叉。现在所有的器官、肌肉、神经也已经开始工作，是真正意义上的胎宝宝了。

胎宝宝的背部逐渐变直，胳膊渐渐变长，尽管你还感觉不到，但随着肌肉的逐渐发育，小家伙却总是不停地动来动去，不断地变换着姿势。

🔗 准妈妈逐渐变胖 🖤

此时，准妈妈的子宫已经大如拳头了，随着子宫逐渐增大，给膀胱造成的压迫逐渐增大，所以准妈妈的小便更加频繁。另外，阴道分泌物增多，容易便秘和腹泻。准妈妈的体重变化不大，但是乳房更加胀大，乳晕和乳头颜色加深。部分

细心的准妈妈会注意到自己头发的变化，但要记住，这时候一定不要吹风、烫发或染发。

在这一时期，由于妊娠激素，即人类绒膜促性腺激素分泌旺盛，平时在月经前皮肤容易干燥的人，怀孕后仍会出现相同的症状。不过，有的准妈妈怀孕以后皮肤变得细嫩。妊娠激素的影响因人而异。

孕育小百科

准妈妈能用精油吗？

精油疗法越来越为人们所喜爱，但纯度过高的精油有微毒，对于代谢系统与吸收系统敏感的孕妇与胎宝宝，就可能受到伤害。所以孕期使用精油一定要谨慎，使用香薰精油时，准妈妈要先向相关专业人士或妇产医生咨询是否安全。

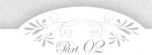

孕期抑郁症的对应方案 ❤

放弃那种凡事想尽善尽美的想法。也许你觉得应该抓紧时间带着大宝宝到处去玩，要给房间来个大扫除，或在休产假以前把手头的工作结束了，其实在列出的一大堆该做的事情前，应该郑重地加上一样，那就是善待自己，因为这决定了你和腹中胎宝宝的健康。

所以当怀孕的时候应该试着看看小说，可口早餐，放松心情与胎宝宝一起去树林里散散步，尽量多做一些感觉愉快的事情，量力而行地照顾大宝宝。照顾好自己，是孕育一个健康可爱宝宝的首要前提。

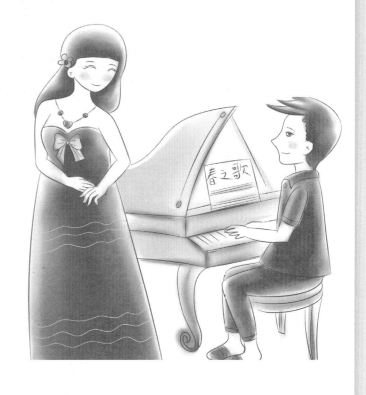

生二孩，你孕期抑郁吗 ❤

对大多数女人来说，怀孕期间应是一生中最感觉幸福的时期之一，然而事实上也有将近 10% 的女性，在孕期会感觉到程度不同的抑郁。即使你是二孩妈妈，即使你第一胎并不抑郁，也一定不能轻视孕期抑郁症的出现。因为它会使准妈妈照料自己和胎宝宝的能力受到影响，带来一些不良后果。

⬤ 孕期抑郁症的症状

不能集中注意力、焦虑、极端易怒、睡眠不好、非常容易疲劳，或有持续的疲劳感，不停地想吃东西、毫无食欲、对什么都不感兴趣，总是提不起精神，持续的情绪低落，想哭、情绪起伏很大，喜怒无常等。

⬤ 导致孕期抑郁症的原因

怀孕期间体内激素水平的显著变化，可以影响大脑中调节情绪的神经传递素的变化。在怀孕 6 ～ 10 周时初次经历这些变化。激素的变化将使你比以往更容易感觉焦虑、痛苦和失望，因而可能导致孕期抑郁。

宝宝们让我克服了孕期抑郁

李玟是一个怀孕三个月的准妈妈，同时她还是一个 6 岁女孩妞妞的妈妈。自从有了妞妞以后她就在家做了全职主妇，三个月前她又怀上了第二个宝宝。自从怀了第二个宝宝以后，李玟就感到自己经常莫名的会很烦躁，也没有精神。她原来以为是怀孕的正常反应，可三个多月了，怎么这种情况没有好转，反而有转厉害的趋势。她去咨询医生，医生说她可能有些孕期抑郁，自己一定要注意调节。

刚听到医生的话，李玟很着急，可是又不知道该怎么解决。这天，妞妞从幼儿园里回来，跟妈妈说："妈妈，我今天在幼儿园里学了首新歌，老师让我回来唱给你和安安（她给小宝起的名字）听。"然后妞妞就张嘴唱起来："一闪一闪亮晶晶，满天都是小星星。挂在天上真光明，它是我们的小眼睛。一闪闪亮晶晶，满天都是小星星。"听到妞妞稚嫩而优美的歌声，李玟烦躁的情绪突然稳定了，不知不觉跟着女儿一起唱起来。一边唱一边觉得连肚子里的小宝宝似乎都很高兴。"哦，原来我跟孩子在一起，放松自己，全身心的投入就会让我不再抑郁呀！"李玟为自己的发现兴奋不已。

从这天以后，李玟经常跟妞妞一起唱歌、画画、讲故事、做游戏，特别是当她感觉自己有些烦闷的时候，即使妞妞不在家，她也会想到肚子里的宝贝，给宝宝唱唱歌、听听音乐。讲讲故事，让自己快乐起来。从此，再也没有听到医生说她抑郁了。

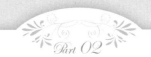
准妈妈着装要宽松

随着胎宝宝的发育，准妈妈的体形也在发生着变化，为了你和胎宝宝的健康，从现在起应选择一些宽松舒适的服装。

女性怀孕以后，由于胎宝宝在母体内不断发育成长，会使得母体逐渐变得腹圆腰粗，行动不便。准妈妈的乳房也逐渐丰满。此外，准妈妈本身和胎宝宝所需氧气增多，呼吸通气量也会增加，胸部起伏量增大，准妈妈的胸围也会增大。如果再穿原来的衣服，特别是紧身的衣服，就会影响呼吸和血液循环，甚至会引起下肢静脉曲张和限制胎宝宝的活动。

准妈妈的服装式样尽量选择简单的，易穿易脱，防暑保暖，清洁卫生。从艺术的角度出发，准妈妈服装的设计式样，应体现胸部线条，使鼓起的腹部不显大，服装的轮廓最好是上大下小的倒"A"字形。夏季服装以轻、薄、柔软、透气性好的人造丝、真丝、亚麻和棉织品为好，做成不束腰的连衣裙或上面有摺、下面宽大的衣服。背带装特别适合准妈妈。视觉上修饰了日益臃肿的体型，腋部、腹部和胯部的设计尤为宽松。适合于春秋时节穿，即使到了冬天，也只需在外面加大衣就可以。

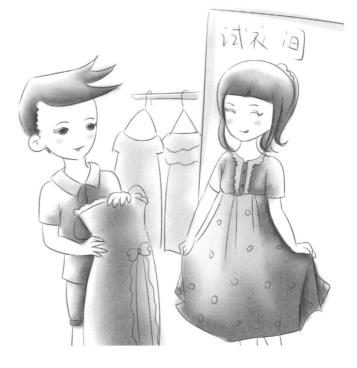

漂亮的高跟鞋要暂时收起

女性在怀孕期不宜穿高跟鞋。因为腹部一天一天隆起，体重增加，身体的重心前移，站立或行走时腰背部肌肉和双脚的负担加重，如果再穿高跟鞋，就会使身体站立不稳，容易摔倒。

另外，因准妈妈的下肢静脉回流常常受到一定影响，站立过久或行走较远时，双脚常有不同程度的水肿，此时穿高跟鞋更不利于下肢血液循环。因此，准妈妈不宜再穿高跟鞋。

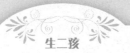

日常饮食要合理搭配 ♥

身体所需的营养尽量由食物中获得，所以建议你多变化食物的种类，每天可吃 15 种不同的食物，而且不同食物搭配混吃，可提供多种营养素，是一种科学的饮食方法。如用土豆炖牛肉既可以减少牛肉的油腻，又可以获得土豆和牛肉中的营养。蒸玉米面馒头时加入黄豆面，可同时获得玉米、黄豆两种食物的营养，味道和口感也大为改善。蒸大米饭加上绿豆或红小豆，美味又营养。

补镁有益胎宝宝发育 ♥

镁不仅对胎宝宝肌肉的健康至关重要，而且也有助于骨骼的正常发育。近期妇产科专家研究表明，怀孕头三个月摄取的镁的数量关系到新生儿身高、体重和头围大小。另外，镁对准妈妈的子宫肌肉恢复也很有好处。

营养饮食 DIY："镁"的食物 ♥

补镁的途径主要是通过食物补充。镁主要存在于绿叶蔬菜、粗粮、坚果之中。蔬果、主食等食物中，准妈妈可以多吃香蕉、香菜、小麦、菠萝、各类瓜子、山核桃、松子、榛子、花生、麸皮、荞麦、豆类和苋菜、菠菜等，此外，多喝水也能起到促进镁吸收的作用。给准妈妈推荐一款"镁"的食物。

花生蹄花汤

原料

花生米 200 克，猪蹄 1000 克，姜片、葱段、葱花、盐、胡椒粉、料酒各适量。

做法

① 将猪蹄镊毛、燎焦皮，浸泡后刮洗干净；对剖后砍成 3 厘米见方小块；花生米在温水中浸泡。

② 把大锅置旺火上，加入清水，下猪蹄、料酒，烧沸后撇尽浮沫，放进花生米、姜片、葱段；猪蹄半熟时，改成小火，加盐继续煨炖；待猪蹄炖烂后，起锅盛入汤钵，撒上胡椒粉、葱花即可。

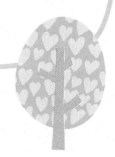

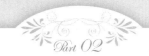
安胎不可盲目从事

怀胎十月是一个正常的生理过程，是孕育希望和喜悦的过程，可是也难免会遭遇到阴道流血等流产"红灯警告"。这就需要准妈妈为了确保自己及胎宝宝能顺利经过怀孕及分娩进行必要的安胎。

准妈妈在怀孕早期如果发现有阴道少量出血，时有时止，血色鲜红或者淡红，伴有轻微的下腹痛、腰酸下坠感等先兆流产时，须经专科医生检查后，在医嘱的指导下进行安胎，切不可盲目安胎。

安胎宜卧床静养

当出现先兆流产症状的时候，最好的方法是卧床休息。多卧床休息，不仅可以调养自己的身体，也可以让胎宝宝多吸取一些养分，让胎宝宝体重再多增加一点，各个器官发育更完善，直到"瓜熟蒂落"时。

进行相应的饮食调养

当准妈妈发生阴道流血时，可根据不同的症状进行相应的饮食调养。

● 阴道出血量少而色淡的时候，可以用母鸡加阿胶、陈皮适量炖服，但胃口不好、大便稀或者腹泻者却不宜多吃。

● 腰酸、腰痛明显的可用猪腰加杜仲、桑寄生适量熬汤喝。

● 面色苍白或者萎黄、心慌、失眠者可用首乌或者桂圆适量煮鸡蛋糖水，睡前进食为佳。

● 胃口差，大便稀者，可以用淮山、莲子等煮粥喝；口干咽痛、口臭便秘时可以用玉竹麦冬煮汤喝。

总之，一定要在医生指导下按体质选用。

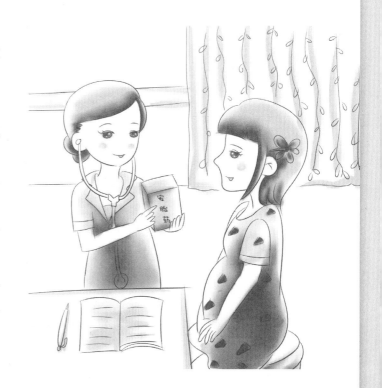

怀孕 **10** 周

生二孩的充实和幸福

小小的扁豆荚

到本周，胎宝宝身长约 4 厘米，体重 8 克左右，胎宝宝在羊水中很活跃，形状像个扁豆荚，能像鱼一样的游动。

胎宝宝的五官发育已基本完成，小模样更加清晰了，视觉、嗅觉、听觉等感官在不断发育，胎宝宝耳朵的塑造工作已经完成，再过一段时间，小家伙就能听到外界的声音了。与此同时，胎宝宝的四肢更加灵活，内脏器官也在不断完善。肾脏慢慢归位，为肠道搬进腹腔腾出了空间。同时胃也可以分泌少量的消化液了，肝脏开始制造血细胞，为以后的血液循环系统形成做好准备。

准妈妈情绪有些飘忽

这一周，准妈妈的体形变化很明显，体重快速增加，腰明显变粗，胸也更大。早孕反应仍会持续，但随着孕周的增加，准妈妈会适应这些情况，会出现一种新的平静感。从现在开始可以适当做一些你喜欢的、安全的运动，例如带着大宝儿散步。

除了体形的变化外，这个阶段你的情绪变化会很剧烈。这个时期，准妈妈的神经特别敏感，情绪波动非常强烈，很多时候会因一点小事而大动肝火。大部分准妈妈都会经历这样的心理变化过程，这些都很正常，已经做过妈妈，更要调整心绪，让自己有一个愉快的孕期。

孕育小百科

散步别忘做胎教

准妈妈应该经常出去散步，有条件的话还要带上大宝宝一起，无论看到什么都可以将它们转变成有趣的话题，详细地描述给胎宝宝听。比如，在路上看到交警，可以给大宝宝和胎宝宝描述下交警穿着什么样的衣服，在做什么等。

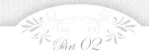

好情绪可以促进胎宝宝发育 ♥

准妈妈保持豁达和轻松的心情，是保证胎宝宝美丽、健康发育的基础。

如果准妈妈的心情宁静、愉悦，体内便会分泌出有益物质，如各种激素、酶、多巴胺、乙酰胆碱等。这些有益物质让准妈妈的身体处于最佳状态，有益于胎盘的血液循环和营养供应，促使胎宝宝稳定地生长发育，不易发生流产、早产及妊娠并发症，使胎宝宝的活动缓和而有规律，器官组织进行良好地分化、形成及生长发育，尤其是对脑组织发育有益。另外，宝宝出生后，性情平和，情绪稳定，不经常哭闹，能很快地形成良好的生物节律，如睡眠、排泄、进食等，一般来讲，准妈妈情绪稳定，宝宝将来的智商、情商较高。

所以，为了胎宝宝的健康，准妈妈虽然有时候会情绪难控，也请为了宝宝们尽量调节自己的情绪，让宝宝在愉快中长大。

不良的情绪可致胎宝宝畸形 ♥

如果准妈妈心情躁动、不快，总处于不安、压抑、忧郁、焦虑、惊恐及愤怒之中，内分泌腺体便会分泌出有害物质，如肾上腺素、去甲肾上腺素等。不良的内分泌可使准妈妈血压升高，发

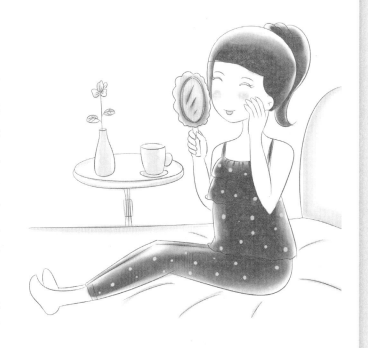

生暂时性子宫血液循环障碍，导致胎宝宝暂时性缺氧而影响身心正常发育。可对下丘脑造成不良影响，致使胎宝宝日后患精神病的概率增大，即使幸免，出生后往往体重较轻、好动、爱哭闹、睡眠不安。

准妈妈若是情绪极度不安，特别是孕早期的 7 ～ 10 周内，是胚胎腭部和脏器发育的关键时期，准妈妈的不安会引起胎宝宝兔唇、腭裂、心脏有缺陷等。

学会用舒缓的音乐调节情绪

情绪不稳，容易敏感、脆弱，这是这个阶段准妈妈的心理和情绪的特点。听听轻松舒缓的音乐和优美柔和的乐曲，可以松弛、镇静、舒心、促进食欲，可以缓解妊娠反应带来的不适，对准妈妈和胎宝宝都大有裨益。

这一时期，准妈妈不妨听听民族管弦乐，或各国摇篮曲，其曲调柔和平缓、优美细致，带有诗情画意，具有镇静作用；《锦上添花》《矫健的步伐》等乐曲，清丽柔美，可以帮助准妈妈消除疲劳；《欢乐舞曲》《花好月圆》等乐曲，可促进准妈妈的食欲。

音乐欣赏《春江花月夜》

《春江花月夜》原是一首琵琶古曲，1923年被改编为丝竹合奏曲。

这首乐曲适合于孕早期准妈妈情绪烦躁时倾听，它能镇定准妈妈的情绪。准妈妈在欣赏这首乐曲时，应将自己融入到月夜春江的迷人景色中，在优美柔婉的旋律里，除尽烦躁，洗练出一个宁静、甜美的心境，让自己的情绪在音乐绘就的这幅清丽、淡雅的长卷山水画中变得心旷神怡起来。

乐曲赏析

《春江花月夜》是一首优美动听的民族器乐曲，共分10段，分别是：江楼钟鼓、月上东山、风回曲水、花影层叠、水深云际、渔歌唱晚、回澜拍岸、桡鸣远濑、欸乃归舟和尾声。音乐构思巧妙，旋律古朴和谐，随着音乐主题的变化和发展，乐曲所描绘的意境也逐渐地展现、变化，曲调悠扬，轻快流畅，春江、明月、小舟、春花一一呈现，将画意、诗情、音乐融为一体，尽情赞颂了江南水乡的美丽风姿。

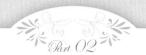

散步，让母子受益的运动 ❤

准妈妈散步可以提高神经系统和心肺功能，促进新陈代谢。为提高散步效果，准妈妈散步时要注意以下几点。

✿ 散步的地点

住在乡村的准妈妈，最好选择空气清新、尘土少、噪声小、污染轻的地方，置身于这样宁静恬淡的环境中散步，是很好的身心调节。

住在城镇的准妈妈，则可选择一些较为清洁安静的公园、街道，避开车辆多、空气污染较严重的闹市区，去绿化带、河边都不错，但一定注意安全。

✿ 适合散步的时间

城市里 16 ～ 19 点空气污染相对严重，不适宜散步。为了摄入足够的氧气以供胎宝宝发育之需要，早晨散步是最适宜准妈妈的运动，也是一种很好的胎教方式。这时候空气清新，负离子多，准妈妈边散步边吸入负离子，可增加氧的吸入量及二氧化碳的呼出量，既改善和调节大脑皮质及中枢神经系统的功能，又增强抵抗力，有利于胎宝宝的供氧。

散步的速度、距离因人而异，准妈妈可根据自身体力，以不感觉劳累为宜，最好有家人陪同，边走边聊天，步轻心旷，融运动和感情交流于一体。

散步时，一边漫步，呼吸新鲜空气，一边欣赏大自然的美景。同时通过自己的意念和思维，把自然界的知识和自己美好的感觉告诉胎宝宝。只要日积月累，持之以恒，就会对宝宝发育大有裨益。

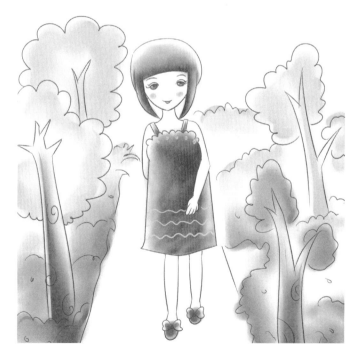

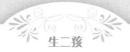
孕妇奶粉，准妈妈的明智之选 ❤

准妈妈要想补充足够的营养，又为胎宝宝健康成长提供必需的营养元素，同时又不过量饮食，一个较好的办法就是喝孕妇奶粉。

孕妇奶粉是根据准妈妈孕期特殊的生理需要而配制的，它几乎强化了准妈妈所需的各种维生素和矿物质，能全面满足孕期的营养需求。比如，丰富的钙质是牛奶的 3.5 倍，可以为准妈妈和胎宝宝提供充足的钙质，防止发生缺钙性疾病。

过敏体质的准妈妈，选择食物要当心 ❤

过敏体质的准妈妈可能对某些食物过敏，这些过敏食物经消化吸收后，可从胎盘进入胎宝宝血液循环中，妨碍胎宝宝的生长发育，或直接损害某些器官，如肺、支气管等。准妈妈预防食物过敏，可从以下几个方面注意：

● 以往吃某些食物发生变态反应现象，在怀孕期间应注意禁止食用这种食物。

● 不要食用过去从未吃过的食物或霉变食物。

● 在食用某些食物后如发生全身发痒、出荨麻疹，或心慌、气喘，或腹痛、腹泻等现象时，应考虑到食物过敏的可能性，立即停止食用这些食物。

● 不吃或慎吃可能引起过敏的食物，如海产品，鱼、虾、蟹、贝壳类食物及辛辣刺激性食物。

● 最易引起过敏的物质主要是含蛋白质的食物，如牛奶、花生、豆类、坚果、海产品等。吃这些食物应烧熟煮透，以减少过敏。

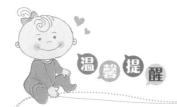

温馨提醒

准妈妈最好不要将孕妇奶粉和牛奶一起喝。因为孕妇奶粉是在牛奶的基础上，进一步添加孕期所需要的营养成分，如果准妈妈又喝牛奶又喝孕妇奶粉，这样反而会增加肾脏的负担，对健康不利。

🎀 胎教手语：欢迎你，宝贝 🖤

手语同语言一样，是一种交流的方式。准妈妈轻柔地舞动着手指，与胎宝宝心灵相通地"讲话"；另外，手语是全球唯一真正通用的语言。在手语的传递中，准妈妈的情绪稳定而愉快，这对胎宝宝的良性刺激同样不可小觑。在做手语时，准妈妈要带着感情，眼睛跟着动作走，心里想着胎宝宝的样子，就会将你的爱传递给宝宝。

❀ 欢迎词：欢迎你，宝贝

欢迎：这个词是两个分解动作。

第一步：双手鼓掌。

第二步：双手掌心向上，往旁移动一下，如邀请动作。

你：一手食指指向对方。正确的手语表达"你"的时候是指向对方，但是，在这里，你可以指向腹部，并温柔地注视。

宝贝：宝贝这个词

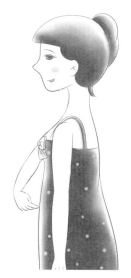

是分解动作。

第一步：右手虚握，然后甩腕，五指张开，掌心向下。

第二步：左手伸出拇指，手背向外。

第三步：右手轻拍几下左手背。

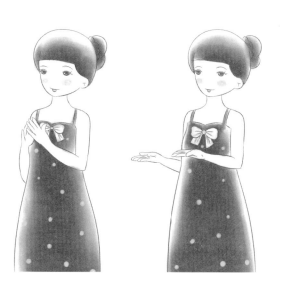

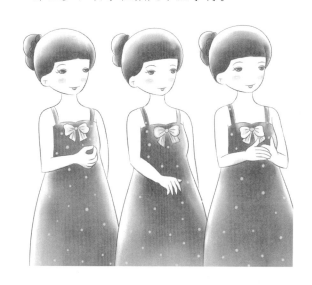

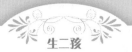

怀孕 11 周

生二孩也要小心保护自己

胎宝宝主要器官开始工作

到了本周，胎宝宝的身长为 4～6 厘米，体重为 14 克左右。

从本周开始，胎宝宝维持生命的器官如肝脏、肾、肠、大脑以及呼吸器官都已经开始工作，如果借助超声波，准妈妈可以听到胎宝宝的胎心音。胎宝宝脊柱的轮廓也清晰可见，此时，小家伙的脊神经开始生长了。这一阶段，宝宝的"小动作"也多了起来，如吸吮、吞咽和踢腿等。

从本周开始，胎宝宝在今后的 6 个月中的主要任务就是让自己长得又结实又健康，为将来出生后能够独立生存做准备。

准妈妈的不适感在降低

这时候，准妈妈的子宫看起来像一个柚子。有些准妈妈会发现，自己的腹部出现了一条竖线，这是妊娠线，妊娠线的颜色会逐渐变深。另外，准妈妈的面部可能还会出现褐色的斑块，这些斑块和妊娠线都是怀孕的特征，孕期结束后，

就会逐渐变淡或消失。

本周末，准妈妈的乳房会继续变大，乳头和乳晕的颜色继续加深，阴道仍然有乳白色的分泌物。但是恶心、呕吐等早孕反应开始减轻，同时，情绪波动大的情况也有了好转。

在这一时期，准妈妈的基础代谢量迅速增加，比受孕前增加 25% 左右。因为热量消耗迅速，应当摄取足够的蛋白质和热量。

孕育小百科

准妈妈要注意补水

因为子宫不断增大，所以血液需求量就随之增加。增多的血液对准妈妈和胎宝宝起到保护作用，用以应对紧急出血的状况，所以需要多喝水。而血液量增多后，准妈妈的排汗量也会随之增加，因此更应注意补充水分。孕期每天饮水 1000 毫升～1500 毫升为宜。

全面了解产前检查

12周你就应该进行真正意义上的第一次产前检查了，即使你已经是孕育二孩的准妈妈，也不要因为感觉产前检查有点麻烦而忽视，甚至不去。定期进行产前检查，与医生保持密切的联系，是保证你和宝宝健康的必需。

孕检一览表

♥ 孕早期孕检

时间	孕检项目
5 ~ 6 周	确定妊娠。通过超声波检查是否正常孕育，以及确定准妈妈是否孕育了双胞胎
12 周	第一次孕检。量体重和血压，测胎心，验尿，检查白带，抽血测乙肝、HIV 等

♥ 孕中期孕检

时间	孕检项目
16 周	做基本的例行检查：称体重、量血压、问诊及看宝宝的胎心音等；准妈妈在 15 周以上，抽血做唐氏症筛检（以 15 ~ 18 周最佳）
20 周	做详细 B 超排畸。主要是看胎宝宝外观发育上是否有较大问题
24 周	早上空腹做妊娠糖尿病筛检
28 周	胎宝宝位置检查，确定头的位置。高危准妈妈做胎儿超声心动检查

♥ 孕晚期孕检

时间	孕检项目
29 ~ 32 周	每 2 周做一次孕检，准妈妈在 37 周前，要特别预防早产的发生
33 ~ 35 周	除常规检查，医生会要求你注意无痛性阴道流血，警惕前置胎盘
36 周	开始每周做孕检，并做好胎心监护
37 周	到了孕 37 周时，建议准妈妈做一次详细的 B 超，以评估胎宝宝发育状况
38 ~ 42 周	关注胎动，准妈妈做好随时生产的准备

孕期 B 超检查时间表

准妈妈做 B 超检查，可以帮助准妈妈在宝宝出生前就发现一些问题，一般情况下除孕早期确定怀孕时做的 B 超外，孕期再做 3、4 次 B 超检查就足够了。

时间	孕检项目
11 ~ 19 周之间	在 11 ~ 19 周孕检时做检查，主要是查看胎宝宝颈部皮肤透明层发育状况
在孕 20 周左右	观察胎头、脊柱、心脏、肺、外生殖器、四肢等，是四肢等大的器官畸形检查的最佳时期
孕 24 ~ 32 周	观察胎宝宝鼻唇部、心脏，可发现鼻唇部、心脏的畸形情况
孕 37 ~ 41 周	通过 B 超，了解胎位、脐带、羊水、胎盘状况，估计胎宝宝大小，监测胎宝宝安危

学会看 B 超结果

许多准妈妈拿到超声诊断报告时，不知道怎么看这些指标。下面一些小知识，可供你做参考。

胎囊

胎囊只有在怀孕早期才能够看到，怀孕一个月时胎囊直径大约 2 厘米，到怀孕两个半月时胎囊直径约为 5 厘米。如果胎囊为不规则、形状模糊，且位置在下部，准妈妈同时有腹痛或流血时，可能就要流产了。

胎头

轮廓完整，脑中线无移位和无脑积水为正常，有缺损或变形则为异常。

胎盘

将胎盘成熟度分为 0、Ⅰ、Ⅱ、Ⅲ四个等级。胎盘的定级表示胎盘的成熟度。正常怀孕时妊娠多表现为 0 级，随着胎盘的成熟，由Ⅰ级向Ⅲ级发展。孕 37 周以后，出现Ⅲ级胎盘。

羊水

一般以羊水指数了解羊水多少。指数 <5 为羊水过少，>20 为羊水过多。

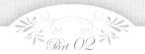
孕期要科学吃水果

准妈妈多吃水果对自己和胎宝宝都是有很大好处的。水果中富含维生素，经常食用水果体内就不会缺乏各种维生素，这对胎宝宝大脑的发育很关键。但是，如果过多地摄入水果，减少了吃蔬菜，就会减少纤维素的摄入量。而且准妈妈吃太多很甜的水果，容易导致体内血糖升高，可能会引发妊娠期糖尿病。

准妈妈要科学地吃水果。首先，水果的补充每天最多不要超过 200 克，并且尽量选择含糖量低的水果。其次，水果中含有发酵糖类物质，因此吃后最好漱口。再次，饭后立即吃水果，会造成胀气和便秘。因此，吃水果宜在饭后 2 小时后或饭前 1 小时。最后，进食瓜果一定要注意饮食卫生，避免吃出问题。

饮食营养 DIY：水果酸奶布丁

新鲜水果不仅清甜芳香，而且色泽鲜艳，必定能够为美食加分，更能使人食欲大增！另外，许多水果中还含有对人体有益的营养成分，因此用水果做点心是准妈妈不错的选择。

水果酸奶布丁

原料

酸奶、牛奶各 200 克，食用明胶粉 10 克，各色水果、白糖各适量。

做法

1. 牛奶加入食用明胶粉、白糖，用小火煮开、煮化明胶粉。
2. 牛奶晾凉后加入酸奶，倒入容器中搅拌均匀。
3. 加入各色水果丁后放入冰箱冷藏 2 ～ 3 小时，凝固后即可食用。

生二孩准妈妈也要格外小心 ❤

在怀孕的第 3 个月，还处于特别容易流产的阶段，所以生二孩准妈妈还是要格外的小心。

❀ 控制情绪，莫大喜大怒

准妈妈的情绪应该稳定，大怒大喜都不好。准妈妈发怒可导致体内血液中的白细胞减少，从而降低机体的免疫功能，也会使下一代抗病力减弱。笑是愉快的表现，但有的准妈妈愉快时心情难以控制而发生大笑，或称"捧腹大笑"，这就变利为害了。如果准妈妈妊娠初期大笑，就会牵动腹内胎儿，导致流产；如果妊娠晚期大笑，易于引起宫缩，就会诱发早产。

❀ 适当运动，莫动胎气

为了健身保胎，准妈妈可以做体操，以防止由于妊娠期体重的增加和重心的变化等引起的肌肉疲劳，减轻腹部的沉重感；松弛腰部和骨盆肌肉，为将来分娩时婴儿能顺利通过产道做好准备；此外，由于认真坚持做操，在精神方面也能增强自信心。

❀ 劳逸结合，起居有规律

准妈妈在日常生活中要注意尽量使腹部放松，避免增加腹压的动作，因为使腹部紧张，增加腹压和震动身体均易发生流产。坚持工作的准妈妈，更要注意量力而行，努力争取领导和同事的谅解，如果你和领导说明原因，相信领导会予以理解的。

孕育小百科

孕早期休息好很重要

已顺利生过 1 个孩子的准妈妈也不能掉以轻心。在这三个月里，准妈妈要避免过于劳累，避免剧烈运动，避免情绪激动，让自己尽量保持良好的精神状态。尤其是高龄产妇、有过流产史、患有某些慢性疾病的准妈妈，更需格外注意休息。

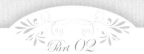
孕早期警惕流行性腮腺炎

流行性腮腺炎是比较常见的传染病。腮腺炎病毒是"细胞溶解性"病毒，可以通过胎盘感染胎宝宝。孕早期的准妈妈，如果患流行性腮腺炎，胎宝宝死亡率会明显增加。这些胎宝宝的死亡常发生于准妈妈感染此病后的2周内，死亡原因主要是由于母体的卵巢受到感染，黄体功能受到损害，导致孕激素分泌不足，不能维持胎宝宝生长所致。除此之外，腮腺炎病毒还可造成坏死性绒毛膜炎和胎盘血管炎而影响胎宝宝的血液供应，还可引起胎宝宝畸形。

因此，女性在怀孕的头3个月内，要注意预防流行性腮腺炎，不接触、不探视、不护理腮腺炎患者。一旦准妈妈感染腮腺炎，应及时就诊。

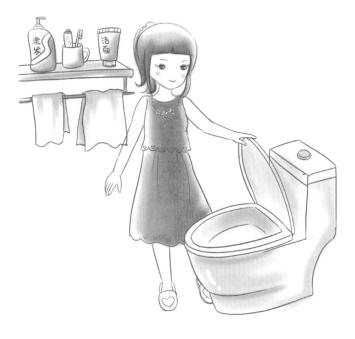

孕早期预防膀胱炎

妊娠期间发生尿路感染很常见。尿路感染分为上尿路感染（肾盂肾炎）和下尿路感染（膀胱炎），常见的是下尿路感染，即膀胱炎。膀胱炎的症状包括尿痛（尤其在尿终时）、尿急和尿频。孕期尿路炎也可能是引起早产和新生儿出生体重过低的一个原因。准妈妈平时不要憋尿，这有助于感染的预防。只要有尿意，就要排空膀胱。还要多喝水。

大多数医生在准妈妈首次就医时会给你做尿检。如果准妈妈有症状出现，医生会通过检查得知你是否有感染。准妈妈如果自认为有感染，应去看医生。如果被诊断患有尿路感染、膀胱炎必须进行治疗。如果不治疗，尿路感染会加重，可引起肾盂肾炎，甚至导致肾组织损伤。如果患了肾炎，就比较严重了。

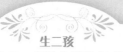
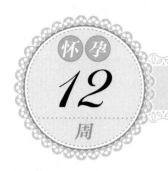

怀孕
12
周

安全度过孕早期

🍼 胎宝宝能**分出性别**了 💗

从妊娠第 10 ~ 12 周，胎宝宝的生长速度惊人，身体长大了将近 2 倍，从头部到臀部的长度为 6 厘米，体重在 16 克左右。

这一阶段，小宝宝的很多关键器官的发育将在本周和下周完成，一部分骨骼慢慢坚硬起来，出现了关节的雏形，如膝盖和脚后跟，手指和脚趾已经能完全分开了。胎宝宝身体各处的毛囊开始生成。另外，生殖器官完全成形，可以区分出胎宝宝的性别。这时候，胎宝宝的肌肉已经非常发达，可以在羊水里自由活动。

🍼 准妈妈会头晕目眩 💗

准妈妈的子宫还在逐渐增大，这时候准妈妈可以在肚脐和耻骨联合之间摸到子宫上缘。有些准妈妈在此期间经常会头晕目眩，这是血管系统一时难以向大脑供血造成的。另外，如果进食间隔太长，也会由于血糖下降而导致眩晕。

此时，大多数的准妈妈孕吐的情况已经得到缓解，也不再像以前那样疲劳嗜睡了，精力恢复了不少。但这时候准妈妈的胃部肌肉活力开始消退，大便变得有些干硬，而且腹部容易充满气体，所以准妈妈一定要多活动。

孕育小百科

适量活动，动静结合养胎好

有些女性怀孕后十分害怕早产或流产，因而活动大大减少，甚至从怀孕起就停止做一切工作和家务。其实，如果准妈妈活动太少，会使胃肠蠕动减少，从而引起食欲下降、消化不良、便秘等，对准妈妈的健康也不利，甚至会使胎宝宝发育受阻。因此，准妈妈在怀孕期间应注意做到适量运动和劳动，注意劳逸结合就可以了。

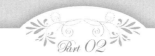
持续让大宝宝做当哥哥（姐姐）的心理准备 ♥

现在，随着妈妈肚子一天天的长大，大宝宝可能会有失落感，妈妈不能老抱他了，妈妈不能陪着他疯跑了……准妈妈一定不要忽视大宝宝的这些反应。

作为妈妈，你需要告诉他（她）多一个小宝贝的真相：比如妈妈的肚子会变大，可能在一段时间不能抱他，陪他玩的时间也没有以前多了；等有了弟弟或妹妹，妈妈需要分出一点时间照顾婴儿。听了这些，大宝宝可能会不高兴了。但是只要你去正向引导，最终他会接受这件事的。

但毕竟是孩子，年龄越小，沟通起来效果越不确定，可能今天接受了，明天妈妈因为累了，不能陪他玩就又不想要弟弟妹妹了，这都是正常现象，准父母一定不要着急，给大宝宝的心理准备是一个长期的工作，准父母要有心理准备，时刻关注，注意引导。

如何胜任准妈妈和妈妈两个角色 ♥

随着孕早期的结束，现在的你要兼任两个角色，既要关注肚子里的小宝，又要照料身边的大宝，很辛苦吧，所以，一定要让家人或亲友来替你分担一部分"工作"。不要天真地以为自己可以兼顾很多事情。

对于即将成为2个孩子的妈妈，女性要清楚地认识到，随着肚子的增大，家里的很多工作需要丈夫帮着分担，从现在开始就要多让丈夫或家里的其他成员多照顾大宝宝，陪他玩、陪他睡，不要等到小宝出生后再去放手。总之，准妈妈一定要对未来有了小宝宝后的生活有个预见，规划好现在和今后的生活，兼任两个角色的妈妈孕期生活可以更加丰富多彩。

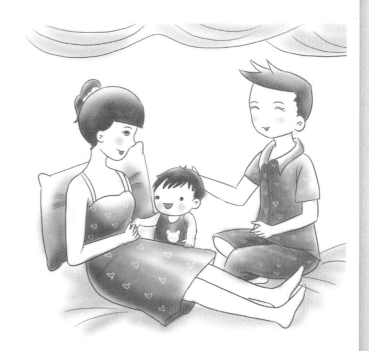

孕期补钙很重要 ♥

怀孕初期钙的摄入对宝宝的牙齿发育起着重要作用。孕期钙的摄入对胎宝宝骨骼的强壮和致密程度也起着决定因素，比如人的牙齿发育是从胚胎第 6 ～ 7 周就开始，孕期缺钙就会影响胎宝宝牙齿基质的形成和钙化过程。

胎宝宝缺钙的危害 ♥

胎宝宝得不到足够的钙，很容易发生新生儿先天性喉软骨软化病。当新生儿吸气时，先天性的软骨卷曲并与喉头接触，很容易阻塞喉的入口处，并产生鼾声，这对新生儿健康是十分不利的。更为重要的是，胎宝宝摄钙不足，出生后还极易患颅骨软化、方颅、前囟门闭合异常、肋骨串珠、鸡胸或漏斗脑等佝偻病。

补钙也要讲究科学 ♥

补钙也要讲究科学，千万不要盲目过度补钙。准妈妈如果过度补钙，会使钙质沉淀在胎盘血管壁中，引起胎盘老化、钙化，分泌的羊水减少，胎宝宝头颅过硬。这样一来，胎宝宝无法得到母体提供的充分营养和氧气，过硬的头颅也会使产程延长，使胎宝宝的健康受到威胁。

准妈妈每天喝 250 毫升鲜牛奶或者酸奶，再加上其他食物中得到的钙以及多晒太阳，一般能够满足机体每天钙的需求，无需额外补充钙剂。准妈妈每天还可以吃一些虾皮、腐竹、黄豆以及绿叶蔬菜等钙含量丰富的食物。

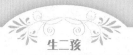

孕育小百科

补钙同时如何补充维生素 D？

在补钙的同时应适量补充维生素 D，维生素 D 能够促进钙的吸收。每天只要在阳光充足的室外活动半小时以上，我们自身就可以合成足够的维生素 D，以促进身体对钙的吸收。如果服用过量的维生素 D 会引起食欲减退、乏力、心律不齐、恶心、呕吐等不良反应。

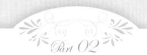
与宝宝们一起爱上阅读 ♥

文学可以丰富人生，可以提升休养，在纷杂的现代社会，优美的文学作品就好像是隐匿于山洞中的桃花源，可以让压力过重的现代人体会一点"采菊东篱下"的悠然自得。准妈妈读一些优美的散文或是诗歌，可以起到减轻压力、平缓情绪的作用，同时还能给子宫中的胎宝宝以美的享受。

在阅读的时候别忘了家里的大宝宝，你可以与他一起阅读。如果他已经认字，你还可以让他读些自己感兴趣的图书和故事，在阅读的同时，他还会有一些成就感的。

要给胎宝宝读有益的书刊 ♥

准妈妈要始终保持强烈求知欲和好学心，充分调动自己的思维活动，使胎宝宝受到良好的教育。准妈妈通过阅读书籍，可以产生敏捷的思维和丰富的联想。医学研究表明：母亲的思维和联想能够产生一种神经递质，这种神经递质经过血液循环进入胎盘而传递给胎宝宝，然后分布到胎宝宝的大脑及全身，并且给胎宝宝脑神经细胞的发育创造一个与母体相似的神经递质环境，使胎宝宝的神经向着优化方向发展。因此，准妈妈阅读有益的书刊，就犹如为子宫中的胎宝宝服用了"超级维生素"，促进胎宝宝健康发育。

准妈妈可以选择一些立意高、风格雅的文学作品进行阅读，如朱自清、冰心、秦牧等作家的散文作品美妙隽永，耐人寻味；或吟咏古典诗词，也能令人得到美的熏陶。准妈妈在阅读这些文学作品时一定要边看、边思、边体会，强化自己对美的感受。这样就可以将文学之美传导输送给腹中的胎宝宝。

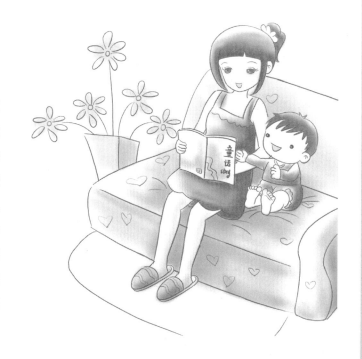

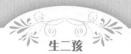
准妈妈做做凯格尔运动 💗

凯格尔运动又称为骨盆运动，是一套可以用来增强骨盆底肌肉力量的练习。孕期经常做凯格尔运动，可帮助加强盆底肌肉锻炼，有利于促进尿道、膀胱、子宫、阴道和直肠健康，还可以帮助防止孕期尿泄漏。准妈妈最好在刚怀孕时，就开始盆底肌肉运动，并且要一直坚持下去，成为伴随自己一生的好习惯。

凯格尔运动的具体步骤

在开始锻炼之前，要排空膀胱。在整个运动中，只有你的骨盆底肌肉是在用力的。可以用手触摸腹部，如果腹部有紧缩的现象，则运动的用力是错误的。

1 平躺，双膝弯曲。

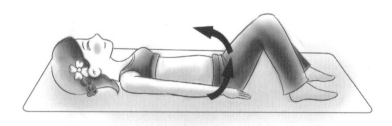

2 收缩臀部的肌肉向上提肛。

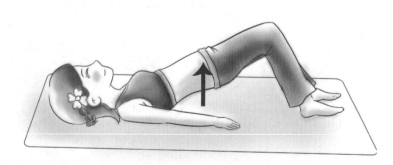

3 紧闭尿道，阴道及肛门（它们同时受到骨盆底肌肉支撑），此感觉如尿急，但是无法到厕所去完成排尿的动作。保持骨盆底肌肉收缩5秒钟，然后慢慢地放松，5～10秒后，重复收缩。

刚开始时，准妈妈可以在一天中分多次练习骨盆底肌肉。随着骨盆底肌肉力量的不断增强，准妈妈可以逐渐增加每天练习的次数，并延长每次收紧骨盆底肌肉的时间。你可以每天做3次凯格尔运动，每次练习3～4组，每组10次。

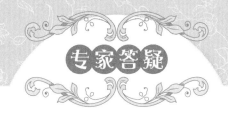

专家答疑

Q. 孕期生病可以服用中药吗？

A. 不少准妈妈孕期不舒服时，倾向于通过中医治疗或者中药食疗来缓解不适感，并帮助腹中胎宝宝更好地发育生长，觉得中药与西药相比没有副作用。实际上，中药虽然比较温和，但准妈妈仍需慎用，如一些活血化瘀药、行气祛风药、苦寒清热药和凉血解毒药等。有的准妈妈想通过服用补药来固胎，但实际上人参、鹿茸、桂圆等补品都是不能乱服的，准妈妈服用中药和各种补药，须在专业医生的指导下进行。

Q. 如何选择产检医院

A. 准妈妈整个孕期的产检都十分重要，因此选择一家适合自己的产检医院是非常必要的。专业的医院应该具备安全性、便利性、专业性、服务性四个主要特点。

●妇幼保健医院。妇幼保健医院可以为孕产妇提供更加规范的检查和护理服务，并设有对新生儿的专业服务科室。

●综合性医院。一般综合医院都设有产科，综合医院的科室齐全，整体实力雄厚，辅助检查条件更加齐全。如果准妈妈一旦出现产科并发症或紧急状况，综合医院能第一时间进行会诊和治疗。

●民营性医院。如今，很多城市也涌现出了一些民营性质的妇产医院。这类医院注重营造温馨干净的就诊环境，为孕产妇提供的服务也非常人性化。

Q. 保胎药准妈妈都可以吃吗？

A. 保胎药的主要成分是孕激素，孕激素对妊娠起着重要的作用，如果孕期孕激素不足，会造成流产和其他不良后果。但保胎药并非多多益善，更不是人人都需要用保胎药。一般情况下孕期孕激素的量是足够的，不必补充。若出现异常情况，必须先经医师检查诊断，并在医师的指导下使用保胎药。

Part 03

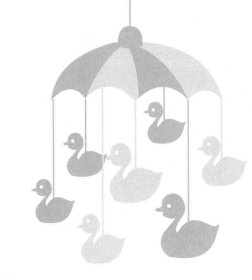

生二孩，
孕中期全方位保证胎宝宝成长

　　从现在开始，准妈妈就进入了孕中期。这个时期是准妈妈身心愉快、胎内环境稳定的时期。早孕反应的结束，使准妈妈食欲突然旺盛，行动比较方便，食欲改善了，所以是整个怀孕过程中最舒服和安定的阶段。

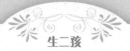

怀孕 13 周

告别不适，享受舒适与安定

初见端倪的条件反射 ♥

胎宝宝身长大约 7 ~ 8 厘米，体重约 20 克，像一个桃子那么大了。

此时，小可爱皮肤外的薄纱悄悄褪去，双眼紧闭着，双眼间的距离在拉近，小嘴巴兴奋地一张一合，像在炫耀什么。而且小家伙的脖子也变得强壮起来，足以支撑自己的大头了。胎儿骨骼和肌肉的力量也在增加，手指能与手掌握紧，脚趾与脚底则能弯曲。同时，胎宝宝的身体组织和各个器官以更快的速度成熟起来，肝脏不断分泌胆汁，肾脏开始向膀胱分泌尿液，胰腺也开始产生胰岛素。脏器最初只是巨大的脐带形态，现在开始向胎宝宝腹部凹陷的部位移动。

准妈妈终于可以放轻松了 ♥

进入孕中期后你会明显感觉到，之前让自己痛苦不堪的孕吐已经逐渐消失，胃口变好了，食欲增加了。另外，你的乳房正迅速地变大，有些准妈妈的乳头可以挤出乳汁来。

准妈妈变化最明显的是腹部，虽然准妈妈的肚子还没有发生引人注目的变化，但是，在臀部、肋下和大腿内侧等部位脂肪开始堆积，平日的衣服现在穿起来已经感到不舒服。特别是生二孩的准妈妈，变化速度会更快。

孕育小百科

准妈妈忌搬运重物

虽然妊娠中期准妈妈和胎宝宝的情况都逐渐稳定，但是准妈妈切忌搬运重物，主要因为搬运大件及沉重的物品时，容易因用力不当，导致受伤。如确需移动，准妈妈一定要委托他人完成，自己不要勉强进行。在外出或做运动时，也要小心谨慎，避免剧烈地运动或劳动量过大。

准妈妈要注意站姿

随着身体日益笨重，准妈妈应该调整一些日常动作，以保持良好的姿势，保护腹中的胎宝宝。

准妈妈在站立时，两腿要保持平行，稍分开些，要把重心放在足心附近，这样不容易感到累。需要较长时间站立时，两只脚最好前后交错，每隔几分钟改变一下两条腿的前后位置，原则是把身体重心放在伸出的前腿上，这样可以最大限度地减轻疲劳。

准妈妈保持正确坐姿

准妈妈最好选择带靠背的椅子，尽量往后坐，把后背笔直地靠在椅背上。髋关节和膝关节要尽量保持呈直角状态，大腿也要尽可能地保持水平，双腿可以适当平行叉开。

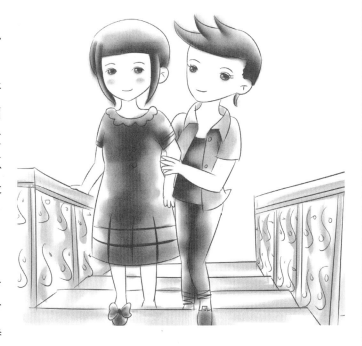

行走时要注意的细节

走路时要注意骨盆稍稍向前倾，抬起上半身，肩膀稍向后落下，下腭内敛，挺胸收臀，腹部突出，以保持整个身体的平衡。行走时一定要注意一步一步地踩实。特别是上下楼梯时，要挺直背，看清楼梯，一步一步地上下，每一脚都踩稳。按照先脚尖、后脚跟的顺序，把整只脚放在台阶上，只用脚尖下楼是很危险的。如果有扶手，一定要扶着行走，以免身体摔倒。

躺也有讲究

在怀孕16周之前，最好采取仰卧位躺，可以在腿下垫上一个枕头，使身体放松。16周以后躺着时需要采取侧卧位，有助于消除肌肉紧张，解除疲劳，避免增大的腹部压迫腹部大血管。向左或向右侧卧都可以，只要自己觉得舒服就好，可以在肚子下面用棉被或枕头支撑一下，两脚也稍弯曲些。但一定要记住，准妈妈不可俯卧。

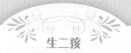
孕中期的营养原则 ♥

如果说孕早期准妈妈的营养主要在于改善营养的质量，那么在孕中期仅仅通过提高营养质量已不能满足热量及一些主要营养素的需要。这一时期的营养，应在保证营养质量的同时，提高各种营养素的摄入量。为了满足母亲和胎宝宝的正常健康，蛋白质摄入每天应增加 15 ～ 25 克，以充分保证母体的需要。其他的营养素，在孕中期也要增加摄入量。

胎宝宝器官组织中钙、磷、锌、钾、镁等都在不断储存，因此，增加这些营养素的摄入量也很重要。除钙之外，各种动植物食品都含有丰富的微量元素。富含钙的食品有虾米、豆制品、奶制品等。准妈妈应在孕中期增加牛奶的摄入量。此外，维生素也会给胎宝宝生长带来很大益处。日常食物中一般都含有维生素，尤其是绿叶蔬菜，只要饮食均衡，就没有必要另外再服用维生素制剂。

总之，在这一时期准妈妈需要更多的营养素来供应自身和胎宝宝发育的需要，不论是营养的质量还是数量，都应摄入充足。

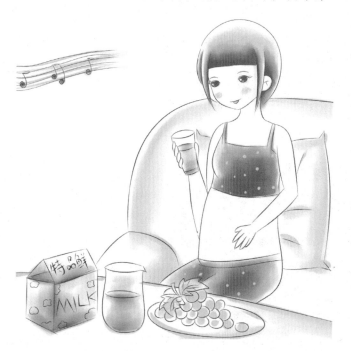

增加主食和动物性食品 ♥

在主食方面，准妈妈应选用标准米、面，搭配摄食些杂粮，如小米、玉米、燕麦片等。一般来说，孕中期每日主粮摄入量应在 400 ～ 500 克之间，这对保证热量供给有重要意义。

动物性食物所提供的优质蛋白质是胎宝宝生长和准妈妈组织增长的物质基础。此外，豆类以及豆制品所提供的蛋白质质量与动物性食品相仿。对于经济条件有限的家庭，可适当选食豆类及其制品以满足机体需要。但动物性食品提供的蛋白质应占总蛋白质质量的 1/3 以上。

孕期防便秘 ♥

便秘是孕期最常见的烦恼之一，也是孕期经常被疏忽之处。然而，千万别小看这些习以为常的小毛病。

● 孕期便秘有原因

准妈妈从怀孕第4个月开始，由于体内的激素水平发生变化，黄体酮分泌增加，使肠道的蠕动减慢；而在怀孕中后期，逐渐增大的子宫会增加对排便肌肉的压迫，也造成排便困难。很多准妈妈吃的食物过于精细，含渣的食物相应减少，加上活动量不够，也容易便秘。

● 便秘的调理方法

• 多喝水。尤其是每天早晨起床后，可以喝一杯温开水，润通肠道，促进排便。

• 添加蔬果杂粮。准妈妈往往因进食过于精细而排便困难，因此要多食含纤维素多的蔬菜、水果和粗杂粮，而且要定时进食，切勿暴饮暴食。

• 晨起定时排便。由于早餐后结肠推进运动较为活跃，易于启动排便，故早餐后一小时左右为最佳排便时间。

• 适量运动锻炼。适量运动可以加强腹肌收缩力，促进肠胃蠕动和增加排便动力。需要注意的是，揉腹按摩促进排便的方法是不适合准妈妈采用的。

• 谨慎服用泻药。泻药主要用于功能性便秘。一般情况下，准妈妈尽量避免服用泻药，但若多日不便或排便困难的情况下，可选择适宜的泻药酌量服用，但一定在服用前咨询一下医生。

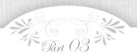

孕育小百科

便秘可以用哪类泻药？

膨胀性泻药内含大量纤维，能吸收水分，软化粪便，缩短排便时间，可酌情选取。润滑性泻药刺激性相对较小，可选用。妊娠末期，准妈妈应绝对禁用泻药。不管怎样，服用前一定要咨询一下医生。

营养饮食 DIY：通便润肠餐 ❤

菠菜猪肝汤

原料

菠菜、猪肝各125克，猪油、让姜、葱、盐、淀粉（豌豆）各适量。

做法

① 将菠菜择洗干净，在沸水中烫片刻，脱去涩味，切段。

② 将鲜猪肝洗净，切成薄片，与食盐、水淀粉拌匀。

③ 葱姜洗净，葱切段，姜拍破。

④ 将清汤（肉汤、鸡汤亦可）烧沸；沸汤中加入生姜、葱段、熟猪油等同煮；煮几分钟后，放入拌好的猪肝片及菠菜，煮熟加盐调味即可。

芝麻酸奶奶昔

原料

黑芝麻5克，酸奶、牛奶各100毫升，蜂蜜适量。

做法

① 将黑芝麻洗净。

② 将所有原料放入豆浆机中，接通电源，按下"果蔬汁"键，搅打均匀后倒入杯中，调入适量蜂蜜调味即可。

黑米黑豆莲子粥

原料

糙米40克，黑豆、黑米、红豆、莲子各20克，白糖适量。

做法

① 糙米、黑豆、黑米、红豆均浸泡4小时左右，并淘洗干净，莲子浸泡2小时，并去掉莲心。

② 将所有食材放入锅中，加入适量清水，大火烧开转小火，煮至所有食材熟烂，粥成黏稠状，加入适量白糖，关火即可。

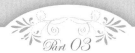
🍼 用呼吸法提高胎教效果 💗

在胎教过程中胎宝宝的接受能力取决于母亲的用心程度，而胎教的最大障碍是母亲持有杂乱、不安的心情。这里介绍一种呼吸法，这种呼吸法在胎教训练开始之前进行，对稳定情绪和集中注意力非常行之有效。

在进行胎教之前进行深呼吸，对增强注意力，准确地按照程序进行胎教，有很大的帮助。不仅胎教前，而且要在每天早上起床时，中午休息前，晚上临睡时，各进行一次这样方式的呼吸，这样，妊娠期间动辄焦躁的精神状态可以得到改善，能进一步提高胎教效果。

● 运用呼吸法的步骤

运行呼吸法前，要做好身体的准备。对进行的场所没有过多要求，身体要完全放松，尽量使腰背舒展，微闭双目，手可以放在身体两侧，也可以放在腹部。衣服尽可能穿宽松点。

● 准备好以后，用鼻子慢慢地吸气，以 5 秒钟为标准，在心里一边数一、二、三、四、五……一边吸气。肺活量大的人可以坚持 6 秒钟，感到困难 4 秒钟也可以。吸气时，要让自己感到气被储存在腹中。

● 然后慢慢地将气呼出来，以嘴或鼻子都可以。总之，要缓慢、平静地呼出来。呼气的时间是吸气时间的两倍。也就是说，如果吸时是 5 秒的话，呼时就是 10 秒。

就这样，反复呼吸 1 ~ 3 分钟，你就会感到心情平静，头脑清醒。

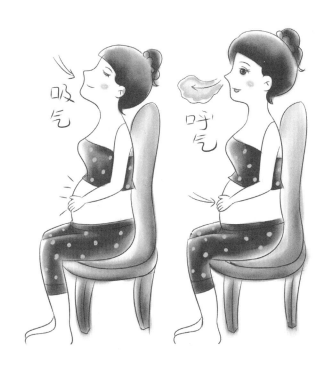

吸气 呼气

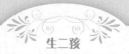

指纹让胎宝宝独一无二

🍼 胎宝宝会做鬼脸了 💗

14 周的胎宝宝身长约 8 ～ 9 厘米，体重约 30 ～ 40 克。胎宝宝在妈妈肚子里已经可以做很多表情了：皱眉、斜一斜小眼睛、做鬼脸都是他的"拿手好戏"。

尽管这时候胎宝宝仍然很小，但是所有的器官都已经形成。胎宝宝的皮肤上覆盖有一层细细的绒毛，全身看上去就像披着一层薄绒毯，胎毛有保护胎宝宝的功能；手和脚的生长似乎出现了分歧，和腿比起来，胎宝宝的胳膊可灵活多了，还会把手指头放在嘴里吮吸呢。而且小小的手指上还画上了细细的独一无二的指纹，这个可是小宝贝区别于世界上任何人的身体特征。

🍼 渐渐显露孕味 💗

这一周，准妈妈的体重会有所增加，重心前移，身体各个部位的受力方向会发生一定的变化。由于体内雌激素的增加，你还会发现自己的阴道分泌物增多。另外，你的皮肤偶尔会出现瘙痒的症状，有些准妈妈的脸上和脖子上会出现黄褐斑，腹部从肚脐到耻骨还会出现一条垂直的黑褐色妊娠线。

此时，大部分准妈妈的恶心、呕吐现象都消失了，食欲开始旺盛起来，这时既是真正的营养摄取期，也是极有可能发胖的时期，所以准妈妈要注意膳食均衡和能量的摄取。

孕育小百科

孕期适宜戴隐形眼镜吗？

准妈妈在怀孕后，眼球中的水分会增加，导致角膜的厚度增加，而敏感度却降低了，这将影响角膜的反射功能，而角膜的弧度在怀孕期间也会发生变化，另外，在怀孕期间准妈妈的泪液分泌量会减少，这容易使得泪液膜中的水分蒸发得更快，造成眼睛干涩的症状。所以准妈妈不适合佩戴隐形眼镜了。

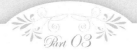

远离美丽"雷区"

怀孕前，你是脚踩高跟鞋的流行女士，怀孕后，变成美丽准妈妈的同时，也要为胎宝宝做出一些牺牲，要学会为孕期安全"扫雷"。

染发剂

染发剂属于化学药品，可能会引起皮肤癌、乳腺癌，也会导致胎宝宝畸形。

口红

口红是由各种油脂、蜡质、颜料和香料等成分组成的。其中油脂通常采用羊毛脂，羊毛脂除了会吸附空气中各种对人体有害的重金属微量元素外，还可能吸附大肠杆菌，并可进入胎宝宝体内，而且还有一定的渗透性。

指甲油

大部分指甲油里面含有一种叫"酞酸酯"的物质，这种物质对人体都有一定的毒副作用。准妈妈在用手吃东西时，指甲油中的有毒化学物质很容易随食物进入体内，并能通过胎盘和血液进入胎宝宝体内，影响胎宝宝健康。

香水"有毒"

准妈妈因为体内激素水平变化比较大，使用香水非常容易产生过敏。而且有动物实验结果表明，用于生产指甲油、香水等化妆品的酞酸酯会导致胎宝宝先天缺损。所以为了胎宝宝的健康，还是不要用香水了。如果实在想用，就让香水落在衣服上，不直接接触皮肤。

不要过度大笑

准妈妈情绪不好不利于胎宝宝的生长发育，容易生出畸形儿，因此，人们总是告诫准妈妈要保持乐观心态，最好多笑。但是对于准妈妈来讲，无限度地开怀大笑并不可取，否则会乐极生悲。准妈妈大笑时会使腹部猛烈抽搐，腹腔内压增大，刺激子宫发生收缩，不利于胎宝宝，妊娠初期会导致流产，妊娠晚期会诱使早产。

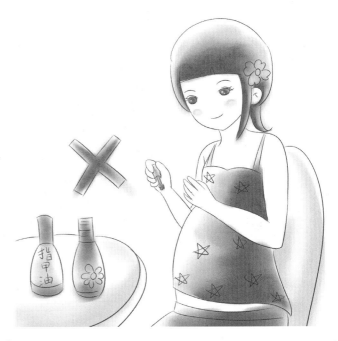

孕中期运动原则 ♥

进入孕中期，胎宝宝的状态已经比较稳定了，这时准妈妈可以开始计划进行一些简单的运动锻炼。孕期锻炼不仅能增进准妈妈的消化、吸收功能，给胎宝宝提供充足的营养，还能使准妈妈有充足的体力以保证顺利地分娩。下面是一些运动中的注意事项：

• 不要激烈运动。在怀孕的时候要采取比较温和的运动方式。

• 千万不要过量。在感到疲惫时就立即停止运动。

• 最好不要选择过几分钟就需要躺下来的运动项目。有些准妈妈在躺下后会出现头晕、呼吸短促、反胃等症状。

• 避免有可能使准妈妈失去平衡的练习或运动。例如骑马，在山地骑自行车等。怀孕时由于骨盆连接处的韧带松弛，使得准妈妈更容易扭伤和跌倒。

• 避免运动中准妈妈体温过高。在运动时，血液流动加速和新陈代谢的加快让准妈妈觉得比平时燥热，准妈妈一定注意避免体温过高，体温过高会影响胎宝宝的发育，严重的会造成胎停育。这点尤为重要。

制订科学的运动计划 ♥

只要在医生的指导下适当地进行锻炼，一般不会对腹中的胎宝宝造成不良影响。在进行有规律的锻炼之前，准妈妈应先去医院进行一次检查并咨询，以得到医生的指导。然后，将你所喜欢的运动类型以及你的身体状况告诉健身教练，以便健身教练设计适合你的锻炼计划。

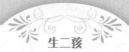

孕育小百科

如何掌握孕期锻炼的强度？

建议准妈妈参加中等强度的锻炼，以锻炼时心率不超过110次／分，一次连续锻炼时间不超过50分钟（30分钟有氧练习、10分钟力量练习、10分钟伸展练习）为宜。

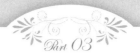
孕中期运动要循序渐进 💜

对准妈妈来说，可以先从散步、做操开始，然后过渡到其他适合孕期的运动，随着体重的增加，运动强度应更轻、更柔和。但无论做哪种运动，都要注意以下几点：

- 应在运动前多喝水，运动时出汗多，喝适量水以补充丢失的水分。
- 运动前要做好准备活动，使全身关节和肌肉活动开。
- 运动时衣着要宽松舒适，要穿运动鞋、戴乳罩。

腰酸背疼做做操 💜

怀孕的准妈妈几乎没有不腰酸背痛的，所以，现在开始就应该注意，除了平时要注意站、坐、躺的姿势，做做下面的靠墙骨盆倾斜的练习，也可有效地预防和改善腰酸背痛的问题。

此练习可缓和骨盆前倾所造成的下背区域的压力与不适。

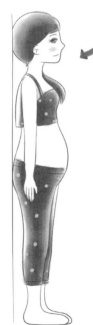

吸

1. 脚后跟离墙约半个脚掌的距离，膝盖微弯放松，让身体靠在墙上，双脚打开与臀同宽，双脚朝前，勿呈外八字形，然后呼气。这时上背与臀可轻松地贴放在墙上，下背则因腰椎向前的曲度而离开墙面些许空间。

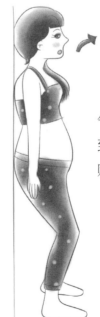

呼

2. 吸气，身体不动；吐气，收尾骨。这时你会感觉到下臀离开墙面，而上背会贴近墙面。

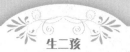
超重准妈妈的饮食攻略

进入孕中期后，由于代谢、内分泌都发生了变化，高血压、血糖异常都会是潜在的威胁，饮食一旦过量，出现了这些并发症，再去控制饮食就很困难了。那么，有超重危险的准妈妈应怎样选择饮食呢？

食不厌"粗"

选择粗粮、杂粮或混有粗粮、杂粮的米面制品作为主食，可以让食物在胃中消化时间延长，增加饱腹感，让你不会总是感到饿。超重的准妈妈体内胆固醇的代谢也会有些障碍，粗纤维可以促进胆固醇的代谢。早餐吃些煮麦片，或是啃个玉米棒，米饭中掺些小米、玉米粒都是不错的选择。

挑精去肥

瘦肉、去皮的家禽、鱼虾中，会引起肥胖、动脉硬化的饱和脂肪含量都较少，可以适当食用。一餐中食用半块大排、4只虾、1～2块豆腐干，既能保证营养需求，又不会引起肥胖。

多吃蔬菜

蔬菜体积大，可以在胃里多占一些位置，让你提早感觉吃饱了，不会无节制地一路狂吃，越吃越超重。

选对烹调油

挑选必需脂肪酸含量丰富的烹调油，如橄榄油、野茶油，既补充了必要的脂肪，又可以软化血管，帮助体内多余脂肪排出体外。

适合的奶和奶制品

脱脂或低脂的牛奶和奶酪，无糖低脂的酸奶，都是超重准妈妈的最佳选择，既补充了钙，又拒绝多余脂肪和糖。

巧吃水果

挑选含糖少的西红柿、黄瓜代替水果，一样可以补充维生素和矿物质。

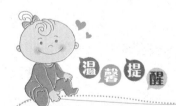

温馨提醒

怀孕时准妈妈可以吃巧克力，但是不能吃过多巧克力。尤其是淡巧克力，它脂肪更多，而且含有较多的多元醇（食用过多会引起胃痉挛或腹泻）。

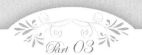

培养广泛的兴趣爱好 ♥

健康有趣味的生活本身就是最好的胎教。准妈妈这段时间由于早孕反应基本消失，身体变得更加轻松，正在慢慢恢复到孕前的正常状态，这时最好重新拾起平时的爱好，乐器演奏、绘画、书法、刺绣等。准妈妈专注地听音乐，胎宝宝也会对音乐怀有特别的兴趣；准妈妈认真读书，胎宝宝也会喜欢上书籍。

如果你希望宝宝将来具有某方面特长，最好在怀孕期间就让宝宝在腹中与之亲密接触。另外准妈妈潜心沉浸在趣味活动中有利于稳定情绪，集中注意力，会使宝宝受益良多。

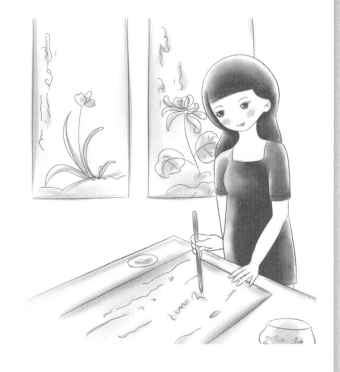

多与胎宝宝对话 ♥

现在，胎宝宝的听力已经有了很大的进步，准妈妈和准爸爸还有你们的大宝宝要多和胎宝宝对话。

与胎宝宝对话一般从怀孕 3 ~ 4 个月时开始，每天定时进行对话，每次时间不宜过长，应在自然、和谐的气氛中进行。对话的内容不限，例如，早晨起床前摸着大宝宝的头，跟他一起与胎宝宝说声："早上好，宝宝。"打开窗户告诉孩子们："哦，天气真好！"上班走在路上，可以把路上见到的景色讲解给胎宝宝听。晚上睡觉前，可以一家人一起轻抚准妈妈的腹部对胎宝宝谈话。

为提高胎教效果，每次与胎宝宝对话前应该设计开场白和结束语，通常使用抚慰和能够促使胎宝宝形成自我意识的语言。最好每次都以相同的词句开头和结尾。这样循环往复，不断强化，效果比较好。

胃口大开与关注体重不矛盾

🍼 胎宝宝本领大 💚

到妊娠第 15 周，胎宝宝身长为 10 厘米左右，体重 60 克左右。如果这时照超声波，可以清楚地看到胎宝宝的各种活动：胎宝宝紧握着拳头，眼睛张开一条小缝，眉头紧皱，小脸蛋皱皱巴巴，偶尔还会吮吸大拇指。

到妊娠第 15 周时，胎盘终于完全成形。胎盘保护着胎宝宝，并供给胎宝宝所需的营养和氧气。胎盘里面最大的一根静脉，从母体向胎宝宝提供营养和含氧量丰富的血液。两根小一点的静脉，将胎宝宝体内产生的废物排放到胎盘之外由母体代谢处理。

🍼 名副其实的准妈妈 💚

进入怀孕中期，随着子宫的变大，支撑子宫的韧带增长，使准妈妈感到腹部和腹股沟疼痛。这是适应子宫变化的短暂现象，对胎宝宝不会有影响，因此不必过分担心。

这一周，由于体内雌激素水平较高，盆腔和阴道充血，这时候一定要注意避免使用刺激性强的肥皂。如果分泌物量多而且有颜色，性状出现异常，应该去医院检查。体内雌激素的变化还会导致部分准妈妈出现牙龈充血或出血的现象，而且这种情况有可能持续整个孕期。所以准妈妈一定要特别注意口腔卫生，养成餐后漱口、早晚刷牙的习惯。

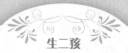

如何检查自己的牙龈是否健康？

如果准妈妈在刷牙或是咬硬物的时候，牙龈有出血的情况，则说明可能患上了牙龈炎；如果准妈妈的牙龈变得肿胀、酸软或发红，不能与牙面紧贴，则说明已经患了牙龈炎；如果准妈妈的牙龈边缘有糜烂、肉芽增生的情况，则说明牙龈炎已经很严重了，一定要去医院及时治疗。

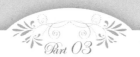
在办公室舒适午睡的妙招

● 准妈妈可以充分利用座椅。坐在椅子上，身体尽量向后靠，使身体放平，然后用另外一张椅子将双腿垫高，这样就可以避免腿部水肿。也可以将几张椅子拼起来躺在上面。

● 避免"伏案而睡"。伏案睡眠并不能使身体得到彻底放松，醒后反而会感到更加疲惫；另外，趴着睡觉时头部长时间枕在手臂上，容易使手臂麻木、酸疼；而且伏案会压迫眼球，使眼压升高，醒后往往会出现短暂的视力模糊。

● 注意身体保暖。睡熟之后，全身毛孔处于开放状态，如果不注意保暖，醒来后往往容易受凉。因此，午睡时最好盖上大衣或者毯子，即使在夏天，也要注意保暖。

好睡眠，给你好气色

心理不安、身体疲劳、睡姿受限制等因素，经常会导致准妈妈失眠，加上肚子中胎宝宝的随时"骚扰"，一觉起来会让准妈妈更显疲惫。那么，准妈妈怎么睡才能睡出好气色呢？

❀ 清洁不能少

准妈妈要在睡前彻底卸妆，还应每周更换一次枕套，同时要注意选用透气和吸汗的纯棉质地的床上用品。

❀ 心情要平静

准妈妈在睡前可以简单地冲个热水澡或用热水泡脚，喝杯热热的牛奶来舒缓绷紧的神经。不应该做剧烈活动或者令你感到兴奋和疲劳的事情。

❀ 睡姿很重要

依自己习惯的选择舒服体位睡眠。妊娠早期，仰卧比较舒服。妊娠中期以后，以左侧卧位最为合理。睡眠时可以将脚部适当垫高，以预防腿部抽筋，还能有助于改善血液循环。

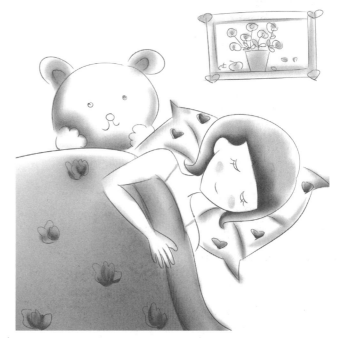

孕期护肤全攻略

由于孕期体内激素水平的变化，有些准妈妈皮肤变得非常敏感、粗糙，面部还出现明显的妊娠斑，同时，由于孕期腹部、乳房和大腿等部位比怀孕前明显增大，且体重迅速增加，导致形成妊娠纹。

准妈妈此时应多吃富含维生素 C 的食物，如柑橘、草莓、蔬菜等，还应多吃富含维生素 B$_6$ 的牛奶及其制品。保证充足的睡眠，对皮肤进行适当的按摩。不宜浓妆艳抹，不宜频繁更换护肤品的品牌，更不应选用那些劣质的护肤品。炎热的夏季里，为避免阳光对皮肤的直晒，应选用那些为准妈妈设计的护肤品。

关注孕期湿疹

当准妈妈的皮肤出现湿疹时，应首先注意彻底清洁，每次洗脸的时候要仔细一些，洗面乳要选择清爽的、不含油脂的、无刺激性的。如果湿疹的症状没有好转反而越发严重，准妈妈最好去求助医生。

过敏慎吃药

由于体内激素的变化，怀孕后一段时间，准妈妈特别容易出现过敏症状。如果症状比较轻微，准妈妈不必理会。如果过敏情况比较严重，不要随便吃药，要求助医生，在医生指导下进行治疗。

不给妊娠纹机会

随着胎宝宝的成长，准妈妈的子宫也会慢慢增大，腹壁的弹力纤维断裂，因此在腹部、乳房、臀部和大腿等脂肪多的地方就容易产生妊娠纹。妊娠纹一旦出现，消退就比较困难了。所以，最好的方法就是防止，准妈妈在补充足够营养的同时，也要注意控制体重，使皮下脂肪不要过度增加。或在每次洗完澡后，在大腿及腹部等处涂上润肤霜或妊娠霜，做轻轻的按摩，这样可以有效预防妊娠纹的产生。

胃口变好，但不要放开吃 ❤

早孕反应消失以后，准妈妈胃口变好、变得非常"能吃"。但妊娠期间如进食过多、营养成分比例搭配不当，极易导致营养过剩，使体重超出正常的范围，即妊娠体重过重。准妈妈体重过重会引发许多病症，如妊娠期高血压、妊娠期糖尿病及其他并发症，也会增加孕育巨大儿的概率，增加分娩时的困难。这时准妈妈尤其要避免高糖分、高热量和高脂肪的食品。另外，由于早孕反应而养成的吃夜宵的习惯也应该改正，因为睡前吃进的零食很容易在体内转化成脂肪堆积起来。

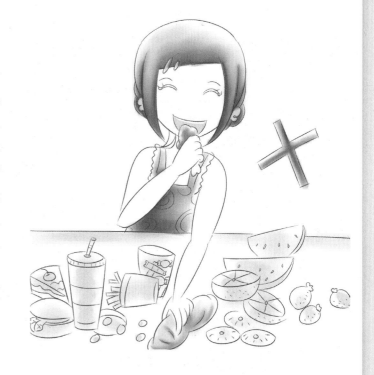

职场准妈妈工作餐怎么吃 ❤

现在，很多准妈妈还在工作，在紧张繁忙的工作中，吃着每日千篇一律的工作餐，自己和胎宝宝无法得到充分、均衡的营养。那么，上班族准妈妈如何才能吃得更健康、更营养呢？

• 慎吃油炸食物。工作餐中的油炸类食物，在制作过程中使用的食用油也许是已经用过若干次的回锅油。这种反复沸腾过的油中有很多有害物质，准妈妈最好不要食用。

• 拒绝味重食物。工作餐里的菜也许不是咸了就是淡了。准妈妈应少吃太咸的食物，以防止体内水钠潴留，引起血压上升或双足水肿。其他辛辣、调味重的食物也应该明智地拒绝。

• 饭前吃个水果。为了弥补新鲜蔬菜的不足，准妈妈可以在午饭前30分钟吃个水果，以补充维生素。

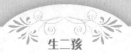
🧬 孕期饮食不能没有鱼 💛

鱼肉的营养非常全面，不但富含优质蛋白质、不饱和脂肪酸、氨基酸、卵磷脂、叶酸、维生素 A、维生素 B_2、维生素 B_{12} 等营养物质，还含有钾、钙、锌、铁、镁、磷等多种微量元素，都是胎宝宝发育的必需营养物质。特别是鱼肉中的 $\omega-3$ 脂肪酸和牛磺酸能够促进胎宝宝脑部神经系统和视神经系统的发育。经常吃鱼，你的宝宝会更聪明。因此，准妈妈在孕期可每周吃鱼 2 或 3 次，淡水鱼和深海鱼类都是不错的选择。

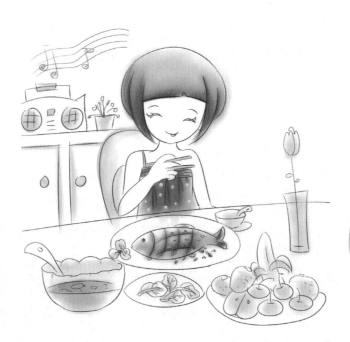

🍼 营养饮食 DIY：美味的鱼 💛

这个时期的准妈妈，在饮食上既要保证营养，又应避免高脂肪高热量的食物，以免体重增加过快。

平鱼富含蛋白质及其他多种营养成分，有益气养血、柔筋利骨的功效，对消化不良、贫血及缓解筋骨酸痛都很有效。

红烧平鱼

原料

平鱼 2 条，笋 50 克，香菇 3 朵，蒜、姜片、葱段、酱油、盐、糖、醋、料酒各适量。

做法

① 平鱼去鳃和内脏，刮洗净，控水；香菇泡软，去蒂，对切成两半；笋洗净，切丁。

② 油烧至五六成热，将平鱼放入略炸，捞出控油备用。

③ 锅底留余油爆香姜片、蒜和葱段，加入盐、酱油、料酒、糖、醋和适量水，用大火烧开，放入平鱼、香菇和笋丁，改用小火焖熟，出锅前撒上葱花即可。

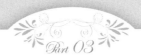
🍼 科学练习孕妇操 ♥

孕妇体操，能让准妈妈身体有足够的准备，使身体以既强健又柔韧的状态进入产程，顺利完成分娩。准妈妈最好在医生指导下做孕妇操。做之前最好让身体处于最松弛状态，如排空膀胱，不在餐后马上开始。动作要温和一些，每位准妈妈的运动量、频率及动作幅度都要自我掌握。

🌸 做操前的准备

准妈妈在做操前一定要有充足的运动前的准备，首先环境要温暖清洁，按季节冷暖穿着一些孕妇运动衫。在客厅地板铺上一条毯子或在床上练习。室内可以播放一些优美的胎教音乐。

🌸 脚部运动

这个动作通过脚尖和踝关节的柔软运动，促进血液循环，增强脚部肌肉以承受日渐沉重的身体，避免脚部受损伤。

动作要领：坐在带靠背椅子上保持背部挺直，腿与地面呈垂直状态，脚心着地；然后脚背绷直、脚趾向下。双脚交替做这个动作，方便时可随时做。

🌸 盘腿运动

这个动作可增强背部肌肉，松弛腰部关节，伸展骨盆肌肉，帮助准妈妈分娩时双腿能够很好地分开，使胎宝宝顺利通过产道。

动作要领：盘腿坐下，背部挺直，双手轻放在两膝上，每呼吸一次就用手按压一下，反复进行。注意要用手腕向下按压膝盖，并一点点加力，尽量让膝盖接近床面，每天早晚各做3分钟。

🌸 腰部运动

这个动作可防止准妈妈出现腰部疼痛。

动作要领：坐在床上左腿伸直，右腿朝外弯曲一些，左手放在左膝盖上，右手撑于一侧，左手上举弯腰，重复数次。两侧交替，每次3分钟为宜。

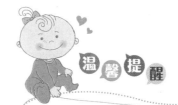

温馨提醒

患有糖尿病的准妈妈可适当加大运动量以控制血糖；患有高血压的准妈妈则要限制运动量；有习惯性流产史的准妈妈在妊娠早期要卧床休息；多胎妊娠的准妈妈最好选择散步之类的轻缓运动。但是，各人情况不同，最好在咨询产科医生后，再安排适当的运动。

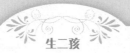

怀孕 **16** 周

生二孩也要重视畸形儿检查

🍼 三等分的胎宝宝 💛

到了本周，胎宝宝身长约 12 厘米，体重约 150 克。头部大概有鸡蛋大小，整个身体几乎为三等分。

胎宝宝现在的皮肤上开始长出皮下脂肪，皮肤逐渐变厚而不再透明，脂肪覆盖着全身。神经细胞的数量也和成人相差无几。神经和细胞的连接几乎消失，条件反射也更加准确。这时胎宝宝不时地伸手、踢腿、舒展身姿，闲下来的时候就会揉揉自己的脸，打打哈欠或者安静地吃自己的手指。这时候，胎宝宝的生殖器官已经形成了，可以通过 B 超分辨出胎宝宝的性别。同时，胎宝宝开始出现了呼吸的征兆——打嗝。

🍼 准妈妈要关注体重了 💛

进入到第 16 周，你的子宫逐渐增大，此时子宫的大小像婴儿的小脑袋，有时你能明显地感到子宫在蠕动，有时还会感到腹部有一阵阵的疼痛。你的乳房会比以前大而且柔软，乳晕的颜色会加深而且变得清晰。有时候你会听到胃里发出来的好像饿了一样的咕噜声。

到本周末，体检时准妈妈会发现体重较怀孕前已经有了明显增加，肚子明显变大，不仅腹部，臀部和全身其他部位都会堆积脂肪，从此时开始准妈妈要注意调节体重，以保证度过一个健康的孕期。

孕育小百科

准妈妈应避免过多精制食品

准妈妈不能只吃精制米面，要尽可能以"完整食品"（指未经细加工过的食品，或经部分精制的食品）作为热量的主要来源。因为"完整食品"中含有人体所必需的各种微量元素）及维生素 B_1、维生素 B_6、维生素 E 等，它们在精制加工过程中常常会损失掉，如果准妈妈偏食精米、精面，则易患营养缺乏症。

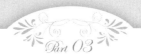

🤝 生二孩你需要做唐氏综合征筛查吗 ❤

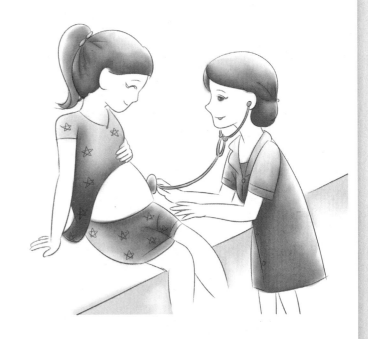

医学临床统计显示，唐氏综合征患儿的出生并不仅仅发生在高龄准妈妈中，所以规定对所有准妈妈都要进行先天愚型筛查，所以即使你的第一个宝宝一切正常再孕育也要做唐氏综合征筛查。进行筛查的最佳时间是怀孕的第 15 ~ 20 周。

在孕 15 ~ 20 周取母血检测甲胎蛋白（AFP）、非结合型雌三醇和人绒毛膜促性腺激素（HCG），就可以筛查出 21-三体的胎宝宝；在妊娠 11 ~ 14 周时用超声测量胎宝宝颈部的软组织厚度，也可筛查出 21-三体的胎宝宝。此项筛查的优点是可以早诊断早终止妊娠，以减轻准妈妈和家庭的创伤及社会的负担。

🤝 最常见 AFP 检查 ❤

AFP 从胎宝宝肝脏里分泌出来，它会流入准妈妈的血液里。唐氏儿检查是抽取准妈妈血清，检测母体血清中甲胎蛋白（AFP）和绒毛促性腺激素（HGG）的浓度，结合准妈妈预产期、年龄和采血时的孕周，计算出唐氏儿的危险系数，这样可以筛查出 60% 的唐氏儿。这种检测方法安全简便，对准妈妈和胎宝宝均无损伤。

一般抽血后一周内准妈妈即可拿到筛查结果，如果概率大于 1/270（分母数字越小，越具高危险），例如 1/200、1/100 等，则表示胎宝宝是唐氏综合征的机会很大，属高危险群。如结果为高危也不必惊慌，因为还要进一步做羊水穿刺和胎宝宝染色体检查才能明确诊断。

生二孩妈妈都要做羊膜穿刺吗

羊膜穿刺检查是产前诊断中必不可少的一项。羊膜穿刺检查对于一般准妈妈来说并不是非做不可的一项检查，但是对于某些准妈妈来说，却是非做不可的检查。需要做羊膜穿刺检查的准妈妈主要有以下几类：

• 准妈妈自己或者准爸爸染色体异常或有遗传性疾病。

• 本身或者是直系亲属曾经生育过先天缺陷儿的准妈妈。

• 本次怀孕疑似有染色体异常的准妈妈。

• 母血筛查唐氏综合征高危的准妈妈。

• 怀孕年龄在 35 岁以上的高龄准妈妈。

• 有习惯性流产的准妈妈。

• 家族中有遗传性疾病的准妈妈。

重点人群的羊膜穿刺术

对于年龄在 35 岁以上的高龄准妈妈，唐氏筛查检查结果属于高危人群的准妈妈，生过唐氏儿的准妈妈，她们应在孕中期到产科门诊做羊膜腔穿刺，抽出羊水进行绒毛及羊水细胞的染色体核型分析。

做羊膜穿刺术通常在孕 15 ～ 20 周，因为这时子宫已经有发育完整的羊膜及足够的羊水可供取样。做穿刺时，医生以约 0.6 毫米内径的长针通过 B 超引导，穿过准妈妈腹部，经过子宫壁到达羊膜腔，然后抽取 20 毫升的羊水。做培养胎宝宝染色体培养，可以分析细胞的染色体以及酶的活性，由此可以用来检查染色体异常（如唐氏综合征）。

羊膜穿刺可能的副作用

可能会出现阴道血、羊水溢出或子宫持续性收缩，约占 2% 的准妈妈会发生。通常不需要特别治疗，对于怀孕过程没有不良影响。与羊膜腔穿刺术过程有关的自发性流产，约占 0.3% 至 0.5%。

做羊膜穿刺术造成流产的概率高吗？

做羊膜穿刺术有大约 5% 的概率可能引发流产。不过准妈妈也不用过于担心，一般来说，帮你做羊膜穿刺术的医生都是有足够经验的医生。

准妈妈别让贫血找上门 ❤

准妈妈贫血常表现为乏力、头晕、心悸、气短、皮肤黏膜苍白、食欲缺乏、腹泻等。若贫血继续发展，还可能引起一些严重并发症：如心肌缺氧致贫血性心脏病、胎盘缺氧致妊娠期高血压疾病等。因此，准妈妈要特别注意增加铁的摄取量，每天所要补充的铁质为 30 毫克左右。

准妈妈多吃补血食物 ❤

药补不如食补，准妈妈可以通过多吃补血食物，达到补铁效果。推荐几个饮食良方供准妈妈参考。

饮食良方一："四红"羹

将红小豆、带红衣的花生仁、红枣按等量比例混合，然后加适量枸杞子，用红糖调味后，在砂锅中一起炖烂，每天早上空腹趁热吃一小碗。

饮食良方二：牛肉炒菠菜

原料：牛里脊肉 50 克，菠菜 200 克，淀粉、酱油、料酒各 5 克，植物油 10 克，葱、姜末各 2.5 克。

做法：将牛里脊肉切成薄片，用淀粉、酱油、料酒、姜末调好汁抓匀；菠菜择洗干净，用开水焯一下，捞出，沥干水分，切成段。锅置火上，放油浇热，放姜、葱末煸炒，再把泡好的牛肉片放入，用旺火快炒后取出，现将余油烧热后，放入菠菜、牛肉片，用旺火快炒几下，放盐，拌匀即成。

饮食良方三：粥类补血法

• 牛乳粥：粳米 100 克煮粥，将熟时加入鲜牛奶约 200 克煮开。

• 豆浆粥：用鲜豆浆与粳米 100 克煮粥，熟后加冰糖少许。

• 鸡汁粥：先用母鸡煮汤汁，取汤汁适量与粳米 100 克煮粥食。

饮食良方四：猪脏助补血

动物肝脏富含各种营养素，是预防缺铁性贫血的首选食品。每 100 克猪肝含铁 25 毫克。猪肝中含有大量的铁和磷，它们是造血的主要的原料，为了避免出现贫血的情况，适当补充铁和磷是很有必要的。另外，猪肝中还含有丰富的维生素 A、维生素 C 等多种营养物质，建议以炖煮的方式来食用猪肝。

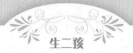
胎教可以影响宝宝的性格

同样是十月怀胎，一朝分娩，宝宝的性格却天差地别。为什么有的宝宝出生后又乖巧又爱笑，为什么有的宝宝却烦躁不安、吵闹不休，这是许多妈妈为之困惑的一个问题。其实宝宝的性格跟胎教有一定的关系，胎教是可以影响宝宝性格的。

生二孩的准妈妈如果在怀第一个宝宝时就关注过这方面的问题，一定会有体会的。那么别忘了你的第二个孩子，为了他有个好性格，做好胎宝宝的胎教。

妈妈的心情决定宝宝性格

随着胎宝宝的一天天长大，胎宝宝和准妈妈的心灵感应也会日渐明显，如果准妈妈的心情好，胎宝宝自然也会安静愉快；如果准妈妈的心情乱糟糟，那么胎宝宝也会躁动不安、缺乏耐性；如果准妈妈有忧郁心情，缺乏活力，所怀孩子出生后会长时间啼哭，长大后可能感情脆弱、压抑；如果准妈妈能正确对待孕期反应带来的烦恼，积极、坚强地克服怀孕和分娩中的困难，这种坚强的意志会影响到胎宝宝，为胎宝宝出生后能自尊自强、不怕与困难做斗争的好性格打下基础。

因此，在怀孕过程中，父母要时刻注意当好胎宝宝的老师，塑造胎宝宝美好的性格。

家庭环境决定宝宝性格

准妈妈所处的家庭环境也往往是影响胎宝宝性格的重要因素。如果胎宝宝所处的家庭纷争不断，那么在准妈妈腹中的胎宝宝自然就会吸收这些不良的信息，他的情绪和性格也会随之受到影响。夫妻两人之间发生磕磕碰碰的事在所难免，但为了孩子，准妈妈和准爸爸应该学会控制自己的情绪，相互谅解，尽量避免发生正面冲突。

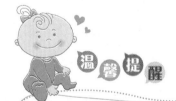

温馨提醒

对于孕期实施过胎教的孩子，出生后突出的特点是：从情绪和社会交往能力上，表现得情绪比较稳定。宝宝啼哭时给予安慰，马上哭声减小，多数停止哭泣，并且追寻声源。所以，子宫内的心理体验是胎宝宝出生后的性格基础。

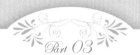

练练瑜伽，缓解孕中期的不适

以下 2 个瑜伽招式，能帮助准妈妈缓解孕期身体上的一些不适，给准妈妈健美柔韧的身体。

缓解乳房疼痛的瑜伽体式：鱼式

体式功效：头部放松，放松颈椎，缓解胸部的胀痛。

躺地，脚心相对，膝盖向旁边打开，手脚在臀部下方。

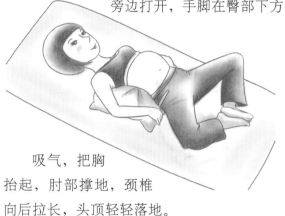

吸气，把胸抬起，肘部撑地，颈椎向后拉长，头顶轻轻落地。

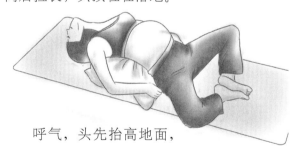

呼气，头先抬高地面，放平，缓缓下落。

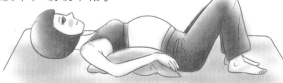

缓解偏头疼的瑜伽体式：猫式

体式功效：柔软脊椎，减缓偏头疼，滋养生殖系统。

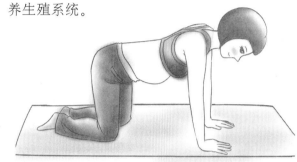

两腿膝盖跪地，与肩同宽；两臂向前撑地，五指张开。

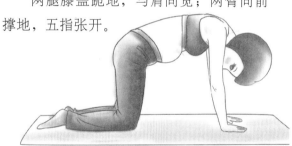

呼气，弓起后背，低头，收尾骨。

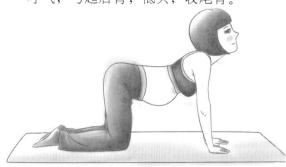

吸气，伸展脊椎，抬头抬臀。

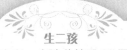

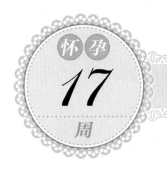

怀孕 **17** 周

日渐隆起的"成就感"

小小的"窃听者"

胎宝宝现在大概有梨那么大，身长 13 厘米，重约 170 克左右。

胎宝宝在这一周身体器官发育更完善。循环系统和尿道已完全进入了正常的工作状态。眼睛更加突出了，双眼慢慢靠近，但是眼睑仍然紧紧地闭合。耳朵也已就位，内耳等听觉器官已基本发育完善，当子宫外传来声音刺激时，小家伙就会有反应。小嘴巴可以张合，而嘴巴下面的脖子已经完全成形并且足以支撑头部的运动。

胎宝宝在子宫中最好的玩具就是脐带了，他（她）有时会拉它，抓它，有时甚至拉紧到只能有少量氧气进入。

别让超重找上你

现在，准妈妈的体重比妊娠之前增加了很多。体重增加过多对准妈妈和胎宝宝来说都不是一件好事，准妈妈应在保证自己和胎宝宝所需的各种营养的基础上，严格控制体重。

准妈妈由于子宫增大，将胃和肠管推挤上升，这样进食之后容易引起胃胀滞食、胸口发闷，有时连呼吸也变得困难。子宫和其他器官的血液需求量是先前的 2 倍以上，因此准妈妈心脏的负担较之前更重。现在，准妈妈心脏的供血量比怀孕前增加 40% 以上，这些增加的血液会加大毛细血管内部的压力，从而导致鼻子或者牙龈出血。

孕育小百科

为什么妊娠期会得鼻炎？

有调查发现，大约 20% 的准妈妈在妊娠期会出现鼻炎的各种症状。这是由于体内的雌激素分泌过多，鼻黏膜变得异常敏感而造成的，所以准妈妈常会出现流鼻涕、打喷嚏、鼻塞的现象。目前，妊娠期鼻炎还没有好的治疗方法，准妈妈们可以在医生的指导下通过药物来缓解症状。

养成生活好习惯

不论是为了自己，还是为了肚子里的胎宝宝着想，准妈妈一定要在生活上养成好习惯。

❀ 多走路

准妈妈要多走走路，走路时，以"快散步"的走法，一周至少进行 3 ～ 5 次，每次持续至少 15 分钟。走路运动可以消耗热量，帮助准妈妈控制体重，对于自然生产也有相当大的帮助。

❀ 多笑

准妈妈想笑就笑吧！多看自己喜欢的书籍、电视节目，多和亲友聊天，让自己每天脸上都挂着笑容，这样可以达到缓解心理压力的效果。

❀ 每天都和胎宝宝说说话

随时都可和肚子里的胎宝宝说话，这样可以提早和宝宝建立亲情，让宝宝感受到温柔的母爱。

❀ 不可过度劳累

只要有疲倦感，就赶紧坐下来休息。过度劳累可能提升各种孕期的风险，甚至导致早产，准妈妈不可忽视。

❀ 放慢动作

急性子的准妈妈也要学习当个"慢郎中"，随时提醒自己放慢步调，特别是在出现眩晕感时，更要马上停止动作，坐下休息。

❀ 勤洗手

勤洗手是我们每个人都应该养成的好习惯，特别是吃饭前和上厕所后，主要是为了降低感染风险，在传染病流行期间，更要养成这个好习惯。

❀ 随身必备物品

• 手机是准妈妈外出时一定要随身携带的物品，并且要确保它有电。

• 《孕产妇围产保健手册》最好也要带在身上，在就近就医时方便医生了解自己的情况。

• 零食。准妈妈很容易觉得肚子饿，包里可放点小食品，还要备一小瓶水。

• 别忘了带点湿纸巾，随时保持手部清洁。

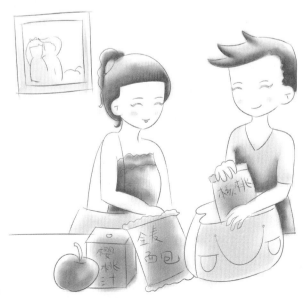

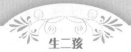
孕中期适度地享受性生活 ❤

怀孕是女性的一个特殊时期，由于怀孕中期妊娠较为稳定，早孕反应也消失了，准妈妈心情舒畅，加上由于激素变化造成的阴道分泌物增多，怀孕中期可以适度性生活。

在妊娠中期，性生活是相对比较安全的，但也要有节制，动作不可粗暴。在妊娠中期，子宫逐渐增大，胎膜里羊水量增多，胎膜的张力逐渐增加。这个时期最重要的是维持子宫的稳定，保护胎宝宝生活和发育的正常环境。如果准妈妈健康状况良好，胎宝宝情况正常，那么在孕中期还是可以过性生活，以每周 1 ～ 2 次为宜，这也有益于夫妻恩爱和胎宝宝的健康发育。此外，丈夫的精液中含有一种精液胞浆素，它具有与青霉素相媲美的抗菌功能，能够杀灭葡萄球菌等致病菌，可以清洁及保护孕妻的阴道。

孕中期性爱注意事项 ❤

在孕中期虽然性生活相对比较安全，但有些注意事项准爸爸、准妈妈还是应该注意的：

- 控制次数和时间。每周 1 ～ 2 次，每次最好不要超过 20 分钟。

- 注意个人卫生。尤其是准爸，一定充分清洁双手和生殖器，以免使准妈妈发生细菌感染。

- 准爸的动作一定要温柔，不要压迫准妈妈的腹部，前戏不能太激烈，还要避免过度刺激准妈妈的乳房和阴道。

- 不要勉强。在性爱的过程中，如果准妈妈感到十分疼痛，就要暂停，等到肿胀感消失后再继续，但如果还是感到疼痛，就应停止，不可勉强为之。

- 最好采用安全的性爱姿势，如女上男下式、侧入式、后入式等。

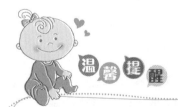

温馨提醒

孕中期准妈妈的腹部已开始出现膨隆，性交时一定要避免对妻子腹部造成压迫，插入不要过深。

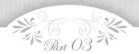

胎教音乐要有正确音乐节律

并非所有的优美音乐都适合胎教，只有在频率、节奏、力度和频响范围等方面完全符合胎宝宝听觉生理要求的胎教音乐，才能真正起到开发智力、促进健康的作用。给胎宝宝听的音乐，首先要保证音乐的声波特性不会损害宝宝的听觉器官，尤其是绝对不能损害宝宝内耳的毛细胞及神经细胞。

要听合格的胎教音乐

作为胎教音乐，应尽可能与宫内胎音合拍。若频率过高会损害胎宝宝内耳螺旋器基底膜，使其出生后听不到高频声音；节奏过强、力度过大的音乐，会导致听力下降。因此，选作胎教音乐，应先经医学、声学检测，符合听觉生理学的要求。在选购胎教音乐光碟时，不要只考虑音乐是否好听，而是看它是否经过了医学、声学的测试。只有完全符合听觉生理要求的胎教音乐，才能真正起到开发智力、促进健康的作用。

多听胎宝宝喜欢的音乐

科学实验显现，当准妈妈坐着听自己喜欢听的音乐，渐渐跟着唱起来的时候，胎宝宝也能感受到愉快的气氛，变得活泼好动起来。但是若播放母亲不喜欢的音乐，或难学的曲子，母亲根本无意欣赏，此时腹中的胎宝宝也会停止活动。所以，准妈妈在选择胎教音乐的时候也要关注胎宝宝的反应，尽量"投其所好"。

调整合适的音量

准妈妈在播放音乐时，要注意调整到合适的音量，不要将音量调整的过大，一般情况下应该选择中低音量，声调温和、不刺耳，高、中、低音均衡，既不要选择过高的音调吓到宝宝，也不要选择过低的音调，破坏胎宝宝的音感平衡，造成对高音的不敏感。

胎教音乐不宜过长

对于胎宝宝来说，5～10分钟的音乐是合适的。同一段音乐可以让胎宝宝反复地听，这利于产生刺激，胎宝宝在出生后再听到同样的音乐，会产生熟悉感，对新手爸妈抚慰宝宝的情绪有很大帮助。因此，也不要过于追求新鲜感而经常更换胎教音乐。另外，听音乐的时间不要过长。

与胎宝宝一起欣赏《欢乐颂》

准妈妈不妨来听听《欢乐颂》这样的音乐。这部伟大的曲子所要歌颂的主题——欢乐，让一个个简单却又优美的旋律将它表现得淋漓尽致。准妈妈除可产生欢乐之情外，还可增添信心和勇气。

音乐赏析

《欢乐颂》又称《快乐颂》，是在 1785 年由德国诗人席勒所写的诗歌，贝多芬为之谱曲，成为了现今欧洲联盟的盟歌。以其严谨深刻的思想、永恒神圣的热情、无与伦比的力量和伟大高尚的心灵，赢得全体听众的心。《欢乐颂》象征着人类经过艰苦奋斗之后，终于找到了通往自由欢乐的道路。《欢乐颂》主题首先由低音大提琴奏出，接着渐渐发展扩大到弦乐器和整个乐队，并且力度和节奏越来越强，形成巨大洪流，势不可挡，人们在通往自由欢乐的大路上迅猛前进。贝多芬认为自由平等博爱是欢乐的前提，人们必须努力争取，才能获得解放，欢乐不是上帝的赠品，而是靠人们去奋斗，欢乐属于解放了自己的人们。

它所表现的不是缠绵的情意，而是歌颂仁爱、欢乐、自由的伟大理想："欢乐女神圣洁美丽，万丈光芒照大地，我们心中充满热情，来到你的圣殿里。"这表现的是一种崇高、圣洁的美。

妈妈用歌声感染胎宝宝

在音乐胎教中，如果加进准妈妈的歌声，一定会起到事半功倍的效果。而且在吟唱的过程中，准妈妈也会心情愉悦。最好是一边唱一边随着节奏打着拍子。这首摇篮曲也很适合哄大宝宝睡觉！

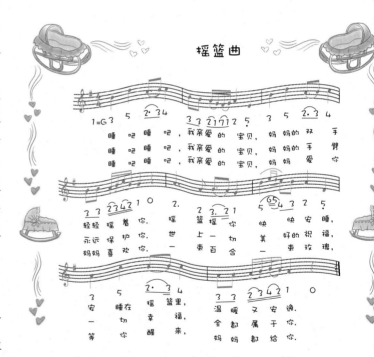

准妈妈动起来，好处多多 ♥

许多怀过宝宝的女性欣喜地感慨，怀孕过程中保持规律运动，会让自己心情愉悦。这是因为运动刺激了脑部，分泌出一种内啡肽的激素，能增强抗压力的能力，减缓痛苦和不适的感觉。

尝试过运动的准妈妈们说，运动增强了心肺功能，让人感到神清气爽；运动还有助消化，减少便秘现象；运动促进了腰部及下肢的血液循环，腰酸腿疼大大减缓了。

多选择到户外运动。户外运动让准妈妈们呼吸着新鲜空气，并在阳光的沐浴下，促进身体对钙、磷的吸收，既有助于胎宝宝的骨骼发育，又可防止准妈妈因缺钙引起抽筋。

通过运动锻炼的准妈妈，增强了腹肌，可防止腹壁松弛造成的胎位不正及难产。而腰腹肌和骨盆底肌肉力量的增强，可缩短产程，防止产道撕裂及产后出血。

适合准妈妈的运动 ♥

不是所有的运动都适合孕期的准妈妈，下面我们推荐几种适合孕中期准妈妈运动的项目：

● 散步：这是最理想、最安全的运动，可以贯穿你的整个孕期。

● 打乒乓球：这是可温可火的运动，此阶段要平和地对打，不要猛抽猛扣。

● 跳舞：当你随着美妙的旋律翩翩起舞的时候，你是在有规律地活动手脚和全身，紧张的肌肉、疲惫的心情都全然得到了放松！当然你不要忘记自己的身孕，切忌劲舞。

● 游泳：水的浮力会将人整体托起，使你在运动中不会太疲劳。游泳可缓解你的背部疼痛，也会减轻你的水肿。游泳被誉为准妈妈最好的锻炼方式之一，但不会游泳的准妈妈不可在孕期现学，以免发生危险。

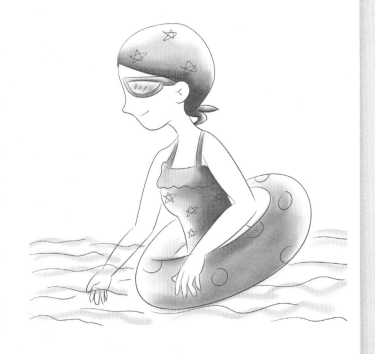

怀孕
18
周

拳打脚踢的小淘气

🍼 幸福的感"动" 💗

18 周的胎宝宝身长大约有 14 厘米，体重约 200 克。进入孕 18 周后，频繁的胎动足以让你相信胎宝宝确实动了！

此时，小家伙居住的"房子"非常大，所以好动的宝宝十分活跃，胎宝宝指尖处和脚趾上的肉垫已经形成，他（她）已经能够很协调地操纵双手，甚至把手放入口中。他还总是频繁地变换各种姿势，经常戳、踢、扭动和翻转。胎宝宝此时小胸脯一鼓一鼓的，这是他（她）在呼吸，但这时的胎宝宝吸入呼出的不是空气而是羊水。现在你可以借助听诊器听到胎宝宝的心音，那种健康的心音一定会让你倍感欣慰。

🍼 累并快乐的准妈妈 💗

到了这周，子宫继续增大，子宫底在肚脐下面两横指的位置上。随着子宫的不断长大，准妈妈的外形体征更为明显，腹部隆起，身体重心开始前移，你可能会感到行动有些不便了。所以，

平时常穿的高跟鞋不能再穿了，应该换成低跟或者平跟的鞋子。

由于体形的变化及身体负荷的增加，准妈妈变得容易疲倦，偶然还会出现身体失去平衡的情况。大部分准妈妈还会受到痔疮的困扰，你的腿、尾骨和其他肌肉会有些疼痛，部分准妈妈还会出现鼻塞、鼻出血的情况。

孕育小百科

别穿压迫肚子的紧身衣装

现代准妈妈很在意自我形象，当腹部隆起时常会穿着一些压迫肚子的紧身衣装。但这样的衣服既容易加重身体疲劳，又会影响腹中的胎宝宝的发育。所以建议上班族准妈妈最好选择符合职业身份，又不妨碍工作，还很方便舒适的职业孕妇装。

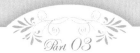
感觉第一次胎动 ♥

很多准妈妈在第一次感觉到胎宝宝在动的时候，会从心底流露出惊喜和幸福。事实上，在胎宝宝形成之初，胎动就已经存在了。不过，因为胎宝宝还太小，再加上有羊水的阻隔，准妈妈通常感觉不到。直到怀孕 17 ~ 20 周时，准妈妈可以第一次感觉到胎动。

胎动判断胎宝宝的行为状态 ♥

胎动指的是胎宝宝的主动性运动，呼吸、张嘴运动、翻滚运动等。胎动可分为睡眠和清醒两个时期。睡眠时又可分为安静睡眠期和活动睡眠期。在安静睡眠期，胎宝宝处于完全睡眠的状态，对于外界的刺激或声音，都没有明显的反应，此时几乎没有胎动产生；在活动睡眠期，胎宝宝会有各种不自主的运动，如手脚运动、翻滚等，如果此时，准妈妈稍微变换一下姿势，胎宝宝就可能会被惊动而醒来。当清醒时，胎宝宝会做全身性和各部位的运动，如肢体运动、脊椎屈伸运动、翻滚运动、快速眼睑运动等。

胎动的类型 ♥

准妈妈能感觉到的胎动，最初出现在下腹中部，常有几种不同的类型。

●翻身运动：这是胎宝宝身体的左右转动，持续时间较长，一般为 3 ~ 30 秒，翻身动作较大，你会觉得有翻滚、牵拉的感觉。

●胎宝宝的四肢运动：如拳打、脚踢，一般持续 1 ~ 15 秒，这时你能感到孩子在腹中踢动或跳动。

●胎宝宝在颤动、缓慢地蠕动或像是打嗝似的抖动。

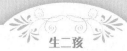

从胎动判断胎宝宝的健康状况 ❤

胎动好常意味着胎宝宝宫内情况良好，身体健康。因此，做好胎动监护显得极其重要。

准妈妈妊娠应定时数胎动。一般来说，在正餐后卧床或坐位计数，每日 3 次，每次 1 小时。每天将早、中、晚各 1 小时的胎动次数相加乘以 4，就得出 12 小时的胎动次数。如果 12 小时胎动数为 30～40 次，说明胎宝宝状况良好，如果为 20～30 次应注意次日计数，如下降至 20 次要告诉医生，做进一步检查。

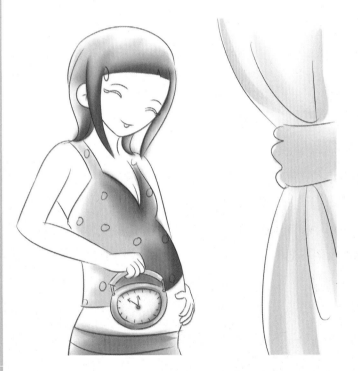

胎动异常要警惕 ❤

胎动异常是指胎动明显减缓、减少，甚至突然停止。产生胎动异常的原因有：

● 胎盘功能不佳：造成胎盘供给胎宝宝的氧气不足，胎动会减缓。

● 脐带绕颈：由于胎宝宝可以在羊水内自由地活动，可能会发生脐带缠绕住颈部的情况。如果缠绕得太紧就会造成宝宝缺氧，胎动减少，甚至死亡。

● 胎盘剥离：通常会造成妈妈剧烈的腹痛、大量阴道出血和宝宝心跳减速，较易发生在有高血压病史或腹部遭外力撞击的准妈妈身上，这会使得胎动突然停止。

● 准妈妈发烧：轻微的发烧，胎宝宝并不会受到太大的影响，但如果准妈妈的体温持续超过 38℃ 以上，宝宝也会变得少动。

宝宝的体型增大、羊水量减少，使得子宫内的空间相对地变小，胎动也就自然地减少。

准妈妈有个体差异，每一胎的情况也不一样。当准妈妈感觉到胎动减少时，应该安静下来，不要慌张，休息一下后，再观察胎宝宝的活动。如果发现胎动真的减少，甚至是停止了，就应该尽快找医生做进一步检查。

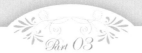
不可忽视锌的作用

现在这个时期准妈妈需要增加锌的摄入量。锌对胎宝宝的身体和大脑的发育起着不可忽视的作用，孕期严重缺锌可导致胎宝宝中枢神经系统畸形；中度缺锌可导致胎宝宝宫内发育迟缓，免疫功能下降，大脑发育受阻。

锌对于孕期另一个重要的意义，在于锌能促进子宫收缩，帮助准妈妈顺利分娩。一旦缺锌，在分娩时会使子宫收缩无力，增加分娩痛苦，还可能导致产后出血过多和并发其他妇科疾病。

准妈妈应如何补锌

在植物类食物中，经过发酵的食品含锌量比较高，如面筋、烤麸、麦芽等都富锌。而豆类食品中以黄豆、绿豆、蚕豆为首选，坚果中的花生、核桃、栗子等也含锌较多，准妈妈可以适当多吃这些补锌食品。

动物食品中牡蛎（生蚝）是含锌量较高的，其次是鲜鱼、牛肉、羊肉和其他贝壳类海产品。动物食品中的锌比植物中的锌更利于人体吸收，植物中的植酸和植物纤维可抑制锌的吸收。

营养饮食 DIY：富锌大餐

这里给准妈妈推荐一道含锌量比较高的菜品。

蜜汁烧蚝

原料

生蚝肉 200 克，面粉 10 克，胡椒粉、盐、料酒、蜂蜜、老抽各适量。

做法

① 生蚝飞水，滤干后充分控干水分，加面粉、胡椒粉、盐拌匀。

② 油锅烧热，放进拌匀的生蚝煎至外表微焦，加料酒、蜂蜜、老抽调的汁烧煮，至汁收干即可。

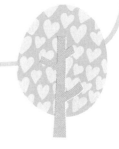

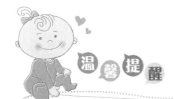

温馨提醒

锌会抑制铁的吸收。如果铁摄入正常却发现准妈妈缺铁了，可能就是锌起了负面作用；如果准妈妈血脂高，也要查查是否锌摄入过多了。

孕期各类体型体重增长标准

　　一般正常人的标准体重值，等于身高减去105，在这个基础上可上下浮动10%。瘦型女性怀孕后，其理想体重是在原体重上增加14 ~ 15千克为正常；而对一个怀孕前中等肥胖的女性来说，身体增重9 ~ 10千克较为合适；孕前极度肥胖的女性以增重7 ~ 8千克为好。

孕期控制体重小秘诀

　　如果准妈妈在怀孕前就比较胖，或者怀孕期间体重突然增加，到孕中期就应开始进行积极的

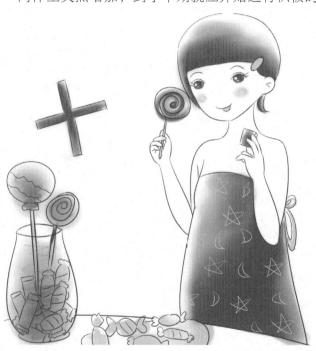

体重管理。怀孕期间，准妈妈该如何控制自己的体重，以下做法可参考：

● 家里常备一个体重秤，定期在相同条件下测量体重，随时掌握体重变化情况。

● 少食多餐，一日三餐的时间和食量多少，一定要有规律。

● 多吃一些绿色蔬菜。蔬菜本身不但含有丰富的维生素，还有助于体内钙、铁、纤维素的吸收，以及防止便秘。

● 少吃油腻食物，多吃富含蛋白、维生素的食物。肉类应去皮并不吃肥肉，只吃适量瘦肉；浓汤类食物，只吃其中固体食材，不喝汤。

● 避免吃糖类、甜食及饮用富含糖类的饮料等。

● 避免用大盘子盛装食物，面对一大盘子美味的诱惑，人容易失控。可以改用小盘子盛装食物，或者实行分餐制。

● 吃饭时，要细嚼慢咽，不可狼吞虎咽。吃得过快、食物嚼得不精细，给胃增加负担，不利于消化，也容易吃多。

● 尽量少吃零食和夜宵。吃零食是导致肥胖的重要因素之一，吃夜宵也是保持正常体重的大敌，特别是就寝前两小时左右吃夜宵，缺乏消耗，脂肪很容易在体内堆积。

准妈妈要预防妊娠牙龈炎

妊娠期牙龈炎将随妊娠的进展而日益加重，但产后会逐渐自行消失。所以准妈妈要注意勤刷牙，每次进食后都用软毛的牙刷刷牙，刷牙时注意顺牙缝刷，尽量不碰伤牙龈，不让食物碎屑嵌留。挑选松软、不需多嚼和易于消化的食物，以减轻牙齿负担，避免损伤牙龈。多食富含维生素C的新鲜水果和蔬菜，或口服维生素C片剂。

总之，准妈妈一定要注意口腔保健，避免引起口腔组织内感染。

孕期鼻出血的应对措施

流鼻血是怀孕期间常见的一种现象，在怀孕的早期、中期和晚期都会出现，尤其在怀孕的中晚期会较严重。这是因为怀孕后血中的雌激素量要比妊娠前增加25～40倍，在雌激素影响下，鼻黏膜肿胀，局部血管扩张充血，易破损出血。鼻中隔的前下方本来就血管丰富，且位置浅表易受损伤，属鼻出血的多发部位，再加上妊娠引起的变化，即使不受伤，也会出血。

准妈妈鼻出血时，千万要镇静，因为精神紧张，会使血压增高而加剧出血。发现鼻出血时，用手捏住鼻翼即能很快止住血。如果难以止血，可在鼻孔中塞一小团清洁棉球，紧压5～10分钟并捂住鼻子；再在额鼻部敷上冷毛巾（不时更换）或冰袋，促使局部血管收缩可减少出血、加速止血。

如果血液流向鼻后部，一定要吐出来，否则将刺激胃黏膜引起呕吐，呕吐时，鼻出血必然增多。

倘若采用上述措施鼻出血继续，则需赶快去医院耳鼻喉科就诊处理。准妈妈若反复、多次发生鼻出血，应予重视，需到医院进行详细检查，以便针对原因，彻底治疗。

乳房胀痛的应对方法

怀孕后的准妈妈，会觉得乳房肿胀、瘙痒，甚至有些疼痛，偶尔压挤乳头还会有黏稠淡黄的初乳产生。并且随着乳腺的肥大，乳房会长出类似肿块的东西。不过这些都是做母亲的必然经历，一些小方法可以缓解不适。

首先要去买几个质地好的、能够支持你胸部的胸罩。准妈妈应挑选质地柔软、乳头附近没有缝线的胸罩，以避免皮肤的擦伤。而棉质胸罩会比人造纤维的穿起来要舒服些，透气性也相对好些。还可以采用热敷、按摩等方式来缓解乳房的不适感。每天还要用手轻柔地按摩乳房，促进乳腺发育。另外还要经常清洗乳头。

生二孩也要自我监测

🍼 胎宝宝的"装备"越来越齐 ♥

现在胎宝宝的身体长度为 15 厘米，体重也增长到了 240 克左右，大小犹如一个小番瓜。

胎宝宝仍在快速地生长，此时他的手脚已经与身体的其他部分成比例了，感官发育进入了关键时期：胎宝宝的大脑为味觉、听觉等各种感官划分了专门的区域，此时神经元的数量减少，神经元之间的连通开始增加。

胎宝宝的表情也变得极为丰富：皱皱眉头，转动眼球，或者面露哭相。虽然眼睑还覆盖在眼球上，但是视网膜已能感觉到光线的存在了。到刺眼而皱起。

🍼 准妈妈行动不要求速度 ♥

现在，准妈妈的子宫已经达至肚脐下一横指的位置，皮下脂肪增厚，腹部突出更明显。

你的肚子越来越大，随着孕周的增加，也许你还会出现水肿、血压升高、心跳加快等情况。如果腹部发痒，可以试着涂一点润肤霜，痒得厉

害应该及时咨询医生。部分准妈妈的面颊上可能出现暗色斑块，对此你不用担心，分娩后这种斑块就会慢慢消退，这时候你要尽量避免受到阳光的暴晒。这个时期，你的胃口很好，但还是容易疲倦，比较嗜睡。再加上胎宝宝不停地运动，有时候晚上会"折腾"到很晚，使你无法入睡，疲劳感加重。所以一定要保证自己的休息。

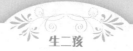

孕育小百科

如何预防孕期痔疮？

由于胎宝宝增大而压迫肠道，妨碍了直肠内血液的流通，使盆腔器官血液回流减少，直肠里的静脉鼓起来形成痔疮，严重时会凸出至肛门外面。准妈妈应慎防患上痔疮，平日要多喝水，多吃高纤维食物及常做体操。

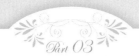

 避免焦虑引起剧烈胎动 ❤

准妈妈和胎宝宝心心相印，准妈妈的情绪会直接传达给胎宝宝，对胎宝宝的发育有很大影响。情绪是一种复杂的心理现象，胎宝宝所在的母体不断受着物理、化学变化的影响，因此，准妈妈的一举一动、情绪是否稳定，都会对胎宝宝的身心健康产生影响。

准妈妈的情绪过分紧张、极度疲劳、腹部的过重压力以及外界的强烈噪声等，都可使胎宝宝躁动不安。胎宝宝长期不安，可导致体力消耗过多，从而影响胎宝宝的健康发育，甚至影响到胎宝宝出生后生理、心理及智力的发育，如胎宝宝出生后瘦小虚弱，躁动不安、喜欢哭闹、不爱睡觉等表现。

 边感受胎动边想象 ❤

现在胎宝宝胎动明显增多，准妈妈在感受胎动的同时，可以将精神集中到自己的腹部，专心致志地想着胎宝宝，对胎宝宝每一次动作加以丰富的想象与欣赏：这一下是宝宝头撞宫壁，我的宝宝在练铁头功呢；这一下是长拳，厉害；这一下更厉害了，足下生风啊！小家伙还真调皮呢，大概是在跳劲舞吧……通过浮想联翩，准妈妈的这些意念，既可以对胎宝宝的正常发育产生良好的影响，也可以加深母子之间的情感联络。

 学会宁静愉悦地度过孕期 ❤

宁静和愉悦的心态，是增长胎宝宝智慧，保持胎宝宝身体健康的一种最佳的气血环境。我们所说的宁静是一种精神境界，一种心态，而不是具体动作。生活中，准妈妈应一切以胎宝宝健康发育为着眼点，平时多阅读优美的文字、聆听优美的音乐，主动和别人交流，始终使自己保持平和宁静的心境、愉悦的情绪。

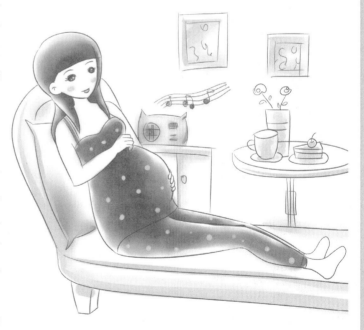

居家自我监测胎宝宝

整个妊娠期，准妈妈不可能时时在医生的监护下妊娠，因此，掌握一些自我监测胎宝宝的方法是十分重要。

测体重

准妈妈的体重包括自身体重、胎宝宝、胎盘和羊水的重量。孕期准妈妈平均体重增加 11 ~ 13 千克。怀孕中后期，每周体重增加 450 克。超过这个增长速度时，就应去看医生。

数胎动

到怀孕 20 周左右，胎宝宝四肢活动明显增加，这时大多数准妈妈可感到胎动。胎动次数，个体差异较大，故只要有胎动、变化不大，都说明胎宝宝发育正常。

测量宫高的方法

子宫底高度是间接反映胎宝宝生长情况和羊水情况的指标之一，每周测量 1 次可监测胎宝宝的生长情况。自妊娠 20 周开始，子宫底高度一般每周增加 1 厘米。到 36 周时，由于胎头入盆，宫底上升速度减慢，或略有下降。准妈妈排尿后，平卧于床上，用软尺测量耻骨联合上缘中点至宫底的距离。如果发现宫高间隔两周没有变化，或者宫底升高的速度有过快或过慢的情况，应当请医生进一步检查。

测量腹围的方法

腹围也是反映胎宝宝生长情况和羊水情况的指标。一般来说，怀孕 20 ~ 24 周时，腹围增长最快；怀孕 34 周后，腹围增长速度减慢。准妈妈排尿后，平卧床上，用软尺经肚脐绕腹部一周，这一周的长度就是腹围。测量腹围时注意不要勒得太紧。如发现增长过快或过缓，则应考虑是否是羊水过多或胎宝宝发育迟缓。当然，腹围的大小受准妈妈怀孕前腹围的大小和体形的影响，应综合分析。

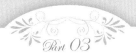

警惕影响胎宝宝脑发育的食物 ♥

在这个时期，胎宝宝的大脑得到了最大程度的发育，准妈妈要在这阶段多吃些健脑食品，以利胎宝宝脑组织发育。然而，在健脑的同时，营养学家们特别指出，准妈妈还应注意有些食品避免摄入过多，否则会对大脑有害。

肉类

人体呈微碱性状态是最适宜的，如果偏食肉类，则使体内趋向酸性，致使大脑迟钝、不灵活。

精绵白糖和精白砂糖

精白砂糖等可以直接进入血液中，使血液不能畅通。精白砂糖进入脑细胞，可带进水分，使脑细胞呈"泥泞"状态，这不仅有损大脑，而且还导致脑出血、脑血栓。所以，长期大量食用精白砂糖，对大脑细胞的发育是很不利的。过多吃精绵砂糖等渍制的食物，也会产生这种不良后果。

黄油

黄油其实就是脂肪块，脂肪很易滞留在血管壁上，从而妨碍血液流动。脑中有为数众多的毛细血管，血液通过这些毛细血管向脑细胞输送营养成分，如果脂肪使毛细血管不畅通，就会导致大脑缺乏营养物质，使大脑正常活动受阻。

油条

油条、油饼在制作过程中所使用的明矾是一种含铝的无机物，铝可通过胎盘侵入胎宝宝大脑，影响胎宝宝智力的发育。因此准妈妈在孕期应避免食用此类食品。

味精

味精的主要成分为谷氨酸钠，可与血液中的锌结合从尿液排出，因此吃入过多味精可消耗掉大量锌元素，导致胎宝宝缺锌，进而对其发育产生消极影响。准妈妈的日常饮食中应少放味精。

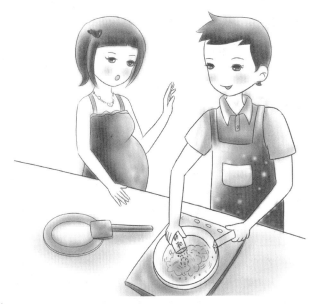

🎀 准妈妈**安稳度夏** 💗

盛夏时节，准妈妈身体的新陈代谢加快，汗腺分泌增多，很易出汗。一般人都被酷暑所扰，准妈妈则更怕热，易出痱子。因此，准妈妈过夏天更要注意日常保健。

❀ 夏季的穿着

夏天是女性喜爱的季节，因为可以穿着各种衣裙秀出自己的美丽身材。但是准妈妈要选择较为宽大、舒适、吸汗且易于穿着的衣服。鞋子也要松软舒适，尽量不要穿高跟鞋。另外，准妈妈的乳房由于腺体增生而较为丰满，最好用乳罩，但注意不要束缚过紧。

❀ 夏季的饮食

夏季天气炎热，是肠胃疾病高发的季节，这与饮食卫生密切相关，所以准妈妈尤其要注意饮食的卫生，不能吃生、冷、隔夜的食物。注意不要过多食冷饮，吃水果也要适度，以免伤脾胃。夏季出汗多时应补充足量的水分和盐分。

❀ 夏季的居室

准妈妈要注意空调的使用，开空调的房间一定要注意开窗通风，空调的温度不宜太低，25 ~ 26℃ 比较合适。同时，睡觉时注意盖好腹部，以防受凉，纳凉的时候不要坐在风口。

❀ 夏季的出行

夏季准妈妈尽量不要在烈日下出行，避免中暑。除非远行时以车代步，平时尽量步行，但要适度，不能走得太远、太累。散步是准妈妈最佳的活动方式。准妈妈在阳光强烈时外出，一定要打伞或戴遮阳帽，最好涂抹不含铅的防晒霜，而在返回室内后要尽快洗净防晒霜。

夏天多雨，准妈妈外出有滑倒的危险，因此雨天尽量减少外出。

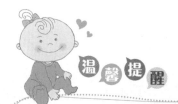

温馨提醒

准妈妈应注意补水，白开水是最好的饮料，切忌口渴才饮水。少喝碳酸饮料，少吃冷饮。

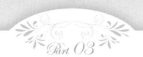

🐚 准妈妈平稳越冬 💛

冬日的流感、严寒和各种疾病对于准妈妈来说是个更加严峻的考验，准妈妈们必须加强冬季护理工作，以保证自己和腹中的胎宝宝过一个健康、温馨、快乐的冬天。

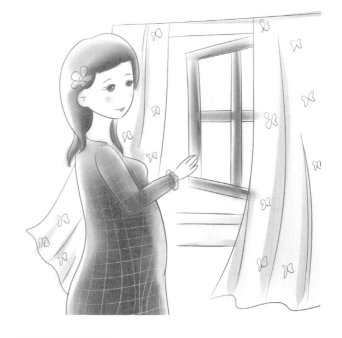

● 严防病毒感染

冬季气温低，室内外温差变化大，人体抵抗力降低，容易感染流感、风疹病毒，这会给胎宝宝带来不同程度的伤害。因此，准妈妈要注意衣着和起居，及时添加衣服，防止受凉感冒。尽量减少外出，特别是不要去公共场所，以免感染疾病。

● 加强营养补充

冬季绿叶蔬菜比较少，准妈妈容易缺乏维生素C，有计划地多吃些水果和蔬菜。由于冬季人体散热较多，准妈妈应多吃些鱼、瘦肉、家禽、蛋类、乳类及豆制品等营养丰富热能高的食品，还可以吃一些红枣、板栗、核桃等干果，以满足母子的生理需要。

● 保持室内空气流通

冬季门窗紧闭，空气不流通，而且取暖及生活用燃料产生的废气更加重室内空气的污染，因此应每天定时打开窗户或安装排气扇，使空气得以流通，从而使准妈妈和胎宝宝免受空气污染。

● 经常晒太阳

冬季天气寒冷，紫外线强度相对减少，加之准妈妈室外活动少，容易缺钙。因此，准妈妈在冬季天气好的时候应多晒晒太阳，以利于母子健康。

● 注意出行安全

数九寒天，地冻路滑，加之准妈妈身体笨重，重心不稳，容易摔跌，所以准妈妈要穿平底、大跟、防滑的棉鞋，走路要慢，迈步要小。尤其是下雪天外出，更应格外当心。上下班乘公共汽车时要握紧把手，并与周围保持一定距离，以防刹车时身体前扑殃及胎宝宝。

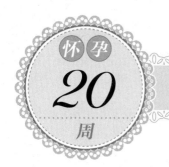

生二孩依然要勤做检查

🍼 逐步完善的神经元 💗

胎宝宝的身长在 16 厘米左右，体重大约 250 克。

在这个时期，胎宝宝生长趋于稳定，皮下脂肪开始生成，一层乳白色的皮脂像保护膜一样裹住宝宝，保护宝宝的皮肤不受羊水的刺激，在分娩时也帮助宝宝顺利通过产道。听觉、触觉和视觉等感觉器官迅速发育，同时心跳已经十分活跃，头发的生长速度也很快。

胎宝宝现在已经能吞咽羊水了，同时小家伙已经开始学会尿尿了。不过不用担心，羊水池每 3 小时就会更新一次，所以羊水不会被宝宝的尿液弄脏。此时，免疫抗体正通过母亲的血液转送给胎宝宝。

🍼 深切感受肚子的变化 💗

将宝宝"随身携带"的日子已经过去了整整一半，此时，你的宫底正好跟肚脐齐平，宫高为 16～20 厘米，整个子宫如成年人头部一般大小，子宫内的羊水约为 400 毫升。需要注意的是，进入孕中期后，宫底每周大约升高 1 厘米。

子宫日益增大会给胃肠带来压迫感，影响胃肠排空，所以，你可能经常感到饱胀和出现便秘的情况。同时，随着子宫的日渐变大，对肺、胃、肾脏的压迫也逐渐增强，导致呼吸急促、消化不良和小便频繁，甚至可能在无意识的情况下小便。

孕育小百科

免疫抗体从"胎"带来

新生宝宝的优质免疫力需要从"胎"开始。胎宝宝通过胎盘获取母体的抗体，为到达外面的世界做好准备。这些抗体通过母亲的接触或接种获得，构成临时的免疫系统，出生以后，随着宝宝的成长，宝宝在子宫中建立的临时免疫系统开始退化。虽然母体免疫抗体发挥作用的时间不长，但是对于刚来到外部世界的小宝宝们确实十分重要。

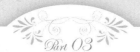
🔖 高危准妈妈要勤做产前检查 ❤

有以下情况之一的准妈妈应勤做产前检查，以便早期发现胎宝宝异常，及时采取措施。

● 生过患新生儿溶血症胎宝宝的女性如果再次妊娠，胎宝宝的病情会更重，所以一定要做胎宝宝出生前检查。

● 多次流产或死胎的准妈妈，应对胎宝宝进行出生前检查。

● 孕早期准妈妈接受过腹部 X 光检查的，胎宝宝畸形的可能性较大，应进行检查。

● 孕期服用过致畸药物或受病毒感染的准妈妈，胎宝宝畸形发生率高，应做检查。

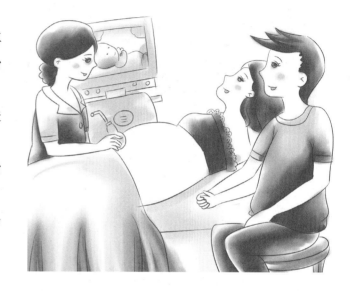

🔖 孕 5 月产检不要忘 ❤

这个月除了常规检查项目外，还需要进行一项特别的检查项目——四维彩色 B 超，以便及早发现缺陷儿，产检的时间是在孕 20 周。照四维彩超之前，准妈妈要做的是保持平和的心态。

四维彩超就是四维成像技术（4D），能直观、立体显示人体器官的三维结构及动态，实时地观察立体结构，而以往的二维成像技术只能显示人体器官的某一切面。4D 技术的应用，为临床超声诊断提供了更丰富的影像信息。尤其在妇产科方面，对胎宝宝进行超声检查能立体显示胎宝宝的皮肤、颜面、各器官的发育情况，甚至胎宝宝在母体里的状态也可以观察到；对胎宝宝畸形，如唇裂、腭裂、骨骼发育异常、心血管畸形等能早期诊断。

做四维彩超的最佳时间在怀孕 20 ~ 30 周期间。因准妈妈的个体差异，个人检查的具体时间还请与医生商讨，按医嘱时间进行。

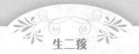
全面补钙从现在开始 ♥

怀孕的第 5 个月后，胎宝宝的骨骼和牙齿生长得特别快，是迅速钙化时期，对钙质的需求剧增。因此从现在起，牛奶、孕妇奶粉或酸奶是准妈妈每天必不可少的补钙饮品。此外，还应该多吃含钙高的食物，如海产品、豆制品等。孕中期，准妈妈应每天补充 1000 毫克钙，孕晚期要增加到 1200 毫克。如果日常饮食可能无法满足钙的需求，可以在医生的指导下服用钙剂。

但补钙并非越多越好。过度补钙，会引起胎盘老化、钙化，分泌的羊水减少，胎宝宝头颅过硬。因此补钙要科学，千万不要盲目补钙。

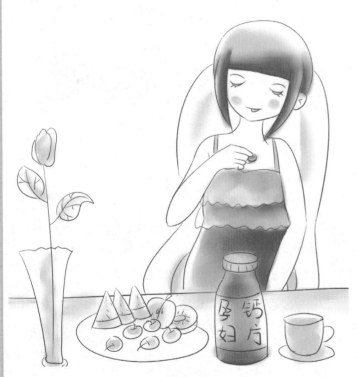

怎样判断自己是否缺钙 ♥

孕期缺钙，不仅母体会引起相关疾病，并发妊娠高血压综合征，胎宝宝也容易发生佝偻、生长迟缓等问题，所以准妈妈一定要予以重视。缺钙的主要表现有：

● 小腿抽筋。一般在怀孕 5 个月左右会出现，容易在夜间发生。

● 牙齿松动。钙是构成人体骨骼和牙齿硬组织的主要元素，如果准妈妈感觉牙齿松动了，那就很有可能是缺钙了。

● 妊娠高血压综合征。如果准妈妈正被妊娠高血压综合征困扰，那么就要警惕自己是不是缺钙。

● 关节、骨盆疼痛。如果钙摄取不足，为保证血液中的钙浓度维持在正常范围，就会把骨骼中的钙释放出来，从而引起关节、骨盆疼痛。

准妈妈补钙注意事项

准妈妈补钙时要注意钙的摄入量，以及人体对钙的吸收能力，应多吃一些含钙量高的食物，如虾皮、黄豆以及绿叶蔬菜等。补钙的同时应该多晒晒太阳，帮助钙的吸收。但要注意避开正午的阳光，以免晒伤皮肤。

铁对钙的吸收有一定的抑制作用，补钙与补铁的时间要错开。碳酸饮料、酒精、菠菜等食物中含植物酸、草酸和鞣酸，与钙离子结合生成不溶性的钙盐，准妈妈在补钙时少吃这些食品。

孕育小百科

准妈妈如何通过牛奶来补钙?

准妈妈可以每天喝2袋牛奶来补钙，但最好不要一起喝，其中1袋应该在晚上睡前喝，这样可以保证半夜的血钙正常，避免夜里小腿抽筋。乳糖不耐受的准妈妈可以喝酸奶，同样可以补钙。

营养饮食 DIY：壮骨补钙餐

科学地安排饮食非常重要，因此，在进食时要注意科学均衡的营养搭配。推荐给准妈妈一款壮骨补钙菜。

五彩虾仁

原料

虾仁250克，豌豆、胡萝卜丁、水发香菇丁各25克，鸡蛋半个，香油、料酒、淀粉各适量，盐、葱、姜末各少许。

做法

1 将虾仁洗净、控干，放入锅中，加入盐拌匀，再加入蛋清、淀粉拌匀备用。

2 将胡萝卜丁、香菇丁放开水锅中余熟。

3 油锅烧至四成热，下入虾仁滑散，捞出沥油。

4 原锅留油少许，下入葱、姜末炝锅，加入少许鸡汤（或水），放入豌豆、胡萝卜丁、香菇丁烧一会儿，再加入盐、料酒，用水淀粉勾芡，倒入虾仁淋入香油，盛入盘内即成。

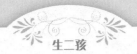

准妈妈的营养决定宝宝的发育 ♥

胎宝宝宫内生长发育的好坏与准妈妈的营养密切相关。如果准妈妈营养摄入不足，可使胎宝宝在母体内生长停滞，发生宫内生长发育迟缓，也就是说胎宝宝的大小与妊娠月份不相符合，低于胎龄平均体重。这种胎宝宝不但体重低，生长迟缓，机体各个方面的发育也未达到其应有的状态。分娩后，新生儿死亡率较正常儿高 8 ~ 10 倍，能存活者也常体弱多病，智力低下。准妈妈的营养特别是热量、蛋白质摄入不足，是造成胎宝宝宫内生长发育迟缓的主要原因。其他原因还有：宫内感染、中毒、辐射或畸形；准妈妈有慢性高血压、心脏病、妊娠高血压综合征等情况。

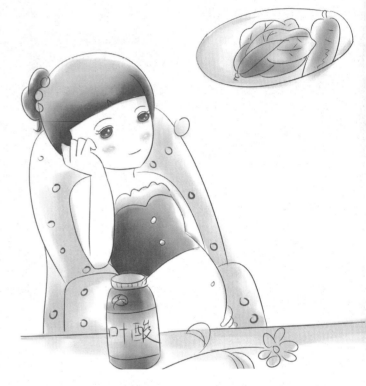

预防胎宝宝发育迟缓的措施 ♥

对于胎宝宝宫内发育迟缓，准妈妈一定要引起重视，越早采取措施改善，效果越好。

• 准妈妈纠正不良的生活习惯，如吸烟、酗酒等，加强营养，并注意营养均衡。

• 准妈妈要增加间断性休息和左侧卧位休息，使全身肌肉放松，减低腹压，减少骨骼肌中的血容量，使盆腔血量相应增加。

• 积极治疗孕期的各种综合并发症。

• 增加血氧浓度，如有条件应每日给准妈妈吸 2 ~ 3 次氧，每次 20 ~ 30 分钟。

• 补给锌、铁、叶酸、维生素 E，改善胎宝宝的营养供应，对胎宝宝生长发育有好处。

• 服用小剂量的阿司匹林来抑制血栓素的形成，扩张血管，促进胎盘的循环。但这种方法必须咨询医生，并在医生的监督指导下做。

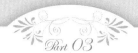

 孕中期的乳房护理

孕中期乳房护理是很重要的，此时如护理不当，会影响产后哺乳。

穿戴合适胸衣

怀孕期乳房在体内激素的刺激下，乳腺管增生、乳腺泡发育，乳房组织发育增大。准妈妈的乳房常有触痛、胀痛和下坠等不适感。此时，穿戴合适的乳罩可支托乳房，减轻不适。

正确清洁

清洁乳房不仅可以保持乳腺管的通畅，还有助于增加乳头的韧性，减少哺乳期乳头皲裂等并发症的发生。如果使用肥皂或酒精清洗乳头，除去了乳头周围皮脂腺所分泌可保护皮肤的油脂，乳头过于干燥，很容易发生皲裂而受损害。所以对于计划母乳喂养的准妈妈，不主张使用肥皂或酒精来清洁乳头，可以直接用温水擦拭。

纠正乳头内陷

正常的乳头为圆柱形，突出于乳房平面。如果乳头内陷，可致产后哺乳发生困难，甚至无法哺乳，乳汁淤积，继发感染而发生乳腺炎。故对乳头内陷者，在孕期可以通过自我按摩来进行纠正。

具体做法：以双手大拇指置于靠近凹陷乳头的部位，用力下压乳房组织，然后逐渐朝乳晕的位置向外推。每日清晨或入睡前做4、5次。每次清洗乳房，软毛巾擦干后，以手指捏住乳头根部轻轻向外牵拉，并揉捏乳头数分钟，长期坚持，可克服乳头内陷。

温馨提醒

对于准妈妈穿的文胸，肩带是否合适非常重要，尽量选择宽的肩带，合适的胸罩肩带应该会紧紧地贴在你的肩胛骨附近，不应该有束缚感。

怀孕 21 周

一家四口的亲情互动

胎脂让宝宝滑溜溜 💗

胎宝宝已经21周了，他的身长大约18厘米，体重在300克左右。胎宝宝的生长发育增快，特别是脑部的发育，不仅重量增加，脑细胞数量也不断增加。同时，胎宝宝内脏系统开始分化，形成循环功能及肝、肾功能。

胎宝宝胎脂分泌日渐增多。这个小家伙现在看上去滑溜溜的，身上覆盖了一层白色滑腻的胎脂。胎宝宝身体上胎脂的分泌逐渐增多，皮肤光洁稚嫩。胎脂保护着长时间浸在羊水里的胎宝宝的皮肤，以免因长期羊水浸泡而受到损害。从妊娠第20周开始分泌的胎脂厚厚地堆积在胎儿眉毛的上边，使眉毛异常柔软。

准妈妈的水肿 💗

准妈妈这时的体重比孕前增加了 4 ～ 6 千克，子宫上升较多，已经完全失去了腰部的曲线。由于体重的增加，腿部负担加重，下半身容易疲劳，腰和背部会感到疼痛，晚上还会出现脚部水肿或小腿痉挛。

由于现在准妈妈的子宫底上升较多，腹部明显隆起。膨胀的子宫妨碍血液循环，压迫静脉，导致准妈妈水肿或静脉曲张。静脉曲张是指小腿、大腿内侧、外阴等部位血管上出现的隆起的、黝黑的块体。分娩之后，静脉曲张会自然消失。

孕育小百科

如何缓解妊娠期腰疼

在妊娠期，准妈妈普遍存在腰痛的症状，此时既不能用止痛药，也不能用针灸、拔火罐、贴膏药（膏药里面有麝香等成分，会对怀孕产生不利影响）。因此，妊娠期腰痛只能通过一些靠垫减轻负重，或在生活中注意走路时尽量脚跟先着地，坐着时把整个臀部放在座位中心，慢躺慢起，以达到减轻疼痛的目的。

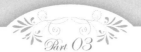
服饰巧搭配，做美丽自信准妈妈 ❤

现在，准妈妈的身材越来越显眼，因此，选择能够将旁人的视线从腹部吸引到其他地方的孕妇服饰非常重要。好的搭配能让准妈妈有不一样的韵味，并且也能让自己心情更舒畅。

穿外出服装时，可以在胸部佩带胸花或者胸针之类的饰物，这样可以将人们的视线吸引到腹部上方。使用围巾搭配也能使准妈妈显得体态优雅。

在平时穿过的连衣裙中，只要不是过短或太紧的，在孕期照样也能穿。特别是 A 型连衣裙和高腰型女服系列，由于腹部非常宽松，因此可以一直穿到妊娠末期。连衣裙的下面穿上裤子，给人的感觉既可爱又时尚。

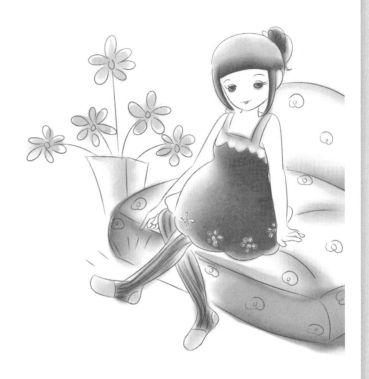

应对静脉曲张的方法 ❤

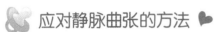

静脉曲张主要发生在躯体和腿的连接部位、膝盖的内侧和后侧、小腿等部位，有大约 50% 的准妈妈会在不同程度上出现静脉曲张。为了预防静脉曲张，最重要的是不要长时间站立。同时，不要穿紧身的衣服和高跟鞋，最好不要盘腿坐，平时休息的时候躺着或者把腿放在椅子和靠垫上。如果已经出现静脉曲张，最好穿上准妈妈专用的高弹力长袜，并按摩脚底以促进血液循环。

应对小腿抽筋的方法 ❤

在怀孕中、末期，因为体内钙、镁、磷的电解质不平衡，或因为子宫压迫在主血管上，使腿部肌肉供血减少，许多准妈妈半夜会发生小腿抽筋现象。准妈妈可以在上床前运动自己的小腿肌肉。坐在凳子上，把脚放在另一凳子上，脚趾尽量往上拉，足跟往前推，左右各做 10 次左右。这样伸展可以缓解抽筋的小腿肌肉。

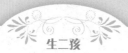
腰酸背痛做做操

妊娠中后期，准妈妈常常会感到腰背疼痛，这是由于日趋增加的胎宝宝体重改变了怀孕女性的身体重心，为了让身体获得重新平衡，只能将身体后倾，而这种姿势加重了腰背部的韧带和脊柱的负荷，导致腰背痛。以下的运动可以帮助缓解准妈妈的腰背痛。

1. 双腿弯曲盘坐，手放在膝盖上，然后直腰深吸气，呼气时腰部转动，以8拍为单位做。

2. 仰卧在地板上，两手放在身体两侧，两腿弯曲，两脚底着地，收缩腹部和臀部肌肉，将骨盆向上抬起，然后将腰背部轻压地板，放松，反复十次。

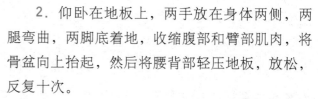

3. 准妈妈仰卧在地板上，两手伸直放在身体两边，双腿屈膝，脚心平放在地板上，并拢；慢慢有节奏地用膝盖画半圆形，带动大小腿左右摆动，双肩要紧靠在地板上。每天早晚各做1次，每次3分钟。

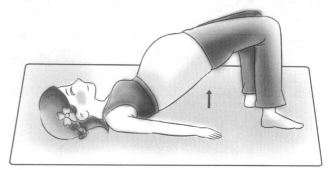

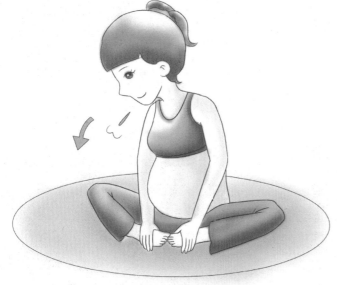

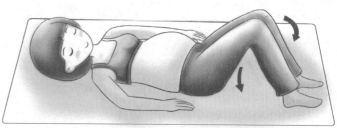

多与胎宝宝抚摸互动 ❤

抚摸胎教，是父母与胎宝宝最早的触觉交流。他们可以通过手感受胎宝宝的胎动，胎宝宝也可以通过温柔的爱抚感受到父母的爱。随着准妈妈孕龄的增加，胎宝宝已能在子宫内做吞咽、转身、吮手指、伸懒腰、翻跟头、打喷嚏等活动了。准妈妈可以与胎宝宝进行很好的抚摸互动，以此来增进胎宝宝在子宫里的活动能力。

可以每天抚摸 2～4 次，最好是在晚上 8～10 点之间进行，并且抚摸胎宝宝可和语言胎教相结合，每次做 5 分钟左右就可以。

安全抚摸胎教提示 ❤

抚摸胎教是父母和胎宝宝爱的交流、情感的交流，也是美的双向交流。抚摸应在和谐、融洽、充满艺术情调的氛围中进行，并且在父母头脑中要发挥创造性审美想象，仿佛看到胎宝宝可爱的笑脸、灵巧的动作，听到胎宝宝和爸爸妈妈亲切对话的声音。在抚摸时也要有一些注意事项：

● 抚摸胎教的时间不宜过长，应每天做 2～3 次，每次 10 分钟左右。

● 抚摸及触压胎宝宝的身体时，一定要动作轻柔，不可用力。

● 触摸时如果遇到胎宝宝"拳打脚踢"，应马上停止，可能预示着胎宝宝不舒服了。

● 有习惯性流产、早产史、产前出血及早期宫缩者，不宜进行抚摸胎教。

● 准妈妈在中后期常会出现不规律宫缩，即腹部一阵阵变硬，这时不宜再做抚摸胎教，以免引起早产，可多采用音乐或语言胎教。

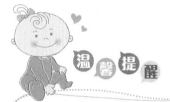

温馨提醒

在孕期接受过抚摸胎教的胎宝宝，他们在出生后，在站立、爬行、行走等运动方面的能力，要比一般的新生儿超前发育，手脚较灵活，步履也更稳健。

一家四口的快乐游戏

小惠怀孕5个多月了，而这次怀的是她的第二个孩子，他的第一个孩子叫帅帅，现在3岁半，是一个小帅哥。这一天晚上，帅帅缠着妈妈："妈妈，妈妈，陪我一起玩吧！"

这个时候，小惠肚子里的胎宝宝也动了一下，小惠灵机一动，跟帅帅说："你就要当小哥哥了，回头妈妈给你生个弟弟或妹妹，你带他玩吗？"

帅帅骄傲地说："当然，我是哥哥，一定会带他（她）玩的。"

小惠说："那咱们从今天开始就跟他（她）一起玩好吗？"

帅帅很纳闷："他（她）还在你肚子里呢，怎么跟他（她）玩？"

这时候刚收拾完厨房的爸爸也走了过来，摸着帅帅的头说："帅帅，你信不信，咱们现在就可以跟妈妈肚子里的宝宝一起做游戏。"

帅帅很兴奋，拉着爸爸妈妈的手跳着说："真的吗，我现在就要跟他一起玩。"

"走，咱们到卧室去，让妈妈躺倒床上，咱们跟宝宝一起做游戏。"爸爸说完，一家四口就到卧室玩了起来。

小惠半躺好，先用手在腹部从上至下、从左至右轻轻地有节奏地抚摸和拍打，这时，肚子里的宝宝有了反应，帅帅把手放到妈妈肚子上，感觉到妈妈肚子里的宝宝真得在"还击"，小惠又拿着帅帅的手在被踢的部位轻轻地拍两下，一会儿胎宝宝在里面再次"还击"。这时爸爸在刚才的位置旁边也拍了一下，肚子里的宝宝竟然能再爸爸刚拍的地方作"还击"。

帅帅看着觉得好神奇呀，也觉得很好玩。而小惠和丈夫看到兴致勃勃的帅帅，不约而同的笑了，仿佛看到了在不久的将来，一大一小两个宝宝其乐融融的景象。

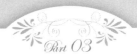

 通过饮食缓解孕期水肿 ❥

随着怀孕周数的增加，很多准妈妈都会出现下肢水肿现象。如果肿胀不厉害，可以通过饮食来缓解。

• 进食足量的蛋白质。由营养不良引起水肿的准妈妈，每天一定要保证食入畜禽肉、鱼、虾、蛋、奶等动物类食物和大豆、花生等食物。这些食物含有丰富的优质蛋白质。

• 进食足够量的蔬菜水果。蔬菜和水果中含有人体必需的多种维生素和微量元素，可以提高人体的抵抗力，加快新陈代谢，还有解毒利尿等作用，所以准妈妈每天均应足量进食蔬菜和水果。

• 不要吃过咸的食物。要多吃清淡的食物，特别不要多吃咸菜，以防止水肿加重。

• 控制水的摄入。水肿较为严重的准妈妈，应适当地控制对水分的摄入。

• 少吃或不吃难消化和易胀气的食物，如油炸的糯米糕、甘薯、洋葱、土豆等，以免引起腹胀，使血液回流不畅，加重水肿。

营养 DIY：利尿消肿餐 ❥

我们推荐一款防止孕期水肿的营养食谱，供准妈妈参考。

鲜贝蒸豆腐

原料

鲜贝 200 克，豆腐、菜心各 100 克，姜丝 10 克，盐、鸡精各适量。

做法

❶ 将鲜贝剖开，取出贝肉洗净。

❷ 把豆腐洗净，切成厚 2 厘米的块状，排入碟中，上面铺上鲜贝肉及姜丝，撒一点点盐、鸡精，放入蒸锅内用大火蒸 5 分钟。

❸ 将菜心放入滚水中焯熟，捞起排在碟边即成。

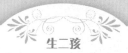

怀孕 22 周 未雨绸缪，护理好宝宝的"粮仓"

指甲才露尖尖角

这一时期，胎宝宝的身长大约 19 厘米，体重约 350 克。现在已经是孕 22 周了，这时胎宝宝的耳朵已经完全形成，开始对外界的声音产生反应。从此，胎宝宝开始认真倾听外面的世界。胎宝宝的眼睑和眉毛几乎已经完全形成，指甲已变长并覆盖住手指头的末端，手上的掌纹也越来越明显。

骨骼和关节长成，如果通过 X 线进行透射，能够清晰地看到头盖骨、脊椎骨、肋骨、胳膊和腿骨等，关节也相当发达。胎宝宝的动作也越来越有目的和更协调。此外，胎宝宝的牙齿也开始发育了。

准妈妈要控制躁动的情绪

这个时候，准妈妈的腹部已经凸出来了，但不是很大，还不会给生活带来诸多不便，走路也不费力，并且早孕反应的症状也已经消失了，所以这段时间准妈妈还比较舒服。但是随着胎宝宝的生长发育速度加快，所需营养较多，准妈妈将会为胎宝宝的出生承担更多风险。在这段时间很多准妈妈会患上贫血症，所以摄取充足的铁来预防贫血就显得非常重要。

孕期荷尔蒙的变化是导致准妈妈情绪波动的主要原因。准妈妈应该以积极的心态接受怀孕给自己的生活带来的全新感觉，以平和的心态面对孕期中的种种不适。

孕育小百科

营养不是越多越好

准妈妈进食量加倍，并不等于胎宝宝吸收营养加倍。胎宝宝的营养是否健全关键在于妈妈对食物的选择是否科学，而不是靠盲目多吃来达到。摄入过多的营养反而会加重准妈妈身体的负担，并存积过多的脂肪，导致肥胖和造成分娩困难。

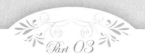
什么影响肚肚的大与小 ♥

孕期，所有人最关注的就是准妈妈的肚子了。无论到哪儿，人们都会不经意地打量一下这肚子的状况，比如：大小、形状。今天我们也来研究一下影响准妈妈腹部大小的因素吧！

❀ 准妈妈的体形

准妈妈的体形不同，腹部形状也不相同。准妈妈的体态越娇小，腹部就会显得越鼓、越大；体形较丰满的准妈妈由于腹部原本脂肪就较多，即使胎宝宝不大，腹部也比一般人大。

❀ 腹部的形状

腹部的形状也决定着其视觉上的大小。腹部向两边延伸的准妈妈看起来肚子较小，向前方凸出的准妈妈看上去较大。一般来说，体形瘦的人腹部更圆。

❀ 羊水量

羊水量也会影响腹部的大小，羊水量随准妈妈的体质有所不同。羊水过多会让你的肚子大得出奇；羊水太少时，肚子自然偏小。

❀ 胎宝宝发育

胎宝宝发育不良时，腹部就会偏小。而造成发育问题有可能是子宫内胎盘机能问题，脐带出现问题，或者母体的血糖含量不正常，以及母体本身有代谢性、高血压疾病等，这些问题在定期检查时都会准确地诊断出来，因此不必担心。

❀ 妊娠次数

有生产经历的准妈妈身体比初产妇变化得更快。产妇对身体的变化越敏感，腹部隆起越突出。

❀ 几胞胎

在双胞胎等多胎妊娠的状况下，到妊娠第6个月时，子宫的增长速度至少比普通准妈妈快1个月月龄以上。不过，虽然从外表上看腹部很大，但是由于腹中有2个胎宝宝，所以，胎宝宝的大小位于平均水准之下。

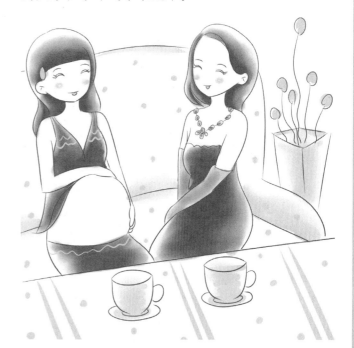

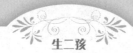
少乘电梯

乘坐垂直升降电梯，在电梯启动或停止的瞬间，准妈妈容易出现头晕、心慌、出汗等不适。其主要原因是，体内血液在垂直方向上产生了与电梯加速度方向相反的加速度，当电梯向上运行开始启动及向下运行的"停车"瞬间，供应头部的血液突然减少，脑压瞬间下降，头部就出现了暂时性的脑贫血、缺氧，神经细胞的活动就受到限制，大脑会出现一时性的血液充盈，使脑压瞬间升高，眼压也随之升高，一些人会有一时性的头昏脑涨、视物不清等身体反应。临床上有准妈妈因乘坐高速电梯而流产的情况，因此建议准妈妈尽量少乘电梯。

减少待在空调房的时间

在炎热的夏天，准妈妈吹空调是有一定好处的。但是要注意：温度不应低于27℃，否则与外界温差太大容易感冒。而且要多通风，保持室内空气清新。

准妈妈不能长时间待在空调房里，否则会导致头昏、疲倦和烦躁，严重可引发头痛、血液循环不佳和感冒等问题。

忌去拥挤的公共场所

首先，准妈妈在人多的地方挤来挤去，会增加流产的可能性。其次，人多嘈杂的地方，空气会比较污浊，给准妈妈带来胸闷、憋气的感觉，胎宝宝可能会因为供氧不足而受到不良影响。再次，拥挤的场所噪声也会相对集中，对于胎宝宝来说都是不良噪声，都对胎宝宝听力发育不利。最后，人多的地方传染病交叉感染的概率就会增加。准妈妈的身体免疫力下降，很容易染上病毒和细菌性疾病，从而增加患感冒、伤风的概率，这对母胎健康都有危害。

准妈妈舒适办公小道具 ♥

下面这些小道具，生二孩的准妈妈还记得吗，它们会在您需要的时候帮大忙哦！

靠垫、小木槌：缓解腰酸背痛

靠垫对于各位准妈妈来说，可是必备工具。随着准妈妈们的肚子越来越大，腰负荷量也会逐渐增加，而一个柔软的小靠垫则会让准妈妈们感觉非常舒适，人也会轻松很多。将一个柔软的靠垫放在椅背上，这样靠在上面工作就舒服多了。

久坐或久站容易腰酸背痛，用小木槌敲敲打打有助于减轻肌肉疲劳。

暖手鼠标垫：冬天不怕冷

在寒冷的冬天操作鼠标和键盘，小手冻得冰凉，为自己备一款暖手鼠标垫吧。只要将上面的USB 接口插在电脑主机上，一会儿就变得暖烘烘，手放在里面一点都不会凉了。

小风扇：清凉度夏

买个小风扇摆在办公桌上，怕热的你就可以安然度过整个夏天了。不但实用，而且还能将办公桌装点得活泼可爱，一举两得。

塑料袋：免孕吐尴尬

有些妊娠反应强烈准妈妈到了现在依然会有孕吐的时候，在办公桌上准备几个深色的塑料袋，万一孕吐突然来袭，你又来不及往卫生间跑，这时候就可以迅速抓起手边的塑料袋吐在里面了，只是不要忘了过后把塑料袋处理掉。

小毯子：四季都有用

夏天如果办公室的空调温度太低，将小毯子盖在身上可以避免受凉；到了冬天，将它盖在腿上或披在身上，就可以防寒保暖了。

小凳子：预防腿部水肿

在办公桌前放一个小凳子或小木箱，坐下来工作时就把双脚搁在上面，可以有效缓解小腿水肿。

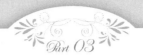

孕育小百科

准妈妈要避免"伏案而睡"

伏案睡眠并不能使身体得到彻底放松，醒后不但没有精神饱满的感觉，可能会感到更加疲惫。另外，趴着睡觉时头部长时间枕在手臂上，容易使手臂麻木、酸疼。而且伏案会压迫眼球，使眼压升高，醒后往往会出现短暂的视力模糊。

用轻柔的语调给胎宝宝讲故事

准爸爸、准妈妈可以用轻柔的语调来给胎宝宝讲故事，这是一种很方便也很有效的胎教。

最好每天多读一些书，并把书上的事情讲给胎宝宝听。还可以选一则读来非常有意思、能够令人感到身心愉悦的儿童故事、童谣、童诗，将作品中的人、事、物详细、清楚地描述出来，让胎宝宝融入到故事描绘的世界中。选定故事内容之后，设定每天的"讲故事时间"，最好是准爸爸准妈妈两人每天各念一次给胎宝宝听，借讲故事的机会与胎宝宝沟通、互动。如果准妈妈始终保持着旺盛的求知欲，则可使胎宝宝不断接受刺激，促进大脑神经和细胞的发育。

爸爸妈妈们一定不要忘了咱们的大宝宝，如果他也可以讲故事了，也可以鼓励他讲给胎宝宝听。

注意讲故事时胎宝宝的反应

在给胎宝宝讲故事持续了一个月之后，准妈妈不妨注意一下：是否有些特别的字或句子可以引起胎宝宝的特定反应？胎宝宝听到某一特定字或句子时是否会踢脚？胎宝宝是否对不同的故事做出不同的反应？对准妈妈或准爸爸的声音是否也有不同反应？借着胎宝宝的不同反应，可以和他（她）形成良好的互动、沟通。

胎教故事：狒狒的雨伞

狒狒撑着一把雨伞在林中散步，路上它碰见了长臂猿。长臂猿同它打着招呼："你好啊！狒狒！哟，这么大晴的天儿怎么打伞呢？"狒狒回答说："你好！我打伞是为了防备下雨的，可我享受不到明媚的阳光了。"长臂猿说："你在伞上挖个洞，阳光不就照到身上了吗？"狒狒就在伞上弄了个洞，温暖的阳光照在了它的身上。可是不一会儿，倾盆大雨就落了下来，举着伞的佛佛和没拿伞的长臂猿都被浇成了落汤鸡。

这个故事告诉我们：别人向你提的建议不能盲目听取。

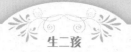

孕育小百科

讲故事时有哪些事需要注意？

首先准妈妈要保持平静的心境并保持注意力的集中，这样准妈妈的感觉与想法才能和胎宝宝达到最充分的交流。其次在念故事前最好先将故事的内容在脑海中形成影像，以便生动地传达给胎宝宝。最后在选择胎教书籍时，不要有先入为主的观念，要尽量广泛阅读各类书籍。

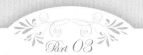
🍼 斯瑟蒂克胎教知多少 🖤

一对普通的美国夫妇培养了四个天才儿童：大女儿 5 岁时，便从幼儿园一下子升到高中一年级，10 岁便成为当时全美最年轻的大学生，其他三个女儿也同样优秀。四个孩子的智商都在 160 以上，都被列入了仅占全美 5% 的高智商者的名单中。她们是如何被培养出来的呢？这就是"斯瑟蒂克胎教法"将告诉你的答案：如果采用胎宝宝容易接受的胎教法进行教育的话，出生的孩子就具有很高的素养，而这些素养能使孩子很快学会各种本领。

🍼 斯瑟蒂克胎教法 🖤

● 经常用悦耳、快乐的声音唱歌给胎宝宝听。

● 多播旋律优美节奏明快的音乐或歌曲，将幸福与爱的感觉传递给胎宝宝。

● 随时与胎宝宝交谈。由早上到晚上就寝，一天里在做着什么，想着什么，都可以跟胎宝宝说。

● 讲故事给胎宝宝听。自己必须先了解故事的内容，然后用丰富的想象力，把故事说给胎宝宝听。说故事时，声调要富感情，不要单调乏味。

● 多出外散步，增长见识。出外散步，无论是看到什么，如车辆、商品、行人、植物，都可以将它们变成有趣的话题，细致地描绘给胎宝宝听。

● 利用形象语言。比如告诉胎宝宝 1 加 1 等于 2 时，不妨说妈妈有一个苹果，如果爸爸给我一个苹果，那么，我们有两个苹果。

● 出世后一定要跟进。等小孩出生以后，最好把胎教所用过的东西，放在新生儿的面前，如此一来，新生儿会慢慢回忆起以前学过的东西。

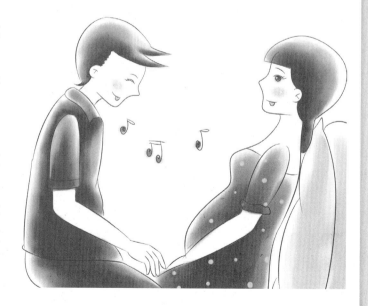

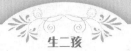

怀孕 23 周

不分性别的皱巴巴的"小老头"

皱巴巴的小老头

现在胎宝宝的形态已经接近新生儿了，身长约 22 厘米，体重大约 450 克。胰腺及激素的分泌正处于稳定的发育过程中。

现在的胎宝宝皮下脂肪还没有，就像个皱巴巴的小老头。他的嘴唇、眉毛和眼睫毛已各就各位，视网膜也已形成，具备了微弱的视觉。胎宝宝脸上的嘴唇部位变得鲜明；牙龈线的下面是牙齿的雏形，妊娠中期形成的牙齿将会继续发育，到出生后 6 个月左右会长出白色的乳牙。

大肚子破坏了平衡

准妈妈的子宫已经在脐上约 4 厘米位置，体重增加了 5 ~ 7 千克，整个人看上去圆滚滚的。现在，准妈妈由于骤然增加的体重和增大的子宫，使得身体的重心发生改变，孕前婀娜的体形也被破坏。

妊娠激素的分泌会导致准妈妈手指、脚趾和其他关节部位变得松弛。由于保持身体的平衡变得困难，为安全考虑，准妈妈应该穿宽松轻便的衣服和矮跟的鞋子。

随着孕期的推进，准妈妈的腹部、腿、胸部、背部等部位可能会感觉非常瘙痒，还可能会出现水泡和湿疹。瘙痒症状严重时，准妈妈应向医生咨询，接受适当的治疗。平时要勤洗澡，保持身体的清洁卫生。避免油腻食物，多摄取水果和海藻类食物。

孕育小百科

番茄能帮准妈妈祛斑养颜

"孕期中的妈妈是最美的。"但在怀孕期间准妈妈的脸上可能会出现妊娠斑，如果准妈妈想要祛斑，最好的方法就是食疗，如我们经常食用的番茄就是很好的祛斑养颜佳品。准妈妈可以常吃富含番茄红素和维生素C的食物，它们都是天然的抗氧化物质，有助于保持皮肤光滑嫩白，祛斑养颜。

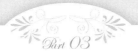
准妈妈要自我监护心理变化

在孕中期准妈妈的心态与孕早期是不一样的，特别是生二孩的准妈妈更容易忽略自己的心理关注。孕早期准妈妈的情绪更多的是受到早孕反应带来的难受、烦躁等情绪；到了孕中期，本来平和的心态可能会因为大宝宝的情绪、兼顾妈妈与准妈妈职责带来的烦躁，以及怀孕的不适等因素而躁动。因此，准妈妈一定要对自己的心理变化进行自我监测，一旦发现不好的苗头，一定要找方法来排解。

要有善于发现美的眼睛

准妈妈不要只把目光聚集在自己的大肚子上，多发现身边美好的事物，对你烦躁的心情会有积极的作用。比如带大宝宝到公园去感受大自然的美，同事送给你一件漂亮的宝宝服等。准妈妈还可以通过记录一些美好的回忆，如第一次确认二宝的到来，第一次与大宝宝一起分享胎动等等，等烦闷时，看看这些美好的记录，你的心情还会不好吗？这些美好的事情不但本身充满了正能量，还会让自己的心情开朗。

疑神疑鬼害人害己

准妈妈由于受到体内激素水平的变化影响，情绪会有波动，有时候会非常疑心，疑心准爸爸

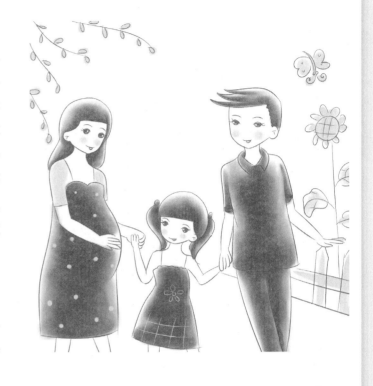

的一些行为，疑心别人对自己的评价等等，这会影响准妈妈的心理，进而会有一些过激行为。因此，准妈妈一旦出现疑神疑鬼的苗头，最好能迅速转移注意力，比如说跟朋友一起聊聊天，吃吃饭，过几个小时，也许你已经忘掉这件事，或因心情不一样而有了不一样结论。总之，要相信家人、相信朋友、相信自己。

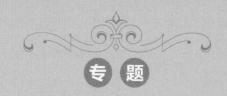

预防妊娠期糖尿病

准妈妈妊娠前糖代谢正常或有潜在糖耐量减退，妊娠期才出现糖尿病，被称为妊娠期糖尿病（GDM）。糖尿病准妈妈中 80% 以上为 GDM。GDM 患者糖代谢多数于产后能恢复正常，但将来患 Ⅱ 型糖尿病机会增加。糖尿病准妈妈的临床经过复杂。对母儿均有较大危害，必须引起重视。

准妈妈要做糖尿病检查

准妈妈在妊娠第 24 ~ 28 周必须到医院接受葡萄糖检查。首先空腹抽血，然后将 75g 葡萄糖溶于水。请准妈妈喝下。1 个小时和 2 小时以后，由医生抽取血液对血糖的浓度进行测定。

妊娠糖尿病的危害

妊娠合并糖尿病对母儿的影响及影响程度取决于糖尿病病情及血糖控制水平。病情较重或血糖控制不良者，对母儿影响极大，母儿近、远期并发症仍较高。

▶ 易发生流产和早产。早产发生率为 10% ~ 25%。

▶ 胎宝宝畸形率高于非糖尿病准妈妈，严重畸形发生率为正常妊娠的 7 ~ 10 倍，是构成围产儿死亡的重要原因。

▶ 感染是糖尿病主要的并发症，感染亦可加重糖尿病代谢紊乱，甚至诱发酮症酸中毒等急性并发症。

▶ 羊水过多发生率较非糖尿病准妈妈多 10 倍。巨大儿发生率明显增高，难产、产道损伤、手术产概率增高。

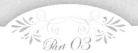
妊娠糖尿病的饮食对策 ♥

这个时候，准妈妈要预防妊娠糖尿病，那么，在针对妊娠糖尿病方面有什么饮食对策呢?

❀ 饮食量要控制

不要进食含糖高的食物，含糖高的食物进食过多可导致血糖过高，加重糖尿病的病症或产生巨大儿。

❀ 蛋白质的供给要充足

患糖尿病的准妈妈要控制饮食量，但是蛋白质的进食量不能少，要与妊娠期的正常准妈妈的每日蛋白质进食量基本相同或略高一些。特别要多吃一些豆制品，增加植物蛋白质。脂肪进食要适量增加以维持每天的供热量，多补充含维生素和矿物质丰富的食物。

❀ 少吃含糖较多的水果

水果每天最多吃 100 克，以柚子、猕猴桃、洋桃为主，也可吃些黄瓜、西红柿。

营养饮食 DIY："糖"妈妈食谱 ♥

妊娠糖尿病轻微者可由营养师指导，先执行饮食控制。给准妈妈推荐一道白萝卜煲羊肉：白萝卜与羊肉搭配，能益气补阴、丰体泽肤、开胃健脾，白萝卜所含香豆酸等活性成分还具有降血糖作用，对妊娠糖尿病有不错的预防和治疗效果。

白萝卜煲羊肉

原料

白萝卜 400 克，羊肉 300 克，葱花、葱段、生姜、枸杞、盐、鸡精各适量。

做法

① 将羊肉切 3 厘米见方的块，余烫后捞出；萝卜洗净切块。

② 用砂锅烧水，待水沸时，放入葱、姜、羊肉，大火烧开，转至小火慢炖。

③ 羊肉熟后，放入白萝卜，煲至萝卜酥烂。

④ 调入盐、鸡精，撒上葱花即可食用。

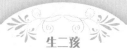

保护准妈妈的第二心脏——脚

随着体重的不断增加，脚将承受越来越大的压力。整个孕期，脚部尺寸会增加 1 ～ 2 码。在一天之中，脚部围度变化在 10 ～ 25 毫米之间，脚长也会随着身体姿势的不同而改变，坐姿与站姿的平均变化量约为 4 ～ 7 毫米，站姿与走姿的平均变化量约为 3 ～ 6 毫米。所以，准妈妈一定要选择合适的鞋子。

鞋的面料首选布料

相比皮革或塑料材质来说，布料的透气性、吸汗性更好，也更为柔软，可弯曲性更高，行走起来也比较省力，但布料的保暖性较差，适合春秋季节穿着。如果要穿皮革鞋，最好选择柔软轻薄的牛皮、羊皮鞋。

选择合适的款式

选择圆头且肥度较宽的鞋子，尺码最好比脚长多出 1 码。最好不要选择拖鞋，因为拖鞋的防滑功能差，而且没有包覆住脚部，行走时脚掌需要更多的力量来抓住拖鞋，容易造成重心不稳，导致摔跤。准妈妈最好要有一双浅口的鞋，这种鞋方便准妈妈在产检时的穿脱。

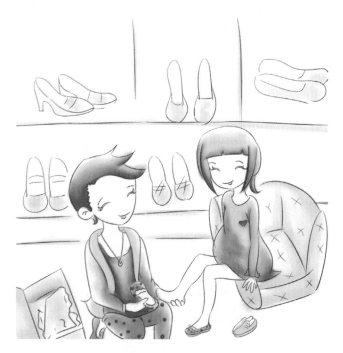

鞋跟最佳高度 2 厘米左右

准妈妈鞋跟的理想高度为 2 厘米左右，且后跟要宽大、结实、有弹性，而不是一点跟都没有的平底鞋。由于腹部的压力，准妈妈的重心会自然后移，穿平底鞋时脚跟先着地，脚尖后着地，不能维持足弓吸收震荡，容易引起肌肉及韧带的疲劳和损伤。

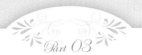
买鞋小窍门

最好在晚上买鞋，因为此时你的双脚比白天要大。鞋子不要太紧，你的脚容易痛；鞋子也不能太松，走起路来就会不太安全。鞋头要宽到有足够的空间，可让脚趾舒适地伸展。

准妈妈提高平衡力有办法

随着肚子慢慢变大，准妈妈就会有一种向前倾的压力。准妈妈走路时要注意骨盆稍稍向前倾，抬起上半身，肩膀稍向后落下，下腭内敛，挺胸收臀，腹部突出，以保持整个身体的平衡。下面 3 个办法可以帮你提高平衡力！

站姿单腿摆动练习

动作要领：双腿开立，双臂侧平举。移动重心到左脚上，然后提起右腿，检查身体是否能很好地保持平衡，保持单腿站立，挺胸，直背，感觉头顶顶向天花板，完成 5 次呼吸。在能保持平衡的前提下，右腿像钟摆一样左右摆动。双腿交替进行，8 ~ 12 次为宜。

呼吸及重心下移

动作要领：双腿开立至肩宽，脚尖微向外，找到身体的中立位置并感觉脊柱向上延伸，双手合十。吸气时，感觉胸廓及后背向外扩张。呼气时，手臂向前伸出，同时微屈膝向下，降低重心，此时应感觉双腿用力承担身体重量。保持微蹲的姿势完成吸气，再次呼气时，蹬地，伸直双腿，收回双臂，回到起始位置。注意屈膝时膝关节指向脚尖，但不超过脚尖。此动作 7 ~ 12 次为宜。

屈肘支撑

动作要领：以跪姿俯撑于运动垫上，双臂分开同肩宽、肘关节垂直于肩，肘关节与前臂支撑于运动垫上。重心前移，双腿分开与髋部同宽，双膝弯曲向后移动至躯干部分与地面平行，脚背平放。下巴微收，沉肩挺胸、腹部微收以保持骨盆与腰部的中立位置。注意在保持自然生理弯曲的情况下从尾骨到头顶尽量接近直线，完成 5 次呼吸即稍事休息。

怀孕 24 周

用心浇注萌芽中的小精灵

用倾听感知世界

现在胎宝宝的身体长度约 25 厘米，体重也在 500 克上下了，身材的比例开始匀称。

此阶段胎宝宝脑部快速发育，虽仍从胎盘获得氧气，但他（她）的肺部也在发展分泌"润滑剂"，这种物质可以使胎宝宝呼气时，肺部的气囊不致压扁或粘在一起。

胎宝宝经常张开嘴喝羊水，然后又吐出来。脐带或手指在嘴边时，脸就会反射性地转过去。通过这些动作，胎宝宝为出生以后，肚子饿时自觉寻找妈妈的乳头打下了基础。

准妈妈愈发笨拙而迟钝

现在准妈妈的子宫底已经高达 19 ～ 21 厘米，子宫颈已高出脐 3 ～ 5 厘米。现在通过准妈妈的腹部就已经能够看到胎宝宝的运动了。

这时准妈妈的乳房更大了，有的准妈妈在洗澡时或洗澡以后，乳房由于受到刺激，还会流出淡淡的初乳。如果不注意预防，更多的妊娠纹和妊娠斑也会不断光顾。这个时候，准妈妈不仅会感觉眼睛发干、畏光，有时还会牙痛或患口腔炎。

由于支撑身体的双腿肌肉疲劳加重，隆起的腹部压迫大腿的静脉，使腿部出现抽筋或麻木症状。这种现象在晚上熟睡时最易出现，翻身或伸腿时，腿部肌肉会发生痉挛，非常疼痛。

孕育小百科

警惕生活中的铅污染

积聚在准妈妈骨骼中的铅会溶入血液，并通过胎盘血液循环影响胎宝宝的大脑发育；此外还会影响胎宝宝牙胚的发育。避免铅污染应注意不用印刷品包裹食物，尤其是报纸；不用带漆的筷子和容器；尽量少到马路上去，减少汽车尾气的吸入。

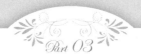

按期进行的产前检查 ❤

本周准妈妈不要忘了去医院进行孕期的产前检查。在检查时，准妈妈应该告诉医生，这一段时间以来身体是否出现不适，如水肿、体重突然增加、头痛、胃痛、恶心、尿量及次数减少等。如果有龋齿，医生会建议你最好在这个时期治疗。

检查的内容包括：体重的测量、腹围的测量、子宫底的测量、血压的测量及尿常规化验等。医生会根据你身体各项指标的变化，来判断你的身体是否健康、胎宝宝的生长发育是否正常。此时，准妈妈的子宫底高度为 18～21 厘米，或脐上 1 横指，子宫底长度为 22～25 厘米。在尿常规的化验中，如果蛋白的排出量超过 0.5 克/升，则属异常。如果超过 5 克/升，则提示有重度妊娠高血压综合征。

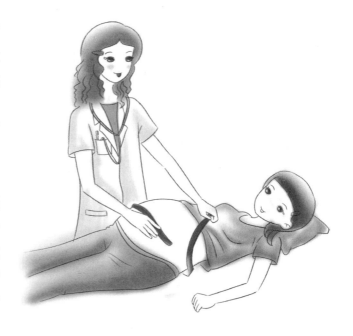

每周测一次体重 ❤

从本周开始，细心的准妈妈应该每周要检查一次体重，1 周体重增加 500 克以上时就要引起注意。准妈妈要将自己的体重控制在理想的范围，以便顺利生产。

孕期体重的增长并不是呈斜线形的，到孕中晚期，准妈妈的体重会急剧上升，比前几个月增长得更快。准妈妈在孕期的增重以 10～15 千克为宜。整个孕期增加 20 千克以上，或体重超过 80 千克，都是危险的信号。

准妈妈的体重应该有规律地慢慢增加，准妈妈可以通过自己体重的变化判断胎宝宝生长发育情况是否正常。只有保证准妈妈体重逐月有规律地增加，保护母体内环境和谐，胎宝宝在母体内才能生长良好，身体健康。

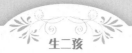

孕中期如何放松心情 ♥

每天坚持记录自己的心情，可以有效地排解烦忧，调节心情，并给自己和家人留下美好的回忆。心情不好的时候，可以适当地给自己制造些可以开怀大笑的机会，如看看喜剧、听听笑话等。每天专门抽出 20 分钟的时间让自己全身心地沉浸在音乐的海洋里，准爸爸和大宝宝也可以陪伴在旁。

❀ 不要苛求自己

给自己找点事情做，分散自己的注意力。比如可以提前给胎宝宝布置一个温馨的住所，让自己沉浸在宝宝的世界里，从而忘却一切烦恼。每天和腹中的胎宝宝说说悄悄话，如"今天的天气真好"，把淡淡忧愁转变为对宝宝的殷切期盼。

不要对每一件事情都力求完美，不要像怀孕以前那样试图去做好每件事。在怀孕中后期，每天最多计划做一件事，如整理一下宝宝的衣物或写一写怀孕日记。

❀ 适量活动和轻松做家务

适量地活动，不要老在家里，出去走走，既锻炼了身体也放松了心情，这样可增强准妈妈肌肉的弹性和活力，促进心态的稳定。也可以根据自己的身体情况做一些轻松的家务事，如擦桌子、收拾碗筷等。这些都可以调适心情。

❀ 保持心情愉快

人们常说，一个女人怀孕的时候，上帝会在她的名字下面多写 100 件好的事情，抹去 100 件不好的事情。准妈妈在妊娠期一定要保持心情舒畅。

每个人都会有十分焦虑的时候，这时，伏在准爸爸、母亲或好友的肩膀上大哭一场，会放松很多。准妈妈切不可压抑想哭的欲望。只有这样才能让自己每天都快乐。

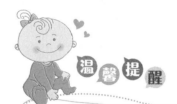

温馨提醒

准妈妈可以找件自己喜欢做的事，做自己喜欢做的事也是最好的放松方式。练习书法、绣十字绣，哪怕是玩游戏，只要不让自己过于劳累，任何让自己高兴的事都可以。妈妈心情愉悦，通过胎盘和脐带输送给胎宝宝的血液和氧气就会格外地充足，宝宝也会感应得到。

孕期不要忽视脚部保健

怀孕的过程中，准妈妈体重过重会造成腰、髋、膝、踝关节至脚跟负荷过大。所以体重过重的准妈妈最好能够控制体重，若不行的话，建议准妈妈尽量选择气垫鞋穿用。有气垫的鞋子可以平均分散双脚的压力、减缓准妈妈体重增加对脚跟造成的压力，不让脚部受压太大。

除了在孕期穿上宽松舒适的鞋子之外，平时最好能经常坐下来，为了使腿部积存的静脉血能够回到心脏，坐在椅子上的时候，可以把脚放到小台子上；坐在地板上的时候，就用坐垫等把脚垫高。并将双腿抬高放在另一张椅子上，促进腿部血液循环。若是平躺，要把脚抬高，平躺后把脚稍稍抬高能够使血液更容易回到心脏，水肿也就比较容易消除了。

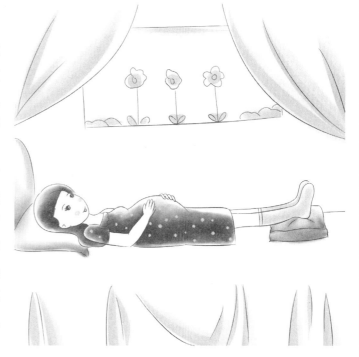

脚部保健运动

晃脚：取仰卧位，两脚抬起悬空，然后摇晃两脚，最后像蹬自行车那样有节奏地转动，每次做 5 ~ 6 分钟。此法可促进全身血液循环，解除疲乏感。注意动作要轻缓。

搓脚：脱掉鞋，把一个网球大小的球状物踩在脚心处，来回滚动一两分钟，这样能够帮助你防止足弓抽筋或者过度疲劳。

提踵运动：分腿站立，与髋同宽，身体略向前倾，双手放在椅背上。呼气，慢慢提踵，使重心向前落在脚趾上，吸气，还原。重复 8 ~ 12 次为 1 组，从做 1 组开始，逐渐增加至 3 组。提踵运动能增强小腿肌肉，改善腿部血液循环。在做提踵运动时如果感觉身体劳累或者呼吸困难要及时停止运动，适当休息。

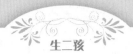
🍼 孕妇体操好处多 💗

做孕妇体操的好处很多，能够防止由于增加体重和重心变化引起的腰腿疼痛，还能够松弛腰部和骨盆肌肉，为分娩时胎宝宝顺利通过产道做好准备，并可以增强自信心，在分娩时能够镇定自若地与医生配合，使胎宝宝平安降生。

✿ 松弛骨盆运动操

1 准妈妈仰卧在地板上，后背紧贴地面，两腿与地面成45°，脚心和手心放在地上；腹部向上挺起，腰部呈拱状，默数10下左右，再恢复原来体位。共做10次。

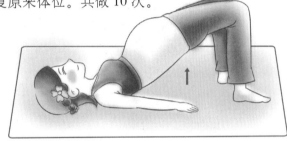

2 准妈妈呈趴卧体位双膝和双手贴地面，将头伏在双臂之中，后脊背双臂呈流线型；抬头，上体向前方慢慢移动，腰部、臀部同时前移。每呼吸一次做一次，可做10次。

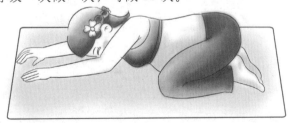

这项运动可以松弛骨盆和腰部关节，还可以使产道出口肌肉柔软，使新生儿在分娩时顺利通过产道。

✿ 扭动骨盆运动操

1 准妈妈仰卧在地板上，两腿与床成45°，双膝并拢带动大小腿左右摆动；摆动时两膝好像在画一个椭圆形，要缓慢地，有节奏地运动。双肩和脚底要紧贴床面。

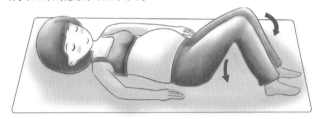

2 准妈妈左腿伸直，右腿保持原状，右腿的膝盖慢慢向左倾倒；右腿膝盖从侧面恢复原位后，再向左侧倾倒，此后两腿交替进行。

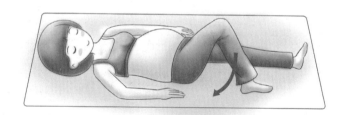

这项运动可使骨盆关节和腰部的肌肉保持柔软，减少疼痛。

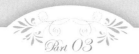
准爸爸为准妈妈做腰部按摩 🖤

准爸爸为准妈妈按摩腰部，主要作用是为了缓解准妈妈的腰肌因劳损而引起的不适。

具体按摩方法是：准妈妈坐在椅子上，然后准爸爸从准妈妈盆骨以下 5 寸的位置开始，用双掌沿着脊椎两旁的肌肉往上慢慢按摩，直至肩胛骨的位置，然后再重复做 10 ～ 20 次。

准爸爸为准妈妈做腹部按摩 🖤

准爸爸为准妈妈按摩腹部，除了可以与胎宝宝沟通外，也可令胎宝宝不会只侧向一边，减少准妈妈的不适。

具体按摩方式是：准爸爸用双手掌轻轻抚摸着腹部的上端，然后慢慢向左右两边划出一个心形，再从中间向上划回原位，动作要轻柔。

准爸爸帮准妈妈按摩小腿 🖤

准爸爸平时多给准妈妈做小腿按摩，有助预防其小腿抽筋。

具体方法：准妈妈保持躺下姿势，屈曲下肢，准爸爸一手按稳脚掌，另一手紧贴小腿近脚跟位置，用一点力向上推扫至膝盖位置，或把小腿肌肉轻轻提拿而上。此按摩法也可在小腿抽筋时使用，不过力度需要轻一点。

准爸爸帮准妈妈做大腿按摩 🖤

准爸爸帮准妈妈按摩大腿，能促进血液循环、减少孕期不适感觉。

准妈妈躺于床上，面向上，双腿平放。然后丈夫双手环扣在膝盖以上位置，由下向上推按，可以有效缓解腿部水肿。

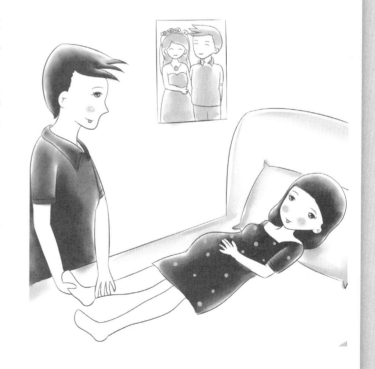

怀孕 25 周

大脑发育高峰期

🍼 味蕾告诉宝宝人间百味 💗

孕 25 周的胎宝宝身长约 26 厘米，体重稳步增加，大约已经 700 克了。

胎儿舌头上的味蕾正在形成，所以胎宝宝在这时候已经可以品尝到食品的味道了。本周，胎宝宝已经能睁开眼睛了，只是什么都看不到，胎宝宝通常会百无聊赖地闭着眼睛。

胎宝宝皮肤很薄而且有不少皱纹，全身覆盖着一层细细的绒毛。虽然现在皮肤还不能分泌脂肪质，褶皱较多，但已经开始发生质变。曾经透明得能够看到血管的皮肤开始泛出红光并逐渐变得不透明。遍布在皮肤上如绒毛一般的胎毛顺着毛根的方向形成倾斜的纹理。

🍼 顶着"足球"的准妈妈 💗

不用说现在准妈妈的子宫又增大了许多，子宫的顶部在肚脐至胸骨的中间，看上去像一个足球般大小，由于胎宝宝的增大，腹部愈加沉重，腰腿疼痛更加明显。

准妈妈的腹部、臀部以及胸部出现青紫色的条纹，这是由于皮下脂肪没有跟上皮肤的生长速度，导致毛细血管破裂导致的。准妈妈的眼睛对光线的反应越来越敏感，就像进了沙粒一样刺疼，并且非常干燥，这是妊娠过程中常见的现象，不用过于担心。症状严重时，可以使用滋润类眼药水。

孕育小百科

准妈妈保持求知欲很重要

有人认为，怀孕后变得懒散是准妈妈的特权。其实，这是胎教学说的一大忌。胎宝宝能够感知准妈妈的思想。如果准妈妈能够在孕期始终保持旺盛的求知欲，就会促使胎宝宝不断接受刺激，促进大脑神经和细胞的发育。反之，如果准妈妈在孕期既不思考也不学习，胎宝宝也会深受感染，变得懒惰起来，这对胎宝宝的大脑发育极为不利。

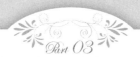

巧妙减轻疲惫感 ♥

胎宝宝越来越大，准妈妈的动作会变得有些笨拙，容易感到疲劳。下面就教准妈妈几招巧减疲惫、恢复精神的小方法。

❀ 多听听胎教音乐

美妙的乐声，可以使准妈妈忘记疲劳。准妈妈可以多准备几首胎教音乐，在感到疲惫、没有精神或是睡觉前听一听，这样不仅能够调整自己的情绪，还有利于胎宝宝成长发育。

❀ 保证充分的睡眠

• 想睡就睡：早一点上床睡觉，准妈妈的身体现在的工作量加大了，所以需要更多的休息，尽量避免熬夜。

• 养成睡午觉的习惯：如果还在工作，午睡就格外地重要了。其实准妈妈只需要靠在一个地方，小睡 20 分钟，或者闭目养神。

❀ 小手工制作

准妈妈可以学着做一些简单的小制作，比如插花、折纸、剪纸等，还可以为宝宝准备一些小礼物，动作制作一些小玩具、小衣服等。

❀ 想想未来宝宝

这是最能缓解准妈妈疲劳的方法。只要幻想下宝宝可爱的小模样，想想宝宝的第一声哭声，宝宝第一次喊妈妈，想必再苦再累都觉得值了。

❀ 按摩

当准妈妈感到浑身无力，累得不想动时，可以先闭目养神片刻。稍作休息后，用指尖来回按摩前额，揉压太阳穴及后颈部位。准妈妈也可以让准爸爸帮忙按摩下四肢，缓解全身的疲劳。

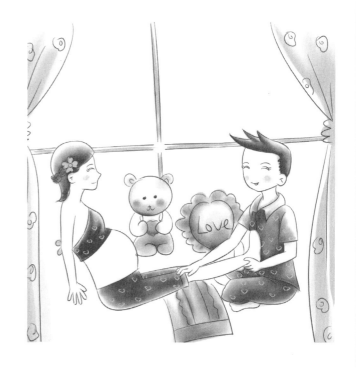

胎宝宝大脑发育所需营养素

对于胎宝宝体格来说，蛋白质是最重要的营养素，而对于他的大脑来说，脂质却是第一重要的营养素。人的大脑细胞大约有 60% 是由脂质组成的，是形成脑细胞和神经纤维必不可少的构成成分，因此也被称为"结构脂肪"。

脂质也就是不饱和脂肪酸，包含卵磷脂、糖脂、神经磷脂等，其中以卵磷脂含量最多，需求量也最大。研究证实，如果大脑缺乏脂质，智力发育就会受到很大影响，甚至引起智能缺陷。所以，准妈妈应该适当多吃一些富脂健脑食物。

富脂健脑食物包含各种坚果及果实类，如核桃、芝麻、松子、葵花子、南瓜子、西瓜子、杏仁、花生、芒果、金针菜；各种鱼类，特别是牡蛎、海螺、乌贼、章鱼、虾等；各种肉类，如牛肉、猪肉、羊肉、鸡肉、鹌鹑肉及野兔肉等。

营养饮食 DIY：益智补脑餐

给准妈妈推荐一道健脑餐：腰果彩椒炒猪腱。这里面加了腰果，这种坚果素有"强脑之果"的美称，无论是对准妈妈，还是对胎宝宝，都是补脑佳品。

腰果彩椒炒猪腱

原料

猪腱肉 150 克，彩椒 2 ~ 3 个，腰果 80 克，盐、淀粉、豉油各适量。

做法

1. 猪腱肉洗净，切成粒状，用盐、淀粉和豉油腌 2 ~ 3 分钟；彩椒洗净，切粒。
2. 锅中放适量油，等锅热后下腰果，用慢火将腰果先爆炒一下，再用小火煎，然后起锅放一旁备用。
3. 把猪腱肉下锅炒，七八分熟即可起锅。
4. 油锅烧热，下入彩椒翻炒，下少许盐调味；然后再把已熟的猪腱肉和腰果一起放下锅略炒一下盛盘即可。

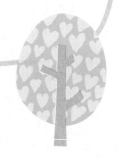

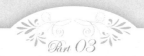

🍼 跟孕期抽筋说拜拜 ❤

在怀孕中、末期，许多准妈妈半夜会发生小腿抽筋现象。这可能是因为体内钙、镁、磷的电解质不平衡，也可能是因为子宫压迫在主血管上，使腿部肌肉供血减少，造成了抽筋。

◉ 处理抽筋的方法

抽筋部位不同，应对方法却大同小异。如果置之不理，抽筋可以持续 1～15 分钟，也可能在短时间内重复发作。救治抽筋不应强拉硬扯，避免拉伤肌纤维。正确的处理步骤如下：

- 用手轻柔地按摩抽筋部位。
- 小心地舒展、拉长抽筋部位的肌肉，使它保持在伸展状态。
- 在抽筋局部可以用毛巾来热敷。

◉ 防止抽筋的技巧

抽过筋的人一定更希望知道怎样做才能保证今后不再有同样的体验。其实，防止抽筋的有效办法就是避免和消除那些与抽筋紧密相关的诱发因素。

- 经常锻炼身体，防止肌肉过度疲劳。运动前做好充分的预备活动，伸展开腿部、腰部、背部、颈部和两臂的肌肉。
- 经常喝水，不要等到口渴的时候再喝。
- 注意饮食平衡，特别是从饮食中补充各种必需的营养成分。如喝牛奶和豆浆可以补钙；吃蔬菜和水果可以补充各种微量元素。

- 准妈妈要经常改变身体姿势，每隔 1 小时左右活动 1 次，临睡前可用温水洗脚和小腿。
- 夜里抽筋的人，尤其要注意保暖，不妨试一试在睡觉前伸展一下肌肉，尤其是伸展容易抽筋的肌肉部位。

尽管多数情况下抽筋不是病，但如果发生次数多，持续时间长，又没有明显诱因，就应该向医生咨询，尽快发现是否存有潜在的疾病。

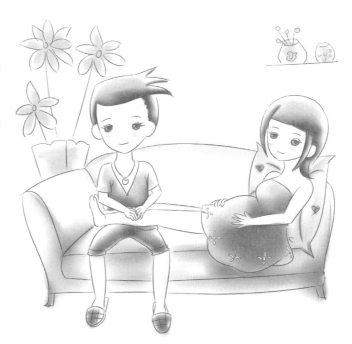

行为胎教，布置温馨可爱婴儿房

即使是第二个宝宝，也不能忽视宝宝未来的生活、活动空间，为宝宝营造一个能够自由活动的生活空间，是对胎宝宝最好的行为胎教。在为宝宝布置房间时，可以带上大宝宝一起，有时候孩子的意见更能接近孩子的喜好，肯定会让老二更喜欢。但是，有很多小细节也需要多多注意。

婴儿床

选择婴儿床时首要注意的是床的安全性能。有的小床看上去很漂亮，但不结实，这样的床千万不能用。因为宝宝的活动量大，无形之中给小床增加了外力，这样，本来就不紧的螺丝、钉子等就会松掉，宝宝会出危险。宝宝的小床应该有护栏，以防宝宝摔出去。护栏的高度如果低于宝宝身长的 2/3 时，就要注意防止他站立时跌出。

床垫

对小宝宝来说，床垫可马虎不得。床垫要与床架紧紧密合，以预防宝宝探头进去。在床垫的选择上，传统的棉制被褥是不错的选择，或者使用以棕毛为填充物的床垫。

褥子

便于及时查看宝宝的大小便颜色，宝宝的小褥子最好使用白色或浅色的棉布做罩。内里应用棉花填充，透气性和舒适保暖性都会更好些。

哺乳椅

婴儿房里一定要有一张舒适的椅子，靠背椅、沙发或躺椅都可，最好有扶手且配有脚踏，方便妈妈给新生宝宝哺乳或喂奶。

玩具

任何长度小于 5 厘米、直径小于 3 厘米的小玩具及物品，如发夹、螺丝钉、铜板等小东西，都千万不能给小宝宝玩，因为他很有可能在你不小心的情况下把东西放进嘴里了。

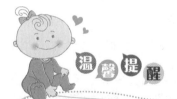

温馨提醒

在婴儿房最好有一个带抽屉的储物柜，橱柜的柜顶不要太高，既可以放宝宝的衣物，同时加上一个隔尿垫，便可让宝宝躺在上面更换尿布，不会累到妈妈的腰。

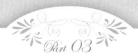
其他语言刺激同样可行 ♥

有的准妈妈觉得自己的英文能力有限、发音不够标准，或者觉得在"非英语为母语"的环境中实行英语胎教有一定困难，那么就不要勉强进行英语胎教。除了英语，准妈妈用本地语言（比如上海话、广东话）和胎宝宝说话，也可收到异曲同工之效。因为胎教的作用，就是让胎宝宝及早对身边的声音有所认识。

准爸爸学方言讲笑话 ♥

准爸爸也要积极地参与到语言胎教的训练中。给宝宝说几个地方语言的笑话吧，一定要尽量用本地方言来说，你诙谐而惟妙惟肖地讲述，也可以让准妈妈笑一笑。

❀ 四川方言笑话：姚明与乐山大佛

一天，我们正议论姚明是如何如何高，我身旁平时最爱抬杠的四川哥哥又抬杠了："姚明算啥子高，我们家乡有个人比他高多了。"

"谁？"我们齐声惊问。

"乐山大佛"他得意地说。众人都晕。

一人不服气："不就七十多米吗？"

却被这个四川哥哥打断："才七十多米吗？"

另一人很有把握地说："是 71 米。"

这个哥哥振振有词，"人家坐着是 71 米，那么站起来呢？"众人跌倒在地。

"你倒是让他站起来呀！"还有不服气的。

"咳，人家在江边一坐就是一千多年，风吹雨淋的，早得关节炎了。有本事你去坐几年试试！"众人彻底无语了。

❀ 河南方言笑话：买布

河南人到北京买布，河南人问售货员说："嫩这布咋嫩苦楚啊？"（问布为什么有褶）。

售货员不解。

河南人又说："苦楚斗是不平展。"

售货员仍是不解。

河南人怒了说："你咋嫩迷瞪哩，你斗不会给我拿个光牛哩。"

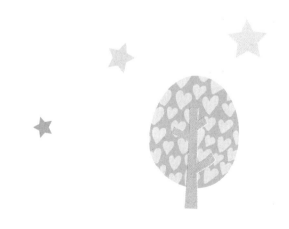

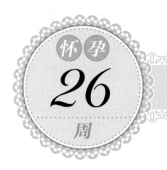

怀孕 26 周 好"孕"缘于快乐的心态

胎宝宝感到第一缕光亮

这周胎宝宝身长约 27 厘米，体重可以达到 800 克左右，胎宝宝现在已经开始长肉了。

26 周的胎宝宝的视觉神经功能已经在起作用了，胎宝宝已经可以睁开眼睛了，并且能够看到光亮。如果这时候用手电筒照腹部，胎宝宝会自动把头转向光亮的地方。

另外，胎宝宝已经开始尝试吸的动作了，当然，并不会真的吸入空气，因为，胎宝宝的肺部尚未发育完全。

好梦成了准妈妈的心愿

准妈妈子宫高度约在肚脐上 6 厘米位置，体重应该增加 10 千克左右。现在的准妈妈已经是一位典型的准妈妈体形了，比较笨重，行动不便。由于心率加速和心搏量加大，准妈妈的心脏工作量也增加了。

现在，有些准妈妈可能会觉得心神不宁，睡眠不好，经常会做一些记忆清晰的噩梦。实际上，这是对即将承担的做两个孩子的母亲重任感到忧虑不安的反应。为了胎宝宝的健康发育，准妈妈一定要保持良好的心态，可以适当地参加些为准妈妈生产而准备的课程，希望你能从课程中得到些好的建议和保持良好心态的方法。也可以向丈夫或亲友诉说自己的内心感受，他们也许能够帮助你。

孕育小百科

不要忽略胎宝宝的感受

每一个位准妈妈都要明白，当你感受到胎宝宝的身体在腹内时时刻刻地发育的同时，千万不要忽略了他的感受。为了孩了，你务必要加强自身修养，学会自我心理调节，善于控制和缓解不健康的情绪，保持稳定、乐观、良好的心态。要知道，你开心，宝宝才能快乐成长。

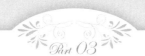

保护视力从胎宝宝开始 ♥

准妈妈的饮食习惯与宝宝视力发育也有着直接关联。妈妈饮食结构不合理，是造成胎宝宝视力发育障碍的原因之一。为了胎宝宝有一双明亮健康的眼睛，准妈妈要鼓励自己，多吃对胎宝宝眼睛有益的食品。

哪些食物利于胎宝宝视力发育 ♥

• 富含脂肪酸的鱼：准妈妈怀孕时应多吃鱼类，如沙丁鱼和鲭鱼，其所含有的DHA能帮助胎宝宝视力健全发展。第7个月到出生前后，胎宝宝如果严重缺乏DHA，会出现视神经炎、视力模糊，甚至失明。准妈妈每个星期至少吃一次鱼，深海鱼为佳。

• 含胡萝卜素的食物：准妈妈要多吃含胡萝卜素的食品以及绿叶蔬菜，防止维生素A、B族维生素、维生素E缺乏。

• 多吃含钙食物：缺钙的准妈妈所生的宝宝在少年时患近视眼的概率高于不缺钙的孩子三倍。

• 适当补充 α - 亚麻酸：α - 亚麻酸是组成大脑细胞和视网膜细胞的重要物质，它能促进胎宝宝和新生儿大脑细胞发育，促进视网膜中视紫质的生成，提高胎宝宝和新生儿的智力和视力，降低胎宝宝和新生儿神经管畸形和各种出生缺

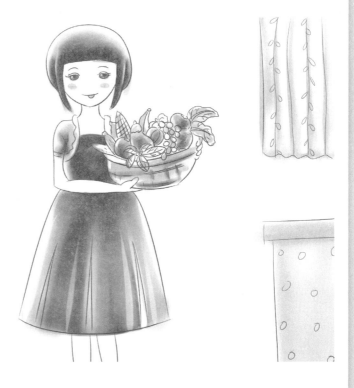

陷的发生率。在怀孕期间，准妈妈可以常吃坚果，如核桃，因为这些食物中含有一些 α - 亚麻酸。此外，目前市场上也有一些 α - 亚麻酸胶囊，准妈妈如果怕从食物中摄取的量不充足，可以在医生指导下吃些 α - 亚麻酸胶囊。

• 多吃青菜水果对眼睛有保健作用。尤其是绿色蔬菜，可以预防眼睛受到阳光中紫外线的伤害，也能预防自由基对眼睛组织的伤害。

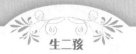
积极预防妊娠高血压综合征 ❤

妊娠高血压是产科常见的问题之一，约占所有准妈妈的 9%，发病时间一般是在妊娠中期以后。若没有适当治疗，可能导致母子危险。

● 什么是妊娠期高血压综合征

妊娠期高血压综合征是妊娠期女性所特有而又常见的疾病，易引起胎盘早期剥离、心力衰竭、凝血功能障碍、脑出血、肾衰竭及产后血液循环障碍等。以高血压、水肿、蛋白尿、抽搐、昏迷、心肾衰竭，甚至发生母子死亡为临床特点。重度妊娠期高血压疾病又称先兆子痫和子痫，会导致早产、宫内胎儿死亡、死产、新生儿窒息和死亡等。

● 如何预防妊娠期高血压综合征

● 实行产前检查，做好孕期保健工作。妊娠早期应测量 1 次血压，作为孕期的基础血压，以后定期检查，尤其是在妊娠 20 周以后，应每周观察血压及体重的变化、有无蛋白尿及头晕等自觉症状。

● 加强孕期营养和休息。加强妊娠中、晚期营养，尤其是蛋白质、多种维生素、叶酸、铁剂的补充，对预防妊娠期高血压疾病有一定作用。

● 及时纠正异常情况。如发现贫血，要及时补充铁质；若发现下肢水肿，要增加卧床时间，把脚抬高休息；血压偏高时要按时服药，症状严重时要考虑终止妊娠。

● 注意既往病史。曾患有肾炎、高血压等疾病以及上次怀孕有过妊娠高血压综合征的准妈妈要在医生指导下进行重点监护。

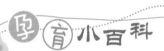

哪些准妈妈易患妊娠高血压？

患有原发性高血压、慢性肾炎、糖尿病合并妊娠的初产妈妈，其发病率较高。双胎、羊水过多的准妈妈发病率亦较高。有家族史准妈妈发病的可能性较高。

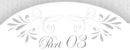
妊娠高血压吃什么好 ♥

由于准妈妈处在怀孕期间，用药会特别的谨慎，对于妊娠高血压最好的方法当然是食疗了。

• 宜多吃芹菜。芹菜纤维较粗，香味浓郁，富含胡萝卜素、维生素 C、烟酸及粗纤维等，有镇静降压、清热凉血等功效。妊娠高血压的准妈妈常吃芹菜，能够有效缓解症状。

• 宜多吃鱼。鱼所含的不饱和脂肪酸比任何食物中的都多。不饱和脂肪酸是抗氧化的物质，可以降低血中的胆固醇，抑制血小板凝集，从而有效地防止全身小动脉硬化及血栓的形成。

• 宜多吃鸭肉。鸭肉性平而不热，脂肪高，但不同于黄油或猪油，其化学成分近似橄榄油，有降低胆固醇的作用，对防治妊娠期高血压病有益。

营养饮食 DIY：**降压食谱** ♥

有些准妈妈在孕期可能会患妊娠高血压综合征，这里推荐一道针对这部分准妈妈的菜谱。

奶香瓜球

原料

冬瓜 500 克，胡萝卜、牛奶各 100 克，花生油、盐、料酒、鸡汤、水淀粉各适量。

做法

① 冬瓜、胡萝卜分别去皮洗净，用挖球刀挖取圆球，焯熟捞出。

② 锅上火倒入牛奶、鸡汤烧沸，加盐、料酒，用水淀粉勾芡，倒入瓜球翻匀，淋入花生油，装盘即成。

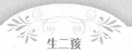
🍼 生二孩也要拍套美丽的大肚照 🖤

并不是只有青春少女才能拍艺术照，也并不是要结婚才能去婚纱摄影店。怀孕这个人生特殊时期，当然应该拍一辑艺术照，给自己和未来的孩子留下一个永远的纪念。这时候你的肚子长得已经够大了，正是拍大肚照的最佳时期。

而生二孩拍大肚照会更有意义。可以拍一组你们四个人的照片，还可以多拍几张大宝宝与胎宝宝"互动"的照片。

❀ 什么时候拍

大肚艺术照从现在至怀孕八个月拍最合适，肚子越大拍出来越有意义。但这时候的准妈妈容易疲劳，所以最好选择周一、周二等影楼生意较淡的时段去，最好提前预约，等候时间不会太长。选择风和日丽的日子和通风条件好的拍摄环境，以利于健康。拍摄时间不宜太长，也不宜设计"高难动作"。

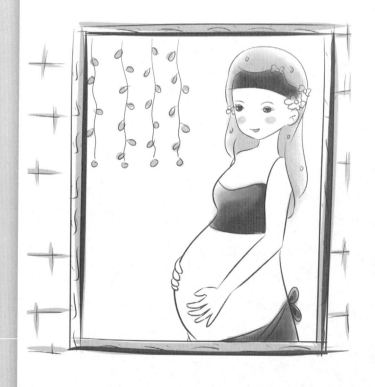

❀ 拍摄注意事项

• 选择专门给准妈妈拍摄的影楼，专业性会比较强，而且有很多孕妇服装可以选择。

• 与化妆师沟通，尽量少用化妆品，不要用含铅的化妆品，尤其是唇彩，小心吃到肚子里。

• 既然是拍大肚照，至少要有一组露出肚子的照片。不要害羞，也不要遮遮掩掩的，大方地把骄傲的大肚子露出来，还可以涂些亮亮的橄榄油。但要注意对腰腹部的保暖。

❀ 解除不必要担心

照相是利用自然光或灯光，把进入照相机镜头的人或景物感光到底片上。在整个拍摄过程中，照相机不会产生有害射线，自然光或灯光也不会对身体造成危害。所以准妈妈不必担心。

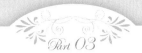

培养宝宝良好生活习惯 ♥

孩子生下来可以分为两种类型：一种是易养型，这种类型的孩子生活极规律，早上 6 点醒来，晚上 10 点左右睡觉，白天很少哭闹，饮食、睡眠都非常按时；而另外一种孩子似乎生下来就是跟大人作对的，白天比谁都睡得多，晚上比谁都有精神，饮食也是想吃就吃。排除父母在护理上的因素外，很可能跟准妈妈的孕期生活有较大的联系。早起型准妈妈所生的孩子，一生下来就有早起的习惯，而晚睡型的准妈妈所生的孩子也有晚睡的习惯。所以，要想培养自己的宝宝从小就形成良好的生活习惯和性格，准妈妈就要先改变自己的作息，保证起居规律。

准妈妈可以每天早晨起床后欣赏一段音乐，7 点钟到户外散步，做健身操，中午休息 1 小时，晚饭后到外面散步 1 小时，然后看看电视（时间不能过长），睡前进行胎教，大约 10 点钟睡觉。

给胎宝宝长久的良性刺激 ♥

孕期过了一多半了，准妈妈和准爸爸也许对胎教有些懈怠了，别放松，只有坚持下去，胎教才会有效果。

现在，胎宝宝的听觉功能已经完全建立。因此，准妈妈在进行对话胎教时要特别注意自己说话的音调、语气和用词，以便给胎宝宝一个良好的刺激印记。对话胎教最好父母双方共同参与，甚至让大宝宝也经常地参与进来。可以给胎宝宝起一个乳名，经常呼唤，这样，新生儿出生后哭闹时再呼之乳名，便会感到子宫外的环境并不陌生，而有一种安全感，能很快安静下来。同时，父母要把胎宝宝当做一个懂事的孩子，经常和他说话、聊天或唱歌谣给他听，把父母的爱传递给胎宝宝。

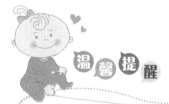

温馨提醒

瑞典有一位叫舒蒂尔曼的医生，他曾对新生儿的睡眠类型进行了实验：他把准妈妈分为早起型和晚睡型两种类型，然后对这些准妈妈进行追踪调查，结果发现：早起型的母亲所生的孩子天生就有同妈妈一样的早起习惯；而晚睡型母亲所生的孩子也同其妈妈一样喜欢晚睡。结果证明：新生儿的睡眠类型是在怀孕后几个月内由母亲的睡眠所决定的。

怀孕 27 周

胎宝宝爱上做游戏

🍼 有了一头柔软的胎发 💛

27 周的胎宝宝现在身长大约 33 厘米，体重约 900 克。本周，如果胎宝宝是男孩，睾丸已开始生长，如果是女孩，小阴唇已开始发育。

胎宝宝现在的听觉神经发育已经很完善了，对外界声音的刺激反应更明显了，不过气管和肺还未发育成熟。胎宝宝的眼睛已经能睁开和闭合了，另外到达耳部的神经网完全形成，开始对声音有一定的反应。

此时宝宝的模样与出生时很相似了，只不过更瘦更小。很多胎宝宝长出了头发，同时有了睡眠周期。

🍼 每天都引人注目的大肚子 💛

现在的胎宝宝每天都在长大，准妈妈的肚子也每天都在长大，子宫已经到脐上 7 厘米位置，耻骨到子宫底部大约 27 厘米。

此时准妈妈可以感觉到宝宝运动的次数更多了，有的活动是因为宝宝在打嗝，这让准妈妈觉得胎动增多了。准妈妈都很关心宝宝的胎动次数是否正常，此阶段只需大概对比即可。假如觉得宝宝活动次数比平常少，请与医师联系讨论。

准妈妈这个时期的血压会略有上升，不用过于担心。但是，如果出现体重突然增加、视力下降，或者手脚肿胀等症状，则应该向主治医生咨询，接受必要的检查。

孕育小百科

准妈妈如何选择健康的零食

很多人认为，零食都是些没有营养的食物，能不吃尽量不吃。其实，只要懂得选择，配合分量适中的正餐，零食也可以是均衡饮食的一部分。为了自己和宝宝的健康着想，准妈妈要少去吃那些高糖分、高脂肪、高热量的零食及含有很多添加剂的食品。

哪些准妈妈容易早产

妊娠在满 26 周不满 37 周之间终止的称早产。多数早产儿体重为 1000 ～ 2500 克，身长小于 45 厘米。那哪些准妈妈容易早产呢？

● 年龄偏小或偏大的准妈妈，如小于 18 周岁的准妈妈、35 周岁以上的准妈妈。

● 有不良嗜好的准妈妈，比如长期吸烟、酗酒或熬夜等。

● 曾有过流产史、病史或早产史的准妈妈，以及患有某种病症的准妈妈，如妊高征、胎盘前置、心脏病、阑尾炎、肾炎等。

● 怀有双胞胎的准妈妈。

● 胎位不正或羊水过多的准妈妈等。

● 腹部阵痛。准妈妈没有到达预产期，腹部开始疼痛，且难以忍受。

● 阴道出血。伴随着腹部阵痛，阴道会发生出血的迹象。一般情况下，准妈妈感到腹部阵痛加重，阴道出血量也会增多，胎宝宝的生命危险也就随之加大。

● 胎盘破水。准妈妈感到阴道好像有水流出，或多或少，且持续不断，那就是胎盘破水了。

预防早产的方法

● 要加强孕期检查，发现问题及早解决。

● 积极防治妊娠期并发症，尤其须做好妊娠高血压综合征的防治工作。

● 纠正不良的生活习惯，养成按时起居的生活规律。

● 注意孕期卫生保健，避免过度劳累及重体力劳动。

● 避免剧烈运动，尤其要节制性生活。

● 避免使用震动较大的按摩仪器或乘坐颠簸较大的交通工具。

● 怀双胞胎的准妈妈，一旦发现自身存在某种可能引发早产的病症，要及时治疗。

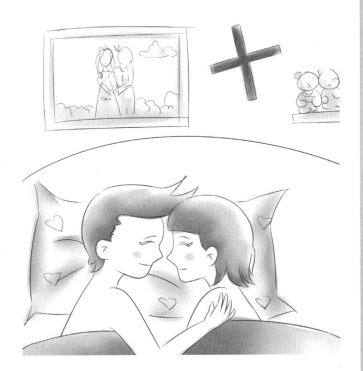

警惕前置胎盘带来的危险

在正常情况下，胎盘应附着在子宫的前、后及侧壁上。但在某种情况下，如果胎盘附着在子宫颈内口的边缘，或像小帽子那样盖在子宫颈内口的上方，即被称为前置胎盘。

前置胎盘分为三类

- 完全性前置胎盘或称中央性前置胎盘，宫颈内口全部为胎盘组织所覆盖。
- 部分性前置胎盘，宫颈内口部分为胎盘组织所覆盖。
- 边缘性前置胎盘，胎盘边缘附着于子宫下段，不超越宫颈内口。

前置胎盘的危害

- 妊娠期间，特别是妊娠晚期，随着胎宝宝体积不断增大，子宫下段逐渐伸展，而附着于子宫下段的胎盘并不具有伸展性，此时部分胎盘会从附着处剥离，导致出血。随着子宫下段的不断伸展，出血会反复发生，出血量也会越来越多。小量反复出血易导致贫血，大量出血则可致休克，不及时处理，可危及母婴生命。

- 分娩时，由于胎盘附着在子宫下段，组织薄而脆，易导致撕裂出血。

- 产后，由于子宫下段收缩力弱，产后胎盘不易完全剥离，又会引起产后出血。

- 前置胎盘反复出血，容易引起早产；前置胎盘的早剥、受压可致使胎盘缺血缺氧，易引起胎宝宝宫内窒息；又由于胎盘占据子宫下段的位置，妨碍了胎宝宝头部进入产妇的骨盆入口，以致胎位异常。

一旦被确诊为前置胎盘后，准妈妈应严格遵守医嘱，注意休息、定期检查。平时要注意多卧床休息，避免精神紧张引起宫缩。如有腰酸、下腹坠胀，阴道出血等症状，应及时住院治疗。

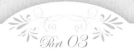
做家务要注意姿势和动作

准妈妈适量做点家务能促进新陈代谢和血液循环，有助于消化；增强肌肉力量，提高腰腹盆底肌肉的柔韧性，有利于自然分娩；减轻或消除怀孕带来的不适症状，如腰酸背痛、下肢静脉曲张等。但做家务还是要注意一些细节。准妈妈可以做家务，但是要以轻松、不劳累、无负担为基准。

- 做家务时最好不要弯腰，打扫时要避免蹲下或跪在地上，到孕晚期更不可弯腰干活。

- 不要勉强踮着脚或登高从高处拿取物件，晾衣时也不可勉强伸长胳膊，最好使用可以升降的晾衣架，或者请准爸代劳。

- 洗衣服时不要压迫腹部，不要把手直接浸入冷水中，尤其是在冬春季节更应注意。准妈妈着凉、受寒有诱发流产的危险。

- 将放在地上的东西拿起或放下时，要屈膝落腰，完全下蹲，单腿跪下，然后侧身拿住东西，伸直双膝站起。

挑选适合准妈妈做的家务

在做家务时，准妈妈要有所选择，那些需要伸展肢体及弯腰、下蹲等容易压迫到肚子的家务，准妈妈还是不做为好，如提拿重物、擦玻璃等。而像买少量菜、洗菜、做饭、用洗衣机洗衣服、叠衣被之类的家务，不需要太大的肢体动作，也不用多大的力气，不会太累，可以适当做一点。

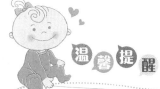

温馨提醒

在做家务的过程中，你可以不时地停下来休息一会儿，坐下来将双腿伸平放在椅子或沙发上，并将小腿适当垫高，以缓解疲劳。

不适合做家务的准妈妈

- 体态臃肿、灵活度不够者。
- 医师告知有早产可能、需要卧床休息者。
- 正在有活动性出血或出现破水者。
- 做家务时出现呼吸急促、心跳加快者。

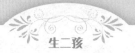

 ## 孕中期准妈妈为什么会营养不良 ❤

孕中期准妈妈如果营养不良一般会表现为准妈妈消瘦，体重每个月增长速度低于正常准妈妈，有时会眩晕，没有精神、无力气工作等。这种情况大多发生在孕前身体较瘦弱、体质较差的准妈妈身上。这类准妈妈饮食习惯倾向于挑食、偏食，有些不喜欢吃的食物，她们甚至从来不吃。怀了宝宝以后，原本就捉襟见肘的营养有了分享者，她们又不愿改变已养成多年的饮食习惯，这样一来，孕期营养不良就发生了，并影响到了宝宝的生长发育。

营养不良准妈妈的一日菜单 ❤

瘦弱的和营养不良的准妈妈应尽可能地充分摄入胎宝宝和自身所需营养，建议在日常饮食中，适当增加坚果、肉类等油脂含量较高的食物，有意识地增加热量的摄入，达到逐渐强壮的目的。在烹饪食物时，可巧妙地增加高营养、高热量的食物，吃米饭时可以放些芝麻，喝牛奶可以放燕麦等，尽量不吃高热量却低营养的垃圾食品。

如果你是这样的准妈妈，不妨在食谱上增加鸡蛋、牛奶、瘦肉、鱼虾这些优质蛋白的摄入。营养师为你安排了一日菜单，试一下吧。

早 餐	点 心
牛奶 1 杯约 250 毫升，白煮蛋 1 个，虾仁馄饨 10 个	麦片粥 1 小碗；鲜橙 1 个
午 餐	点 心
米饭 1 小碗，青椒炒猪肝 1 小碟，盐水大虾 4 个，醋熘白菜 1 碟，西红柿蛋汤	酸奶半杯约 150 克；羊角面包 1 小个；猕猴桃 1 个
晚 餐	点 心
米饭 1 小碗，洋葱牛肉丝 1 小碟，清蒸鳜鱼半条，香菇菜心 1 碟，紫菜虾皮汤	牛奶 1 杯约 250 毫升；饼干 2 小块

什么样的准妈妈会营养过剩 ❤

相对于营养不良，在这段时期营养过剩的准妈妈更多见，导致这种现象的出现，是饮食过量引起的。她们唯恐会饿着腹中的宝宝，就不停地吃，几乎除了睡觉，其余的时间就是被吃占据的，往往在27周孕中期结束时，她们已经把整个孕期可以增加的体重全部增长齐了。有些孕前体重超标的准妈妈，由于在怀孕初期得到了较多饮食方法上的指导，怀孕期间一直在食物选择、烹调方法上小心翼翼地严格遵循健康的原则，体重反而控制得很理想，而那些原本体重很标准的准妈妈反而会犯营养过剩的错误。

营养过剩准妈妈的一日菜单 ❤

孕中期胎宝宝正在迅速成长的过程当中，准妈妈需要补充大量的能量，并均衡饮食，注重营养。按照均衡膳食营养补充的金字塔进行，谷物一般6到11份，蔬菜水果3到5份，牛奶、奶制品、肉等蛋白质类2到3份。脂肪、甜品，摄取要少量一点即可。现在孕期营养过剩比营养不良更常见。营养过剩需要引起我们重视，孕中期的体重一般是控制每周增加0.3到0.5千克。如果你是营养过剩的准妈妈，你就要抛弃原本十分喜爱的甜食、水果，跟着营养师安排的一日菜单这样吃：

早 餐	点 心
脱脂牛奶1杯约250毫升，玉米棒1个	西红柿1个
午 餐	点 心
米饭1小碗，青椒肉丝1小碟，凉拌菠菜1碟；冬瓜虾皮汤	无糖低脂酸奶1杯约150克，黄瓜1根
晚 餐	点 心
米饭1小碗，白灼基围虾6个，蒜茸生菜1碟，蘑菇豆腐汤	脱脂牛奶1杯约250毫升，全麦吐司1片

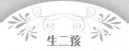

怀孕 28 周

感受小运动健将的舞动

玩脐带让我不亦乐乎

到孕 28 周的时候，胎宝宝身长达到 35 厘米，体重可以在 1100 克左右，占据子宫内更多的空间。

胎宝宝的头部明显长大，脑组织的数量也有所增加，大脑特有的褶皱和凹槽形成。同时，脑细胞和神经循环系统的连接更加完善并开始活动。宝宝的肺、肝以及免疫系统仍需要进一步发展成熟。假如这时出生，宝宝仍有很大机会存活。

胎宝宝开始有规律地活动，有规律的睡觉和起床，开始吮吸手指，做出抓脐带等动作，纵情玩耍，特别调皮。

胎动让肚皮舞动

28 周的时候准妈妈准妈妈子宫宫底已经高出肚脐约 8 厘米了，如果从耻骨联合测量，宫底则高出耻骨联合 28 厘米，准妈妈走起路来真的很笨重了。

随着胎宝宝的健康发育，产期的逐渐临近，准妈妈有时会觉得肚子一阵阵发硬发紧，这是假宫缩，不必太紧张。但是准妈妈一定要注意，从现在开始要避免远行，走太远的路，或者站立时间过长。本周胎宝宝动得更厉害了，宝宝在每次胎动过程中都会在妈妈的肚子中闹得翻天覆地，有时侯宝宝还会让自己翻一个身。准妈妈要认真记录下每一次有规律的胎动。

孕育小百科

午休对准妈妈很重要

随着孕期的延长，准妈妈会有很多不舒服的感觉，每天进行适时的午睡，对减少这些不适症状有很好的效果。另外，随着胎宝宝增大，准妈妈经常会出现入睡困难的现象，午睡可以消除准妈妈身心的倦怠感，还非常有利于胎宝宝的生长。但是如果是晚上入睡难的准妈妈，午睡时间不宜过长，否则会加重失眠。

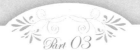
一切顺利也要坚持产检 ♥

身体状况的安定，可能会导致思想上的懈怠，准妈妈可能会长长地舒一口气，但这个孕月并不一定彻底平安无事。由于怀孕持续造成身体各个系统的负担，可能加重原有的心脏、肾脏、肝脏等隐患或病情；也可能会出现各种病理状况，如妊娠高血压综合征和贫血等，放松对身体状况的关注，很可能导致不良后果。所以，一定要坚持定期到医院做产前检查。

产前检查早知道 ♥

怀孕 28 周应该接受产前检查。此次产前检查除进行例行检查之外，会增加胎宝宝位置的检查，包括 3 方面内容。

• 胎产式。胎宝宝身体长轴与母体长轴的关系，两轴平行者称为直产式，两轴垂直者称为横产式。

• 胎先露。最先进入骨盆上口的胎宝宝部分称为胎先露，直产式有头先露及臀先露，横产式有肩先露。

• 胎方位。胎宝宝先露部的指示点与母体骨盆的关系称为胎方位，简称胎位。

哪些准妈妈要做胎儿超声心动图检查 ♥

• 为减少先天性心脏病孩子的出生，专家建议以下几类孕妇最好进行产前超声心动图检查。

• 妊娠前三个月有感染或服药史，尤其是因感冒或病毒性风疹用药者。

• 有长期接触毒物及放射线史，或孕期接触过特殊药物或受到感染者。

• 患有血液病、内分泌病、糖尿病、结缔组织疾病、心血管疾病或遗传病。

• 准妈妈为高危孕妇，或有心内、心外畸形的不良生育史，有心脏病家族史。

• 胎宝宝心律失常、胎宝宝水肿、染色体异常的情况。

特殊准妈妈要做眼底检查 ♥

所谓眼底检查，就是应用检眼镜观察眼球底部的结构状况。孕期中有内科并发症或产科并发症者则需要做眼底检查，尤其是患有妊娠高血压综合征的准妈妈，需经常请眼科医生检查眼底。

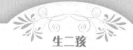
❧ 正确饮食防腹胀 ❤

大多数准妈妈可能会在妊娠期出现腹胀现象，即腹部有明显的肚皮硬起来但不疼痛的感觉。准妈妈出现腹胀，多半是子宫在进行不规则的收缩运动，其持续的时间有长有短，基本与妊娠时间有关，越到后期越频繁。准妈妈最好改变自己的饮食习惯，采用少食多餐的进食方式，及时地缓解腹胀症状。吃饭时应细嚼慢咽，不要边吃饭边说话，不用吸管吸吮饮料、不嚼口香糖等，以免吸入过多的空气。

❧ 营养饮食 DIY：“粥”道的呵护 ❤

由于怀着宝宝的缘故，准妈妈肠胃功能比较弱，因而粥就成了特别适合准妈妈的食物。又因为熬煮时间长，粥里的营养物质析出充分，所以粥不仅营养丰富，而且容易吸收，特别有利于准妈妈自身的调理，以及热量和营养的摄取。

营养鱼片粥

原料

优质粳米、草鱼净肉各100克，猪骨200克，腐竹40克，盐、姜丝、淀粉、香菜、胡椒粉、香油各适量。

做法

① 猪骨、腐竹均洗净，切段；粳米淘净。

② 将猪骨、粳米、腐竹放入砂锅，加适量清水，大火烧开后，改用小火慢熬1个半小时左右至粥成。

③ 草鱼洗净，斜刀切成大片，用盐、淀粉、姜丝、香油拌匀，倒入滚开的粥内轻轻拨散，待粥再滚起，撒上胡椒粉、香油即成。

孕育小百科

哪些食材对减少腹胀有益？

大蒜和生姜可以帮助排气，以减少腹内的气体，因此在炒菜时可以适当加一些大蒜和姜片。

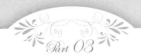
胎教应循序渐进地进行 ❤

胎宝宝的发育是一个逐步的过程，这就决定了胎教是一个循序渐进的过程，不能操之过急。尊重科学，循序渐进地实施胎教，才应该是孕期准爸妈正确的做法。

胎教成功的关键，是准爸爸、准妈妈要有耐心和恒心，既不能操之过急，也不能三天打鱼、两天晒网。要相信胎宝宝的能力，不凭自己的想象自以为是，遵照科学的胎教方法，逐步地对胎宝宝进行适度的刺激。也就是说，准妈妈在对胎宝宝进行胎教时，要充满爱心，尊重科学，掌握必要的胎教知识，夫妻俩密切地配合，避免急躁情绪，努力和胎宝宝沟通，满怀爱心、耐心陪伴胎宝宝健康成长。

和胎宝宝一起玩记忆游戏 ❤

现在准妈妈可以准备和熟悉将来要与宝宝一起玩耍的游戏。可以找一本有图画的书，随机地翻阅，记住几张你喜欢的图画，然后再随机地翻阅，看看能不能再找到它们。或者找一些找不同的图画书去找不同。玩过几次，肚中的胎宝宝似乎也能领略到这个游戏的趣味性，等他们出生后，妈妈就可以拿来做实验。尤其是学步期的幼儿对图画书中的图画特别感兴趣时，他们常把注意力集中在每本书里的一两张图画上。对他们来说，看书就像"躲猫猫"游戏一样，孩子会静静地翻着书，直到发现了一张自己喜欢的图画，然后合起来再继续翻阅。把这种游戏移前，在胎教中实施，可以提高孩子的记忆水平，甚至有些孩子会记得出生前的事情。

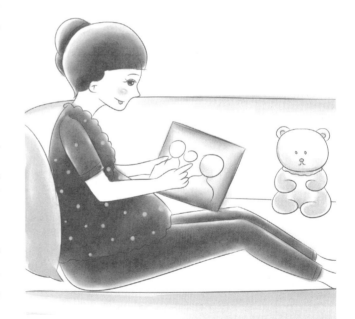

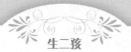

普拉提式的侧腔呼吸助顺产

许多准妈妈因为担心"生产不顺"而不肯选择自然分娩。为了将来顺产，准妈妈可以练一练普拉提式的侧腔呼吸。

具体方法：双唇自然闭合，用鼻子吸气，感觉空气尽量多地进入肺部，使胸部（胸廓）肋骨向外扩张，胸背围度增加。将嘴微张开，呼气，感觉将气体完全从体内排出，肋骨，胸廓围度缩小。在进行普拉提运动时这种呼吸始终伴随，切忌憋气。

这种呼吸方法可以使身体深层的肌肉都获得锻炼，有助于加强腹肌和骨盆底部的收缩功能，对准妈妈的自然生产很有帮助。此外，对肺活量的锻炼，也能让准妈妈在生产时呼吸得更加均匀平稳。

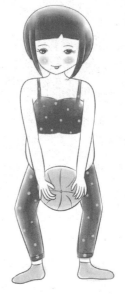

蹲举训练让大腿更有力

随着准妈妈体重的不断增加，她们的膝盖会承受越来越大的压力，这就需要做些蹲举运动了。它不但可以锻炼腿部耐力，还可增强呼吸功能及大腿、臂部、腹部肌肉收缩功能。

运动时，为保持平衡可以双手拿个球，两脚与肩同宽，脚尖正对前方，然后吸气往下蹲，蹲到大腿与地面呈水平，吐气站立，将球上举。下蹲时，应注意膝盖不能超过脚尖，鼻尖不能超过膝盖。每个动作重复 12 ～ 15 次，一周可以做 3 ～ 4 次。

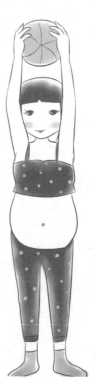

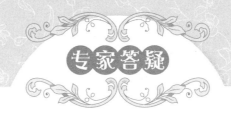

Q **为什么孕期皮肤瘙痒不能忽视?**

A. 准妈妈在怀孕中后期出现的不明原因的皮肤瘙痒,有可能是一种病症,医学上将这种病症称为"妊娠期肝内胆汁郁积症"(ICP),它可能引起胎宝宝死亡、准妈妈早产、产后出血等。特别是头胎出现过这种症状的准妈妈,怀二孩还可出现同样症状。因此,准妈妈对皮肤不明瘙痒应当重视,要去妇产科检查,特别是在临产期更不可大意,若发现准妈妈有异常,应加强监护,确保准妈妈和胎宝宝的平安。

Q **怀孕期间能吃降压药吗?**

A. 对于内科病人来说很好的降压药,在准妈妈身上就可能会导致胎宝宝畸形,所以高血压患者妊娠前后用药时必须慎重选择。

那么,准妈妈可以使用哪些降压药呢?

甲基多巴,是妊娠期常用的降压药物,也是唯一一种已经被随访至儿童期,并证明是安全的药物。柳胺苄心定,是受体阻滞剂,不影响子宫、胎盘的血循环,已广泛用于妊娠期高血压的治疗。肼屈嗪,是一种血管扩张剂,降低舒张压的效果明显,也不影响子宫胎盘循环,对胎宝宝无不良影响。硝苯地平、尼莫地平,是钙拮抗剂,降压作用缓和,不降低心排出量,治疗妊娠高血压时疗效明显,而且使用简便、安全。

不过,不管是哪类药,准妈妈一定要问过医生后再服用。

Q **孕期缺氧有什么危害?**

A. 氧气对准妈妈是至关重要的。当准妈妈缺氧时胎宝宝就会因缺氧而出现宫内窘迫以至发生胎死宫内。因此当孕妇处在低氧的环境时,会感觉头晕,上不来气,腹中胎动频繁,说明胎宝宝也缺氧。这时有条件的要及时通过吸氧来缓解,并尽快上医院咨询医生。

Part 04

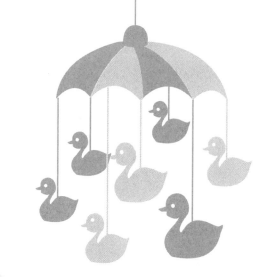

生二孩，
孕晚期要加倍呵护成果

　　随着一天天临近生产，准妈妈的心情现在一定非常激动。在即将结束整个孕期的日子里，准妈妈依然要做好自我监护，按时产前检查，自我调节情绪，克服产前紧张、焦虑的心理，坦然地面对分娩。坚持一下，马上就要迎来第二个宝宝了！

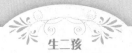

怀孕 **29** 周

怀孕进入了孕晚期

🍼 宝宝的"房间"在渐渐变小 ❤

胎宝宝的全身发育加快，身长在本周大约有38厘米了，体重从本周开始快速增长，能达到1300克，胎宝宝在妈妈体内的活动空间越来越小了。

怀孕第29周时，胎宝宝的大脑发育迅速，头围在增大，对外界刺激的反应也非常明显。胎宝宝的听觉系统已经发育完成，如果在这时候放音乐给胎宝宝听，胎宝宝可以对音乐做出不同的反应呢！随着脂肪层的生长，宝宝的皮肉开始变厚。眉毛和睫毛已经完全长成，头发和指甲也开始慢慢生长。在某种程度上，胎宝宝甚至可以调节自己的体温了。

🍼 准妈妈的肚子时不时发紧 ❤

本周准妈妈子宫高度比肚脐高约10厘米，从耻骨联合量起约29厘米。准妈妈体重增加8.5～11.5千克。

进入孕晚期，准妈妈这时候已经变得非常笨重，胎动逐渐频繁，胎宝宝的"拳打腿踢"有时候会让妈妈吓一跳，继而产生疼痛感。随着子宫的增大，腹部、肠、胃、膀胱，受到轻度压迫，准妈妈常感到不适。

准妈妈还会偶尔觉得肚子发硬、发紧。有些准妈妈会感到很紧张，其实这是假宫缩，准妈妈不必紧张。在这一时期，子宫每天周期性的收缩4、5次，此时应适当休息。准妈妈能够感觉到子宫一天之内收缩次数。

孕育小百科

准妈妈一次不要吃得太多

到了孕晚期，由于子宫膨大，胃部受到挤压，所以准妈妈一次不要吃得过多，否则很容易引起腹胀、消化不良、反胃等肠胃不适。

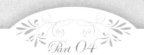

🐌 孕晚期腹泻要注意 ❤

腹泻也许对于普通人来说并不是什么大问题。但是对于准妈妈来说，如果处理不好，会导致流产，所以一定要小心对待。那么，如果遇到了腹泻该如何应对，下面就来教你几招。

❀ 腹泻的应对

吃了过凉的食物后发生腹泻，一般会在短时间内恢复正常，因此不用服用特别的药物，只需注意补水，防止脱水。出现了感染性腹泻要及时到医院就医，遵医嘱服用药物。

❀ 腹泻的预防

• 不要贪凉，即使天气再炎热也不能食用刚从冰箱里拿出来的西瓜或冷饮。

• 不吃剩饭剩菜，如果要吃冰箱里取出来的剩饭剩菜，一定要充分加热后再食用。

• 不在外面吃东西，注意饮食卫生。

• 不要进食过于油腻、辛辣的食物和不易消化的食物。

🐌 选择舒适的姿势 ❤

当你的腹部增大以后，再照通常的姿势坐下或躺下可能会感到不舒适了。特别是在妊娠末期，应注意选择一些让自己舒适的姿势。

• 躺下：侧身躺下，处于上方的大腿和手臂向上弯曲，另一只手臂放在体侧。如果在膝部和

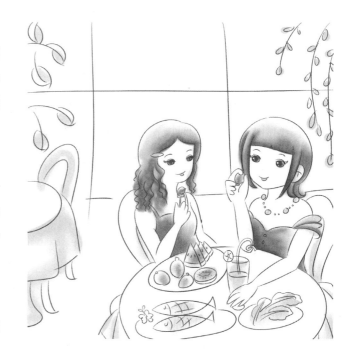

大腿下面垫上一个或几个枕头，那么，你会觉得这样姿势更为舒适。

• 斜靠的姿势：如果你觉得侧身躺着还不能休息的话，那么可以用一种向后斜靠的姿势，需要多少枕头就用多少。把一些枕头放到膝盖下面，双膝就能柔和地屈曲，这样你就能更舒服一些了。

• 抬高双腿：平躺下，在臀部垫些软垫，离墙大约45厘米。伸直双腿，倒放在墙上。双腿伸直并尽量分开至觉得舒适为止。

• 挺身坐起：这一姿势有助于加强背部肌肉。你可能会发现在腰背部垫上一块软垫会更舒适。

孕晚期的饮食重点

怀孕晚期胎宝宝生长得更快了，再加上准妈妈需要为分娩储备能量，准妈妈应根据本身的情况调配饮食，尽量做到让膳食多样化、营养化，保证营养和热量的供给。

- 适当增加豆类蛋白质，如豆腐和豆浆等。
- 注意控制盐分和水分的摄入量，以免发生水肿。每天饮食中的盐应控制在 5 克以下。
- 建议准妈妈选择体积小、营养价值高的食物，如动物性食品；减少营养价值低而体积大的食物，如土豆、红薯等，这样可减轻被增大子宫顶住胃的胀满感。
- 对于一些含能量高的食物，如白糖、蜂蜜等甜食宜少吃，以防止食欲降低，影响其他营养素的摄入。
- 适当限制油炸食品和肥肉，油脂摄入要适量。

准妈妈无需大量进补

在怀孕的最后 2 个月里，准妈妈每天的主食需要控制到 400 克左右，牛奶也要增加到 2 瓶，荤菜每顿也可增加到 150 克。但是，准妈妈无需大量进补，准妈妈的过度肥胖和巨大儿的产生对母子双方健康都不利。体重增加每周不应超过 500 克，体重超标极易引起妊娠期糖尿病。新生婴儿的重量也非越重越好，3.2 ~ 4 千克为最标准的体重。

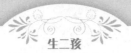

孕育小百科

为什么新生儿不是越大越好？

从医学角度看，超过 4 千克属于巨大儿，巨大儿产后对营养的需求量加大，但自身摄入能力有限，所以更容易生病。此外，巨大儿在娩出时容易使妈妈产道损伤，产后出血概率也比较高。

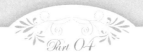

营养胎教使宝宝爱上蔬菜

羊水能够传递母亲所吃的食品的味道。如果母亲定期吃特定的食物，宝宝慢慢就会习惯和爱上这些食物。只要妈妈在怀孕期间刻意多吃某些蔬菜，将能帮助孩子培养出对这些蔬菜口味的终生喜好。

拒绝苦味源于自保天性

关于新生儿天生抗拒苦味的原因可以追溯到人类漫长的进化过程。苦味通常由植物毒素里面所含的生物碱造成，而在进化过程中，人类渐渐对这种苦涩的味道产生本能的抗拒，因此新生儿出生后会拒绝具有苦味的食物。

如果准妈妈希望她们的孩子在出生后喜欢吃富含营养的各种蔬菜，特别是绿色蔬菜，她们首先得创造机会让孩子适应这些蔬菜的口味。如经常喝芹菜汁的准妈妈，生下来的宝宝也更容易接受芹菜的味道，同样，准妈妈对大蒜的喜爱也可以"传染"给孩子。由此可见，在宝宝出生之前，准妈妈可以提前培养他们的口味，多吃各种健康蔬菜，让胎宝宝在妈妈肚子里就开始适应这些蔬菜的味道。

营养饮食 DIY：苦而有营养

苦瓜含奎宁、类胰岛素、多种氨基酸、果胶、苦瓜甙等物质，具有清热解毒、祛暑、明目、提高免疫力的作用。准妈妈常食此菜，对均衡营养有一定的帮助。

煎酿鸡翅

原料

鸡翅中 300 克，火腿肉 50 克，苦瓜 1 条，白糖、生抽、料酒、盐各适量。

做法

① 将鸡中翼洗净，去骨，用白糖、生抽、料酒、盐腌制 10 分钟。

② 苦瓜洗净；把火腿肉、苦瓜分别切成长 10 厘米的段，酿入鸡翅中。

③ 油锅烧热，放入鸡中翼，用慢火煎熟，取起滤油后排入碟中即成。

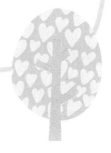

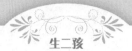
二孩妈妈别忘使用托腹带 ♥

随着胎宝宝的长大，准妈妈腰部负担也越来越重。准妈妈可以在医生的指导下使用托腹带，保护胎宝宝的安全。

❀ 托腹带，帮你分担负重

使用托腹带，可以减缓准妈妈身体负担，尤其是腰、腿部的重力负担；可以帮助准妈妈调整身体越来越重的下垂力量，改变腰、腹部负担过重的受力，减轻妊娠中后期身体的负担；还能对付令人望而生厌的妊娠纹。

❀ 托腹带的适合人群

• 有过生育史，腹壁非常松弛，成为悬垂腹的准妈妈。

• 多胞胎，胎宝宝过大，站立时腹壁下垂比较严重的准妈妈。

• 连接骨盆的各条韧带发生松弛性疼痛的准妈妈，托腹带可以对背部起到支撑作用。

• 胎位为臀位，经医生做外倒转术转为头位后，为防止其又回到原来的臀位，可以用托腹带来限制。

❀ 应该什么时候使用

怀孕进入 8～10 个月时，腹壁扩张，并出现妊娠纹，尤其进入第 10 个月时，变大的子宫会往前倾而使腹部更突出。此时，准妈妈应选择一些有前腹加护的内裤或托腹带。

❀ 托腹带的挑选

托腹带的伸缩弹性应该比较强，可以从下腹部微微倾斜地托起增大的腹部，从而阻止子宫下垂，保护胎位，并能减轻腰部的压力。应选用可随腹部的增大而调整、方便拆下及穿戴、透气性强不会闷热的托腹带。

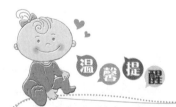

温馨提醒

洗托腹带先用温水浸泡 10 分钟左右，无论使用什么洗涤剂，漂洗都是一道不能马虎的程序，一定要用清水反复过洗两三遍，直到水清为止。

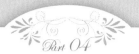
减压，准爸爸是最佳倾诉对象

准妈妈的最佳倾诉对象是准爸爸，因为胎宝宝是两人爱的结晶，所以关于胎宝宝总是会有聊不完的话题。关于胎宝宝将来的培育问题以及怀孕后的各种顾虑和担心等，准妈妈都可以和准爸爸谈谈，让准爸爸帮忙解决各种难题。准爸爸千万不要觉得已经是第二个孩子了就不耐烦，这时一定要多陪陪妻子，主动排解妻子心中的各种担忧。

父母是永远的精神支柱

在孕晚期，当准妈妈感到孤立无援时，不要忘记了自己的父母，他们会是你永远的精神支柱。父母的爱都是相通的，你可以多和父母聊聊天，听听自己小时候的趣事，顺便让腹中的胎宝宝也听听，放松下心情。忘记不必要的担忧，想想自己，想想父母，一切不是都能过来了吗?

听取婆婆的经验之谈

除了准爸爸外，自己的父母外，准妈妈还可以多和婆婆交流，这是完善婆媳关系的最佳时机。准妈妈主动同婆婆交流各种怀孕后的反应，听取婆婆的经验之谈，不仅可以解决各种难题，还可以增进婆媳感情。

准妈妈要有退出放手的意识

不要再像以前一样大包大揽，什么事情都是"妈妈来"，这样就会减少准妈妈的焦虑感。特别是在带大宝的问题上，即使刚开始爸爸带的不好，也不要着急，给爸爸一点时间，相信爸爸会做好的。千万别一边什么都自己做，一边又抱怨爸爸不能帮忙。

而且一旦小宝出生后，准妈妈会分出部分时间来照顾小宝，因此照顾大宝的一些工作势必不能再做。这些都要从小宝还没出生的时候提前调整好。

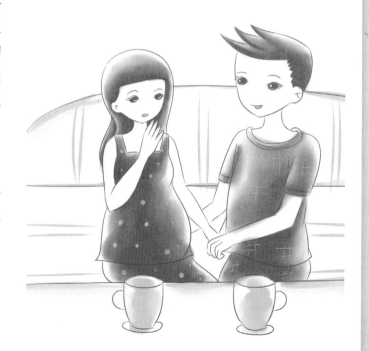

怀孕 **30** 周

按期孕检不能忘

胎宝宝性别特征发育明显 ❤

进入孕 30 周，胎宝宝从头到脚长约 42 厘米，重约 1500 克。胎宝宝的运动会越来越不自由，运动量也会随之减少，这是因为胎宝宝的身体长得太大了。

这个时期胎宝宝的头部也在继续增大，大脑快速成长，并且大脑和神经系统已经发达到一定的程度。虽然自行呼吸和保持体温尚有困难，但基本的身体器官和各自功能大部分已经具备。如果胎宝宝是男孩，则他的睾丸会顺着肌肉从心脏附近向阴囊移动；如果胎宝宝是女孩，她的阴蒂会变得比较明显，阴蒂还在小阴唇的外侧，但在分娩数周之前会进入小阴唇的内侧。

大肚妨碍了呼吸 ❤

怀孕第 30 周，准妈妈越来越不舒服了。虽然距离分娩还有 10 周，但是子宫已上升到横膈膜，所以准妈妈经常感到呼吸困难，喘不上气来，有的准妈妈饭后感觉到明显的胃部不适等。

而胎宝宝、胎盘和子宫还将继续增大，准妈妈的行动会更加吃力。所以，这时一旦发生不规律的宫缩，应该立刻停下来休息。

准妈妈现在就像处在氧气不足的环境里一样，呼吸急促，这种现象要持续到妊娠第 37 ～ 38 周时。出现这种症状的原因是子宫太大，压迫了横膈膜。

孕育小百科

准妈妈如何度过三伏天

俗话说："孕妇过三伏，腹中端火炉。"为了安然度过三伏天，准妈妈需要特别小心才行。首先要保持愉快的心情，让胎宝宝有个安定、平稳的生长环境；其次忌贪凉，以免腹部受凉；再有就要保证充足的睡眠，避免因劳累过度而导致中暑、流产等。衣着也要宽松透气，避免束缚得过紧，既热也影响胎宝宝的健康成长。

256

了解孕晚期孕检项目 ♥

怀孕 8 ~ 9 个月，要两周接受一次定期检查，最后一个月，要每周接受一次定期检查。对于平时的异常症状要仔细询问医生，并充分了解分娩的相关信息。

● 一般检查

通过一般检查，了解准妈妈的妊娠时间，有无不适症状，有无慢性疾病史、遗传史、早产、流产、宫外孕、胎盘早剥、前置胎盘史等，测血压、数脉搏、听心肺等，检查有无贫血，检查下肢有无水肿，通过心电图检查准妈妈的心脏功能。

● 超声波检查

超声波检查可以帮助医生了解胎位，了解胎宝宝发育是否正常，必要时了解胎宝宝的性别。前置胎盘也需用超声波诊断。

● 妇科检查

相关检查包括测量腹围和宫高、检查胎位和胎心、了解胎头是否入骨盆、估计胎宝宝大小等。通过骨盆测量了解骨盆的大小，以便准确估计能否自然分娩，是否需要剖宫产。

借助阴道检查了解产道有无异常。通过肛门检查，了解骨盆有无异常，包括坐骨棘、尾骨等。

● 实验室检查

实验室检查包括血常规、尿常规、大便常规、肝肾功能、查尿中 E3 值或 E/C 比值、血HPL 测定、乙肝五项、抗 HCV 检测、有关凝血功能检查等。

对有遗传病家族史或有分娩死胎、畸胎史者，应行绒毛培养或抽羊水做染色体核型分析，以降低先天缺陷及遗传病儿的出生率。

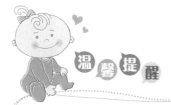

温馨提醒

在孕期 28 周以后，医师要陆续为准妈妈检查是否有水肿现象。另外，准妈妈在 37 周前，要特别预防早产的发生，如果阵痛超过 30 分钟以上且持续增加，又合并有阴道出血或出水现象时，一定要立即送医院检查。

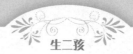
孕晚期饮食原则

怀孕后期也即临产前的 2 个月，是胎宝宝生长发育较快的时期，准妈妈需要大量增加营养以满足胎宝宝肌肉、骨骼和大脑发育的需要。因此，准妈妈饮食的营养价值要高，应富含维生素和无机盐。

• 要注意少吃多餐。建议准妈妈每天 5 ~ 6 餐，还可以多吃一些有养胃作用，易于消化吸收的粥和汤菜，准妈妈可以根据自己的口味和具体情况添加配料，或配一些小菜、肉一起吃。除早中晚三餐外，在 10 点、15 点、21 点准备一些点心。

• 每顿只吃七分饱，每顿吃到不饿就可以了。因为人的大脑和胃并不同步，当我们已经吃饱后 20 分钟信息才反映到大脑，大脑才发出指令：停止进食，因此宜放慢进食速度。准妈妈吃多了一定会难受，因为子宫底升高，挤压胃部，使膈肌上升，压迫心脏会很不舒服。

• 要注意饮食均衡。仍然是多摄入优质蛋白，多吃粗粮，水果适量（以番茄、黄瓜为主），要注意补钙，因为宝宝的钙全从妈妈这里得来。

• 要注意纠正贫血。一方面要给宝宝准备足够的养分，给宝宝运送足够的氧气，还要为分娩做准备，以免分娩后出现贫血，影响产后恢复和母乳喂养。

维生素 C 可降低分娩风险

实验证明，在准妈妈的饮食中加强维生素的补给能够防止白细胞中的维生素 C 含量下降。增量服用维生素 C 有利于保持白细胞中储存的营养，从而有利于防止羊膜早破。准妈妈不仅应适当增量服用维生素 C 药丸，同时还应当多吃一些含丰富维生素 C 的水果和蔬菜，如橙子和西蓝花。250 克橙汁的维生素 C 含量通常能达到 100 毫克。

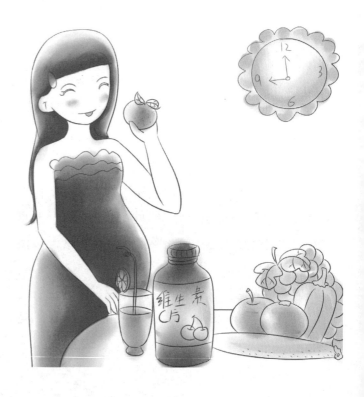

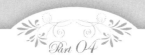
孕晚期不能忽视叶酸的摄取 ♥

在妊娠晚期，有些准妈妈会再度发生食欲缺乏、妊娠呕吐的情况，如不及时纠正，就会造成胎宝宝营养不足。

叶酸是帮助蛋白质代谢、胎宝宝的细胞分裂和生成红细胞不可缺少的营养素。同时对准妈妈身体的好处也很多，是准妈妈可以依靠的营养素。叶酸除了有预防贫血、增进食欲、稳定情绪作用之外，还有镇痛的效果，特别是在疲倦和不舒服的时候有缓解效果。为了支撑大肚子，准妈妈很容易疲劳，因此应多摄取叶酸，这样会舒服一些。

含叶酸多的食品有胡萝卜、动物肝、蛋黄、黄绿色蔬菜、南瓜、甜瓜、燕麦面包、杏等。若没有黄绿色蔬菜，在大豆、胚芽米、牛奶中叶酸含量也较丰富。

注意容易导致早产的水果 ♥

到了孕晚期，准妈妈容易发生羊水过少、胎动异常等反应，这个时候更要特别注意饮食，有些水果吃了可能起反作用，容易导致早产。

•芦荟：中国食品科学技术学会提供的资料显示，怀孕中的女性若饮用芦荟汁可能造成流产、早产。芦荟本身就含有一定的毒素，中毒剂量为9～15克。通常会在过量食用后8～12小时内出现恶心、呕吐、剧烈腹痛、腹泻、出血性胃炎等中毒反应。

•木瓜：木瓜含有雌激素，容易扰乱准妈妈体内的激素水平，尤其是青木瓜，吃多了容易导致早产，所以在孕晚期准妈妈尽量不要吃。

•山楂：山楂有使子宫兴奋的作用，准妈妈过食可使子宫收缩，就可能会导致流产、早产，故要慎吃。

孕育小百科

孕晚期准妈妈可以吃杏仁吗？

杏仁中含有剧毒物质氢氰酸，能使胎宝宝窒息死亡。为避免其毒性物质透过胎盘屏障影响胎宝宝，所以准妈妈要慎食杏仁。

寓教于乐的游戏胎教

游戏胎教，是一种寓教于乐的方式，通过游戏的亲子互动刺激宝宝脑部的成长。胎宝宝的成长就如同幼儿发育一样，如果时常以游戏来刺激胎宝宝手脚的反应，胎宝宝会在游戏中成长，对脑部发育也有相互促进的作用。

游戏胎教的作用

宝宝发育最重要的是脑部的发育，这关系到宝宝未来的发展。通过外界的刺激，会对脑部发育有帮助。通过游戏胎教，可以使宝宝与母亲之间的互动增加，增进彼此的感情，有助于胎教未来的发展，宝宝也有好心情，并且可以增加宝宝与母亲的知识交流。

游戏胎教的最佳时间

准妈妈怀孕 7 ～ 8 个月时是胎动最明显的时候，所以在此时进行游戏胎教，效果最明显。胎宝宝一般而言需要 8 ～ 12 小时的睡眠，所以如果在饭后 1 ～ 2 小时陪胎宝宝玩耍，母亲可以明显地感受到胎动，宝宝的手脚也会随着母亲的动作而产生不同的反应。

游戏胎教的方式

游戏胎教最好是在有音乐的良好环境中进行，以不危险、有趣味性为原则。

准妈妈用一只手压住腹部的一边，然后再用另一只手压住腹部的另一边，轻轻挤压，感觉宝宝的反应。这样做几次，宝宝可能有规则地把手或脚移向妈妈的手，宝宝感觉到有人触摸他，就会踢脚。

游戏胎教对宝宝很有好处，可以增加宝宝动作的敏感度。通过游戏胎教，使宝宝的胎动明显，准妈妈可以此来判断宝宝健康与否，如果宝宝不爱动、不活泼，就要特别注意。

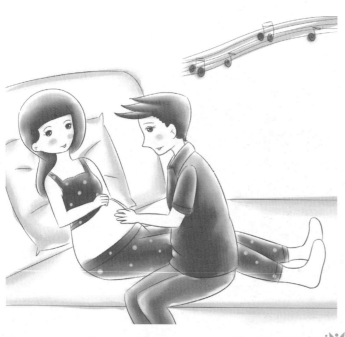

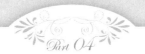
预防仰卧综合征

妊娠 8 个月后，准妈妈如果仰卧时间过久，就会出现头晕、心慌、发冷、出汗、血压下降等症状，甚至神志不清和呼吸困难，这就是仰卧综合征。逐月增大的子宫在准妈妈仰卧时会压向脊柱，使脊柱两旁大血管受压，血液不能顺畅流向心脏，造成回心血量减少。这样，就会造成心、脑、肾等重要器官供血不足，因供血不足，出现一系列血压下降的症状，心脏泵血量不足及大动脉受压会减少对子宫的供血，导致胎宝宝缺氧，很快出现胎心增快、减慢或不规律，以至窒息和死亡。

因此，准妈妈无论夜晚睡眠还是白天休息，都应采取左侧卧位。不慎发生仰卧综合征时，应迅速改换为左侧卧位或半卧位，就可缓解症状。严重时，应及时去医院就诊。在牙科、美容院和妇科等处，几乎都要采取仰卧位，准妈妈切不可长时间地仰卧，随时警惕发生仰卧综合征。

孕晚期气喘要吸氧

妊娠 8 个月后，由于增大的子宫使横膈升高压迫胸腔，导致准妈妈呼吸不顺畅，当准妈妈用力做事甚至讲话时，会感到透不过气来。分娩前1 个月，当胎宝宝的头部进入骨盆时，气喘情况便可慢慢缓解。另外贫血也会引起气喘。

准妈妈感到气喘时，就要多休息，夜晚睡觉时可多加一个枕头。如果在上楼梯中途感到呼吸困难，就蹲下来，用手握住楼梯扶手，这样会有所帮助。平时尽量少去空气污浊的地方，感觉呼吸急促并喘不过气来时，可以适当去医院吸氧。吸氧可以增加胎盘供血量。

吸氧最好在医院内进行，吸氧时间不宜太长，一般半小时以内，一般 2 天 1 次。

孕晚期尿失禁的应对方法

压力性尿失禁是妊娠晚期一种常见的生理现象，如果偶尔有大笑、咳嗽、打喷嚏或用力提起东西等增大腹压的活动，更会不可避免地发生压力性尿失禁。如果担心尿失禁让人尴尬，就应经常排空膀胱，不可以憋尿，只要有尿意就及时去洗手间。也可以使用卫生巾或卫生护垫来防止漏尿。做骨盆放松练习，也有助于预防压力性尿失禁。

妊娠晚期的尿频和尿失禁现象，如果不伴有排尿疼痛，就不属于疾病，没有必要进行特别治疗。

怀孕 31 周

要提前准备婴儿用品

变小的房子让我活动受限 ♥

现在，胎宝宝的身长增长速度减慢，约 43 厘米，体重继续增长，达到 1600 克左右。

这周胎宝宝的眼睛时开时闭，已经能够分辨黑暗和光明了。随着胎宝宝越来越大，子宫内部的可用空间窄小，于是胎宝宝不再翻来覆去大幅度地活动，而是代之以左右转动脑袋等一些小动作。

这时胎宝宝的肺和消化系统几乎完全形成，羊水量也增加。胎宝宝在羊水里充分地鼓起肺部，不断地呼气和吸气，为出生后的呼吸做准备，胎宝宝从羊水中摄取水分，然后形成尿液排泄。

肚子大的难以看到脚尖 ♥

准妈妈的身体已经越来越笨重，行动更加困难，挺起肚子渐渐成为习惯，而身体稍微前倾都会感到异常困难，所以现在准妈妈很难看到自己的脚尖。

在孕晚期时，支撑腰部的韧带松弛，使准妈妈再次感到腰痛。另外为了支撑日益沉重的腹部，肩膀和身体自然向后仰，肩膀易疲劳，时间久了就产生疼痛，越临近分娩，肩膀的疼痛越会加重。

这时，有些准妈妈会出现尿失禁现象，这是由于子宫压迫膀胱而导致的。尿失禁大部分出现在腹部逐渐变大的妊娠第 30 周以后，分娩后就会自然消失。

孕育小百科

孕晚期流产主要原因在准妈妈

由于孕晚期胎宝宝已经相当大了，发生流产现象多半不是胎宝宝的问题，而是孕妇身体状况的缘故，所以医生会采取安胎的策略，让胎宝宝尽量在母体内待到预产期满。有安胎需要的孕妇多数属于怀孕中、晚期。

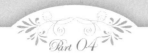

🍼 生二孩也要准备待产包 🖤

待产包是准妈妈为生产住院及坐月子而准备的各类物品的总称，包括妈妈用品、宝宝用品、入院重要物品。一旦见红或破水，出现生产预兆，提上这个待产包，就不怕丢三落四了。生二孩准妈妈也要提前准备。待产包内物品并非多多益善，要合理规划，避免浪费。

❀ 产妇用品清单

- 开襟外套：1 件。天气较凉的季节或早晚时分，穿在病服外面，避免着凉。

- 出院衣服：1 套。出院的时候可不是大肚子啦，所以应该准备一套适合出院穿的服装。

- 哺乳式文胸：2 ~ 3 个。哺乳文胸方便给新生宝宝喂奶。

- 哺乳衣或者睡衣：2 套。准备好前开式，或者有哺乳开口的款式，以方便哺乳。

- 束腹内裤：2 ~ 3 条，束腹带 1 条。分娩后肚子的皮肤会松弛下垂，脂肪也容易堆积，用束腹带帮助肚子紧绷，束腹内裤和束腹带两者结合起来穿效果更好。

- 防溢乳垫：1 盒。把防溢乳垫垫在内衣里，保持乳房干爽、清洁。

- 产妇卫生巾：2 ~ 3 包。分娩后，恶露一下子排不尽，需要垫产妇卫生巾。

- 毛巾：3 条。一条擦手、一条擦脚、一条洗下体。

- 水盆：2 个。一个洗脸、一个洗脚。

- 梳子，小镜子，肥皂，棉拖鞋，牙刷、牙膏、漱口水 。

- 卫生纸、餐巾纸、湿纸巾若干。入院时不用带很多，这些东西随时都可以买到。

- 带吸管的杯子 1 个或若干带弯头的吸管。产后不方便起身时，可以用吸管喝水。

- 可加热的饭盒、筷子、调羹。盛饭盛菜盛点心都可，医院一般有微波炉，随时可以加热食用。

- 吸奶器：1 个。刚分娩完的一两天，通常需要吸奶器帮助开奶。

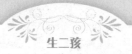
产后宝宝用品清单 ♥

准妈妈的东西需要提前准备，新生宝宝的东西也不能落下，也需要提前准备好。

● 新生儿和尚服 2～3 套。宝宝长得很快，所以新生儿衣服不用准备太多。

● 帽子、袜子、手套。帽子准备 2 顶就够用；如果是夏天不用穿袜子；手套是防止宝宝抓脸的，但是不要绑得太紧。

● 包被：2 条。有的医院也会送包被，可以根据天气选择薄厚。

● 纸尿裤小号的准备 1 包。有的医院会准备，不用买太多。

● 奶瓶可以先准备大小各 1 个，选择宽口的适合取放奶粉，如果出生后是奶粉喂养和混合喂养，还要多准备几个奶瓶。

● 奶粉：先准备一小盒，选择跟母乳接近的。

● 大浴巾要准备 2 个，医院给宝宝洗澡会用到；其他的小毛巾、纱布手帕可以多准备几条，既可以当围嘴又可以擦洗用。

● 婴儿棉签用来蘸耳朵、鼻子；护理脐带和保护肚脐；奶瓶刷；体温计、小玩具。

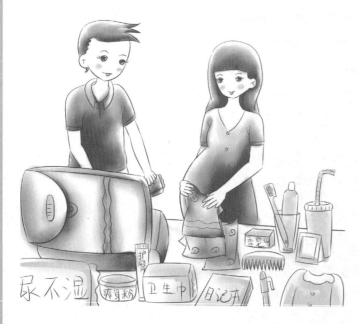

入院手续中的物证清单 ♥

● 入院证件：医院就医卡、母子健康手册一定要记得带好，身份证、准生证、计划生育证。

● 照相机、摄像机：给宝宝、妈妈拍照、摄像留念，注意要确保电量够用。

● 手机：妈妈一定要带好手机，有情况可以随时和家人联系。另外也需要看时间来记录阵痛、宫缩时间。

● 银行卡和现金：两者都需要准备，一定要带好现金，买点小东西的时候也方便。

● 笔记本、笔：不但可以用来记录阵痛、宫缩时间，还可以写宝宝日记。

生二胎前要引导大宝接受新成员

随着生产的临近，大宝宝的情绪父母一定不要忽视，特别是越到最后越要重视，不要让他觉得新成员让他的生活改变很大。

通过故事让大宝接纳新成员

给孩子直观形象的讲解弟弟妹妹出生后会发生的事情。例如汤姆系列之《汤姆的小妹妹》、卡梅拉系列之《我想有个弟弟》，都是很好很有趣的故事。

通过故事告诉大宝孩子是怎么出生的，降低孩子的焦虑不安，正确说明孩子是怎么生出来的，让他体会到生命的意义，也能体谅妈妈在生产后会虚弱的现象是正常的，并且接受妈妈那几天不能陪伴他。

和大宝一起给弟弟妹妹起名字

可以让大宝给弟弟妹妹取小名。然后在平日经常用他取得名字让他跟肚子里的胎宝宝交流，增加他的参与感。这样当新生儿出生后，大宝宝就不会有太大的陌生感，而且将来他听到大家都在叫他给起的名字，他也会很自豪的。

带大宝去别的朋友家看刚出生的宝宝

如果你周围有朋友刚生完宝宝，那太好了，抽时间带他提前去看看刚出生的小宝宝。很多小孩子在没看到弟弟妹妹时是没有感觉的，带他去看看刚出生的宝宝，去摸摸他的小手小脚，并且表示以后等他的弟弟或妹妹出生了，妈妈也需要他帮助照顾，那么他一定会觉得宝宝好可爱，自己很厉害的。

鼓励大宝给小宝准备礼物

如果小宝出生时临近节日或纪念日，可以让大宝给小宝准备一些礼物，那一定是他非常喜欢非常期盼的东西。而父母别忘了给大宝也准备一份礼物，并告诉他这是祝贺他当哥哥或姐姐的礼物。

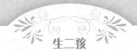

🍼 准妈妈要为**母乳喂养做准备** 💗

从现在开始，准妈妈就要为哺乳做好准备了。首先必须注意乳房、乳头的清洁，每天用毛巾蘸温水擦洗乳头及乳晕。如有乳头内陷，在擦洗后用手指牵拉，严重乳头内陷者可使用吸奶器吸引。

怀孕后期，一定要选用不压迫乳房的大号内衣，配宽肩带，以便能有效地拉起乳房的重量。款式最好是包容性好的、有侧提的那种，可以防止乳房外溢和下垂。乳头变得敏感脆弱，且可能有乳汁分泌，必要时选用乳垫。因为临近产期，乳房，尤其是乳头位置会变得格外敏感，因此在护理时一定要用力适当，以免引起宫缩。

🍼 营养饮食 DIY：营养乳房的美食 💗

孕期妈妈平衡膳食不仅可以保证胎宝宝的正常发育，还能影响宝宝出生后的饮食习惯及促进产后乳汁分泌。推荐准妈妈一道奶油白菜。白菜含有较多的维生素 C 和矿物质以及膳食纤维。维生素 C 可以提高免疫力，让孕期的妈妈少生病。牛奶的营养仅次于母乳，并易于消化。牛奶和白菜搭配，营养较全面，且清爽可口，并有利于产后乳汁分泌。

奶油白菜

原料

白菜 500 克，高汤、盐、淀粉、牛奶各适量。

做法

1. 将洗好后的白菜顺着纤维纵向切成条，再切成 4 厘米长的小段。
2. 锅中放油，油热后将白菜放入，加入高汤，烧至白菜七八成熟，放入盐。
3. 将淀粉用少量水调匀，再加入牛奶混匀，倒在白菜上成为乳白色汁液，烧开即成。

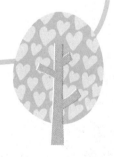

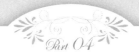
简单易学的孕期沙发操

随着准妈妈身体越来越笨拙，很多运动都很难再坚持，准妈妈们可以试试沙发操，让自己的身体焕发活力。

伸展颈部

端正地坐在沙发上，右手从头上伸过抓住左耳，左手也放在头上，头部向左弯曲。这个伸展动作持续 10 秒钟，而后回复原位。另一边采取同样的动作。每边做 4 ~ 5 次。

腿部训练

舒适地靠在沙发上，两条腿向前伸，用脚画圆圈。5 次向内画圆圈，5 次向外画，或者两只脚同时向左或向右画圆圈。

放松脊柱

坐在沙发边上，一只手放在胯部，另一只手放在肚子上（肚脐之下），然后骨盆慢慢地向前、向后伸展。这种摇摆运动幅度可以稍微大一些，使胯骨和腰脊能够得到伸展。动作重复 5 次。

准妈妈做操缓解肩背疼痛 ❤

孕晚期准妈妈会感到肩背痛，做一些伸展运动，可以缓解这些症状。

孕晚期的肩膀扭转操

准妈妈取站位，双脚自然分开，与肩同宽，膝盖弯曲。准妈妈将双手搭在同侧肩膀上，开始左右转动两侧的肩膀，反复进行数次。

孕晚期的肩部伸展操

准妈妈和准爸爸取面对面的站位，准妈妈的双手自然地搭在准爸爸的双肩上，为了保证准妈妈的舒适度，准妈妈也可将手搭在准爸爸的手臂上。双方同时向下运动，至双方身体下降到相当水平。

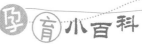

孕晚期为什么会肩背疼痛？

进入孕晚期后，如果准妈妈长时间地保持一个姿势，或久坐不动，或久站不动，或久卧不动，都会使肩背部的肌肉因产生疲劳而酸痛明显。

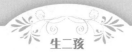

怀孕 32 周 拥挤的"房间"，长大的宝宝

愈发"年轻"的胎宝宝

胎宝宝已经 32 周了，身长约 44 厘米，体重约 1900 克。

胎宝宝的身体和四肢还在继续长大，最终要长得与头部比例相称，具备即将出生的新生儿的模样。另外皮下脂肪继续生长，身体变得胖嘟嘟的，不再那么"苍老"了，看起来更像一个新生儿了。

胎宝宝现在已经不仅仅是一个只知道睡的小不点儿了，吃、喝、拉、撒的本领都已经基本掌握了。因为胎儿的各个器官继续发育完善，特别是肺和肠胃已接近成熟，可以呼吸和分泌消化液。胎儿喝进去的羊水，会经过膀胱再排泄到水中，以此来锻炼排小便的能力。

孕期反应又来了

因为现在胎宝宝生长发育相当快，准妈妈这时每周体重增加也很多，约 500 克，用大腹便便形容此时的准妈妈一点儿不为过。所以，此时准妈妈身体更加笨重，会经常感到疲劳，行动更加不便；准妈妈腹中几乎没有多余的空间，这时准妈妈的胸部疼痛加剧，呼吸更加费力。不过当胎宝宝下降到骨盆之后，症状会有所减轻。

由于子宫底压迫胃部，准妈妈开始像早孕反应一样重新感到恶心。胸部异常难受无法顺利进食时。注意不要一次吃过多的食物，可以分次食用。随着临产期临近，子宫底将自动下滑，胃部的压迫感会随之消失。

孕育小百科

准妈妈要健康过节

在孕期，尤其是孕晚期，准妈妈赶上节日，其间的出行安全与饮食安全，都是不可避免的大问题，准妈妈一定要多加小心，不要一时兴起活动过度；饮食上要克制，少吃大鱼大肉、少吃甜食等；作息不能乱，保证准妈妈每天的睡眠时间；避免长时间站立与步行等。如有不适，及时就医。

 大肚准妈妈的甜蜜性事 ❤

孕晚期，胎盘已经发育完全，胎宝宝生活在一个有很厚"墙壁"的子宫腔里，周围又充满温暖的羊水，可以减轻震荡和摇摆。而且在孕晚期之前，你的子宫颈是紧闭的，并有许多黏液封闭着，能够防止病原菌的侵入。因此，这时是孕期享受甜蜜性爱的最佳时机。

以下情况严禁性生活

- 准妈妈有流产史，在本次妊娠流产危险期过去前，最好不要过性生活。
- 准爸爸患有性病或准妈妈阴道发炎，在彻底治愈前禁止性生活。
- 子宫收缩太频繁或子宫闭锁不全，可能会导致流产或早产，应避免性生活。
- 发生早期破水情况时，禁止性生活，以免病菌感染胎宝宝。

不要忘记"套套"

精液中的前列腺素被阴道黏膜吸收后，可促使子宫发生强烈的收缩，不仅会引起腹痛，还易导致流产、早产。因此，孕期使用安全套并非"画蛇添足"。正确使用安全套，需要注意以下几点：

- 必须在性交开始前戴上避孕套，套上避孕套前应捏住避孕套顶端供贮存精液用的小气囊，以防止气囊中的空气遇热膨胀促使射精时精液向阴茎根部溢出。

- 避孕套不宜事先展开，而应在勃起的阴茎自龟头部分顺势向下展开，保证安全套套住整个阴茎。

- 射精后应在阴茎疲软前以手指按住避孕套底部连同阴茎一起抽出。每个避孕套只能使用一次，用过的避孕套应装入塑料袋扔进垃圾筒。

- 孕晚期性生活还是要注意姿势、时间和强度，不要压迫到准妈妈的腹部，感到发生宫缩时要马上停止。

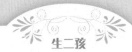
准妈妈如何饮食才能不上火

怀孕后，很多准妈妈由于这样那样的原因，可能会比较容易上火，这对准妈妈及胎宝宝都会造成不良的影响，不利于保持身体健康。那准妈妈如何才能不上火呢？

多吃水果和蔬菜

除了多吃苦味的食物，准妈妈还应该多吃爽口的新鲜水果和鲜嫩蔬菜，这样也能够达到去火的目的。专家指出，甘蓝菜、花椰菜、苹果、西瓜、葡萄等富含矿物质，特别是钙、镁、硅含量较高的蔬菜水果，对于宁神降火有着神奇的功效。因此，准妈妈应多吃和常吃这些食品，对去除准妈妈体内的火有很好的效果。

牛奶解热去火

很多人认为喝牛奶会加重上火，引起烦躁。其实，喝牛奶不仅不会上火，还能解热毒、去肝火。中医认为牛奶性微寒，可以通过滋阴、解热毒来发挥去火功效。准妈妈需要注意的是，不要把牛奶冻成冰块食用，否则很多营养成分将被破坏。

营养饮食 DIY：蔬菜水果做成汁

准妈妈应该多吃水果和蔬菜，还可以适当的喝一些蔬菜水果汁，既可口又利于吸收，还不会增加体重。如果怕果汁凉，可以加些开水或加温以后饮用。

苹果胡萝卜汁

原料

苹果 1 个，胡萝卜半个，牛奶 150 毫升，蜂蜜少许。

做法

❶ 将胡萝卜、苹果洗净，苹果去皮去核，切成小块。

❷ 将胡萝卜、苹果放入榨汁机，加适量凉白开搅拌成汁，加入牛奶、蜂蜜拌匀即可。

锻炼胎宝宝的**聪明才智** 💗

准妈妈们要保持身心健康，培养胎宝宝的聪明才智。准妈妈可以利用自己的爱好、情趣来调节情绪、增进健康。这样不但丰富了自己的精神活动，还能锻炼胎宝宝的探索发现与挖掘创新能力。

新鲜充足的氧气是胎宝宝头脑发育不可或缺的要素，因此，准妈妈可以经常去公园或者树林中，在充分呼吸清新氧气的同时慢慢地散步，是胎教和运动两不误的好方法。

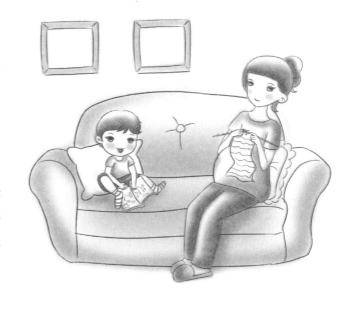

做勤于编织的**准妈妈** 💗

经胎教实践证明，孕期勤于编织的准妈妈所生的孩子，会比在孕期不喜欢动手动脑的准妈妈所生的孩子，在日后显得更"手巧、心灵"一些。

在进行编织时，会牵动肩膀、上臂、小臂、手腕、手指等部位的 30 多个关节和 50 多块肌肉。这些关节和肌肉的伸屈活动，只有在中枢神经系统的协调配合下才能完成。手指的动作精细、灵敏，可以促进大脑皮层相应部位的功能发展，通过信息传递的方式，可以促进胎宝宝大脑发育。

适当丰富自己的**精神活动** 💗

我们知道胎宝宝和准妈妈之间有着微妙的心理感应，准妈妈的一言一行都将对胎宝宝产生潜移默化的影响。科学家们还发现，广泛的情趣对改善大脑的功能有着极为重要的作用。有人认为乐队指挥、画家、书法家等富有生活情趣的人，他们之所以具有创造力，与他们经常交替动用大脑左右半球，促进左右大脑的平衡，提高大脑的功能有关。因此准妈妈的生活情趣无疑对胎宝宝大脑左右半球的均衡发育起着很关键的作用。

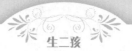

 生二孩遇急产不要慌 💗

如果分娩在短时间内结束，总产程不足 3 小时的，医学上称为急产。急产大多发生于经产妇，所以生二孩的准妈妈，特别是头胎顺产的准妈妈要提前了解一些处理急产的知识，如果发生急产，家人应镇定自如。

🌸 急产形势准确判断

准妈妈感觉快生了，但是胎头尚未出现在产道时，如果评估还可以等待，就赶紧将准妈妈送往医院。若胎头已在阴道口，就要准备在家生产。

🌸 家中生产的准备工作

家人可打电话请医护人员口头指挥接生。一般来说，需要准备几条干净的大浴巾或毛巾，用来擦拭新生儿及准妈妈，另找来一些不要的衣物铺垫，用来吸附生产过程中的羊水或血液。接生人应将双手仔细清洗干净或消毒，并准备绑脐带用的橡皮筋或绳子，及一把消过毒的剪刀。

🌸 家中生产的处理步骤

● 首先在床上铺上干净的大浴巾或不要的衣物，让准妈妈以最舒适的姿势，准备将孩子生下来。

● 准妈妈用力让新生儿慢慢娩出，家人注意保护产妇外阴，用双手或干净毛巾准备接住新生儿。

● 如果胎头娩出时，羊水尚未破裂，家人可小心将胎膜弄破。

● 胎头娩出后，身体接着娩出，此时，要注意接好新生儿，以免掉落。

● 胎宝宝娩出后，要尽快以干净的毛巾擦拭新生儿脸部及身体，并察看是否有哭声，如果没有，马上将新生儿倒抓起来，使他哭出声音，再把新生儿适当包裹。

● 接着将脐带绑紧，再用干净的剪刀剪断脐带。

● 孩子出生后没多久通常胎盘会接着娩出，此时，可找来塑料袋将胎盘装起来，带到医院让医师确认。

● 尽快将准妈妈及新生儿送至医院，让医院接手后续的处理。

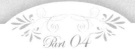

拉梅兹呼吸法练习窍门 ♥

拉梅兹分娩呼吸法强调分娩是一种正常、自然、健康的过程。通过一系列的学习与持续的练习，使每位准妈妈在情绪上、生理上承受力增强。那具体练习有哪些窍门呢？

❀ 做好练习准备

准妈妈穿着宽松舒适的衣服，盘腿坐（躺着也可以）在床上或地板上，保持身体完全放松，眼睛注视着同一个点，可以在面前放一幅画或自己喜欢的布娃娃，这样比较容易使眼睛集中焦点。

❀ 善用廓清式呼吸

在每个步骤开始和结束时，都做一次廓清式呼吸，方法是先用鼻子慢慢吸气到腹部，然后再用嘴像吹蜡烛一样慢慢呼气。

❀ 配合手部动作

将手轻轻放在下腹部，吸气时用手指轻轻从腹部外围往上做环形按抚；呼气时再用手指轻轻从腹部中心往下做环形按抚，每分钟做 11～13 次。

❀ 模拟子宫收缩期练习

● 子宫收缩初期：先规律地用 4 个"轻浅呼吸法"、1 个"呼"的呼吸方式。

● 子宫收缩渐渐达到高峰时：大约 1 秒做 1 个"呼"的呼吸方式。

● 子宫收缩逐渐减弱时：恢复使用 4 个"轻浅呼吸法"、1 个"呼"的呼吸方式。

● 子宫收缩结束时：做一次胸部呼吸，由鼻子吸气，再由嘴巴吐气。

❀ 合理把握时间

练习时不要急于求成，先慢慢地来，等到熟练时再加长每次呼吸的时间。如进行轻浅呼吸法练习时，可以先做 20 秒，然后再慢慢加长，直至每次呼吸能达到 60 秒。

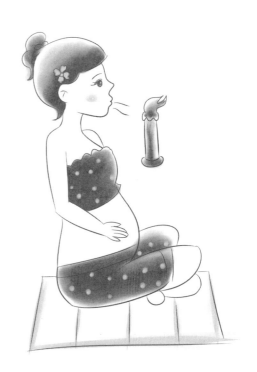

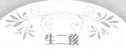

怀孕 **33** 周

为分娩储备能量

 圆润可爱的胎宝宝 ❤

现在，胎宝宝身长长到了45厘米左右，体重大约已经有2200克重了，越来越接近刚出生的宝宝了。

这时候胎宝宝的呼吸系统、消化系统以及生殖器官的发育已近成熟。胎宝宝现在的头骨很软，每块头骨之间有空隙，这是为宝宝在生产时候头部能够顺利通过阴道做准备。此时的胎宝宝已经长出了一头胎发，另外，胎宝宝的指甲也已经长到了指尖。

 不规则宫缩让准妈妈不适 ❤

由于胎宝宝在出生的最后7～8周迅猛地生长，准妈妈感到子宫向上挤压胃，感觉胃胀、没有食欲，腹重的增加会引起腰、背疼痛。从本周开始胎宝宝的头已经入盆，并且压迫到膀胱，准妈妈会感到骨盆和耻骨联台处酸痛不适，另外腰痛也加重了。感到不规则的宫缩次数也在逐渐增多，腹部常变硬、变紧，这些都是正常的反应，

准妈妈不必担心。

随着产期的临近，准妈妈的性欲明显下降。这有身体负担加重的因素，但最主要的还是惧怕分娩等心理上的原因。准爸爸可以通过轻柔的爱抚和拥抱来帮助准妈妈减轻心理上的负担。

孕育小百科

如何应对准妈妈晕厥

到了孕晚期，如果准妈妈缺氧，就会产生晕厥，进而影响胎宝宝的大脑发育和智力发展。如发觉准妈妈晕厥，可使孕妇采取侧卧位方式，尤其左侧卧位，不仅可以改善胎宝宝血氧供应，还可以预防仰卧位低血压综合征引起的眩晕。如果出现的眩晕症状经上述措施处理后无效或频繁出现时，均应与医师联系，以免延误病情。

制订一个分娩计划 ♥

进入妊娠后期，既有早产的危险，预产期也有可能发生变化，因此建议最好事先制订详细的分娩计划。定期去医院检查自身的健康状况，了解能否实施已经计划好的分娩方式。如果必须改变分娩方式，究竟选择何种方式也需要咨询医生后慎重考虑。同时，应认真做好经济上的规划。不仅自然分娩和剖宫产的费用相差许多，不同分娩病房的费用同样千差万别，因此，制订分娩计划时，方方面面都要考虑到。有些医院还特别准备了打印好的分娩计划表单，只要将要求填写入相应栏目就可以了。

提前安排好交通工具 ♥

进入怀孕第 9 个月后，准妈妈就进入分娩倒计时阶段，随时可能因预产期提前而分娩，因此应趁现在活动方便时把交通工具提前安排妥当。即使有自用车辆，临到用时可能发生故障，或准爸爸刚好外出，不妨事先安排熟悉的出租车，以防万一。

为准妈妈选用的交通工具最好运行平稳，宽敞舒适，随叫随到。这样，准妈妈出现宫缩等临产征兆时，可以及时、安全地送准妈妈入院，不至于耽搁。

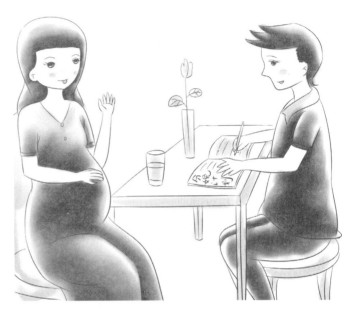

建立紧急联络方式 ♥

为了防止出现家中无人时突然发生阵痛或破水，准爸爸必须事先建立紧急联络方式，手机一定要随身携带，保持畅通，住家距离医院较远者，应预留出租车的电话号码，或者告知附近的亲朋好友，必要时伸出援手。延误送医院可能会导致有突发意外无法处理，特别是生二孩的准妈妈，如果自恃经验丰富，拖延到有便意感时，可就真的来不及了。

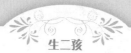
警惕胎膜早破

正常情况下，胎膜在临产期破裂，羊水流出，胎宝宝也在数小时内娩出。如果胎膜在临产之前（即有规律宫缩前）破裂，这就叫胎膜早破。胎膜早破在产科中的发生率为 2.1% ~ 10.7%，大多发生于家中。由于胎膜早破没有什么痛苦，病人往往不予重视，因而常延误了诊治，以致造成悲剧。

首先，细菌可沿着阴道上行进入羊膜腔内感染胎宝宝，使胎宝宝发生缺氧。其次，细菌也可经胎盘进入母体血液循环，引起菌血症、败血症，还会增长产后出血、产褥感染和羊水栓塞的机会，使妈妈生命受到威胁。另外，还可造成严重威胁胎宝宝生命的脐带脱垂。

胎膜早破症状

准妈妈可能会突然感到有水从阴道内流出，时多时少，连续不断地往外流。如果胎膜破口较小，或破裂的地方较高时，则羊水的流出量少，如果从阴道内往上推动先露时有羊水流出，即可确定是胎膜早破；反之，推动先露部但并不见流液增多，往往可能是尿失禁。胎膜早破对母子二人都有危险，必须赶快去就医。

如何应对胎膜早破

发生胎膜早破后应卧床休息，抬高床脚，使头低臀高，以防脐带脱垂，尤其是臀位和双胎产妇；同时注意保持外阴清洁，破膜超过 12 小时者，应给予抗生素以预防感染。

若 36 周临产，胎宝宝未成熟，而准妈妈要求保胎者，可在积极监护和预防感染的前提下，绝对卧床休息，给予宫缩抑制剂，继续妊娠。如出现羊膜炎的体征应立即引产，必要时剖宫产。对胎位不正、头盆不称、骨盆狭窄以及其他产科并发症者，应根据情况作相应处理。足月胎膜早破根据情况选择终止妊娠的方法，引产或剖宫产。

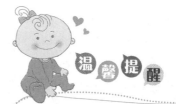

温馨提醒

发生胎膜早破应针对胎膜早破的常见并发症（早产、感染及脐带脱垂）采取防治措施。一般破膜后常在 24 小时内临产，此时不论孕龄大小，均不宜阻止产程进展。

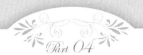

🍼 吃适量含铜食物可预防胎膜早破 ❤

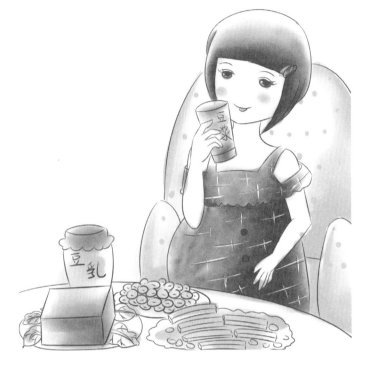

胎膜由羊膜和绒毛膜组成，羊膜中有胶原纤维和弹性物质，它们决定了羊膜的弹性、脆性和厚薄。如果准妈妈体内铜元素低，就极易导致胎膜变薄，脆性增加，弹性和韧性降低，从而发生胎膜早破。由此可见，铜对准妈妈来说是至关重要的。

人体内的铜通常以从食物中摄入为主。含铜量高的食物有动物肝、豆类、海产类、贝壳类水产品、蔬菜、水果等。若准妈妈不偏食，多吃上述食物，是不会发生缺铜症的，也就可以减少发生胎膜早破的机会。

🍼 预产期前要补充维生素 K ❤

维生素 K 有"止血功臣"的美称，经肠道吸收，在肝脏能生产出凝血酶原及一些凝血因子，可降低新生儿出血性疾病的发病率。

如果准妈妈缺乏维生素 K，可能导致孕期骨质疏松症或骨软化症的发生。若胎宝宝维生素 K 吸收不足，血液中凝血酶原减少，易引起凝血障碍，也可能造成新生儿出血疾病，如吐血、肠子、脐带及包皮部位出血，严重的可导致颅内出血而发生生命危险。

在孕晚期，准妈妈应注意摄食富含维生素 K 的食物，以预防产后新生儿因维生素 K 缺乏引起颅内、消化道出血等。预产期前 1 个月的准妈妈，尤其应该注意每天要多吃些富含维生素 K 的食物，如深绿蔬菜、白菜、苜蓿、海藻类、豌豆、奶油、酸奶酪、蛋黄、鱼肝油、植物油等。必要时可在医生指导下每天口服维生素 K。

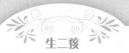
保持心态平和很重要

妊娠 9 个月，距预产期越来越近，准妈妈始终保持一种平和、欢乐的心态，直接关系到胎宝宝的健康成长和平安娩出。准妈妈在做好胎教的同时，要积极进行分娩前的准备。要特别注意精神应激因素对妊娠的影响，尤其是那些高危准妈妈，往往忧虑胎宝宝是否健康，能否顺利分娩。如果情绪高度紧张，容易导致心理上的不平衡，甚至使整个养胎与胎教的过程功亏一篑。因此要求准妈妈要保持乐观的精神状态，全身心地期盼着与小宝宝见面。

这一阶段，准爸爸一定要倍加关注。首先，准爸爸要在生活中关心、体贴准妈妈；其次，要宽慰准妈妈，认真做好准妈妈的心理保健。

准妈妈要多欣赏古典音乐

由于宝宝此时已有了意识，所以音乐胎教在选取乐曲时要选择那些注重抒发作曲家内心的情感、充满深切的情感关怀、旋律流畅、意境深远的作品，如贝多芬的《致艾丽丝》，德沃夏克的《新世界》，海顿的《小夜曲》、《梦幻曲》、《水上音乐》等。

胎教名曲《梦幻曲》

舒曼的《梦幻曲》描绘了人们对儿时的美丽梦想，甜蜜温情，仿佛孩子躺在妈妈身边，一边听着妈妈的催眠曲，一边想象着各种奇幻梦境，最后轻轻柔地进入梦乡的画面。空气中洋溢的甜美温馨的气氛会让准妈妈深深地陶醉。

准妈妈随着柔美平缓的主旋律，想象自己进入沉思的梦境，在梦幻中出现美丽的世界，在梦幻中升腾，仿佛看见了一个圣洁的小天使，那期盼了好久的、可爱的小宝宝正朝你走来。

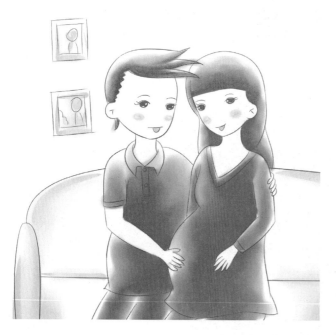

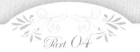

孕晚期准妈妈不宜远行 ♥

在孕晚期，由于身体不便，准妈妈就不宜远行了，尤其是不宜乘车、船远行，因为途中各种条件都会受到限制，一旦分娩出现难产是很危险的事情，可能威胁到母子安全。

孕晚期不宜焦急忧虑 ♥

越到孕晚期，准妈妈越焦急。没到预产期就焦急地盼望能早点分娩，到了预产期，更是终日寝食不安。其实预产期是一个活动的时间范围，提前10天或错后10天左右，都是正常的现象。俗话说"瓜熟蒂落"，准妈妈不必过于着急。

孕晚期不宜懒惰 ♥

有些准妈妈害怕流产，因而整个孕期都不敢活动。活动量过少，很容易出现分娩困难。因此，在整个孕期，准妈妈都应保持适量的运动，不宜过度安胎，不宜长时间卧床休息。

孕晚期不宜减肥 ♥

现在身体越来越臃肿了，这让很多准妈妈感到烦恼，自己美好的体形消失无踪，于是想通过少吃来减轻体重。其实，这是不正确的。产妇分娩时需要消耗很大的体力，因此，准妈妈在孕晚期一定要吃好、吃饱。要保证营养的全面和科学，切勿因减肥而少吃东西。

孕晚期不宜粗心大意 ♥

有些准妈妈个性随意，即使到了孕晚期，仍大大咧咧，不以为意，这样临产时常常由于准备不充分，而弄得手忙脚乱，给孕晚期生活带来一些不便。

不宜独自进行家庭大扫除 ♥

在进行家庭大扫除时，要等准爸爸或其他家人在家时一起进行，不要踩凳打扫高处卫生，也不要搬沉重的物品，这些动作会给腰部带来压力，十分危险。清洁地毯的活请留给丈夫，而且家里最好不要铺地毯，因为地毯中隐藏的细小尘埃比地板要高100倍，螨虫最喜欢温暖舒适的地毯，它排泄出的小颗粒衍生物极容易被准妈妈吸入体内而发生过敏性哮喘。

孕育小百科

孕晚期最好节制性生活

妊娠晚期，子宫较为敏感，受到外界的直接刺激，极易突然加强收缩而导致胎膜早破和早产。早产儿抵抗力低，容易感染疾病，难以喂养，死亡率高。如果准妈妈合并一些妊娠异常，如前置胎盘、胎盘早剥等情况时，性交容易引起准妈妈大出血。因此，妊娠晚期同房会直接威胁到母胎安全，应节制。

盘点准妈妈的待产包

💗 胎宝宝头部即将入盆 💗

胎宝宝现在坐高可以达到 30 厘米了，身长约 47 厘米，体重约有 2300 克。此阶段多数宝宝做好了降生的准备姿势——脑袋冲下。这时起医生会格外关注胎宝宝的位置，胎位是否正常直接关系到是否能正常分娩。

现在，胎宝宝不仅各个器官和系统的功能已经逐渐成熟，而且皮下脂肪也已经变得丰满，所以胎宝宝开始变胖了。皮下脂肪形成后能够帮助胎宝宝在出生后调节体温，适应外界的气温变化。宝宝皮肤上的胎脂越来越厚，而胎毛几乎已经全部脱去。宝宝的中枢神经系统继续发育，肺部已经发育得相当良好。

💗 准妈妈越发不轻松 💗

准妈妈子宫的顶部已经超过肚脐大约 14 厘米，每个人怀孕时增长的尺寸都不尽相同，最重要的是子宫在怀孕期间以一定的速率持续地增大。现在，准妈妈为了支撑硕大的腹部，腿部的负担非常重，常常痉挛和疼痛。有时还会感到腹部抽痛，一阵阵紧缩。还容易引起其他妊娠病，使准妈妈更加不舒服。

通常羊水体积在 34 ~ 36 周达到顶峰，从第 37 周开始，羊水开始减少，以腾出更大的空间给宝宝。

孕育小百科

准妈妈水肿也要注意补充水

孕晚期有的准妈妈的脚、脸以及手可能会肿得很厉害了，特别是脚踝。虽然有水肿现象出现，但是准妈妈一定不要限制喝水量，因为这个时期妈妈和宝宝都需要大量的水。神奇的是，你会发现你喝的水越多，反而越能帮助排出体内的水分，有利于消除水肿现象。

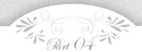
计划产假，完美交接

对上班族准妈妈来说，首先要面对的是处理产假与工作的关系，因为只有事先做好职场上的准备，才能让产假无后顾之忧。

产假何时开休

什么时候开始休产假，要根据个人情况来定。如果准妈妈产检一切正常，就可以工作到预产期前 1 周；如果身体不允许，那就提前 1 个月或者更早开始休产假。

请产假前先做计划

既能照顾好宝宝又能在职场占得一席之地是最好的结果，但不是每个准妈妈都有那么好的机遇。因此，我们在此想提醒准妈妈，虽然休产假是法律赋予您的基本权利，但在行使这些权利时还要多加考虑，尤其是对那些不想放弃工作的准妈妈，更需要提前规划一份产假工作计划。

列出工作明细表

职业女性所从事工作的不可替代性越高，交接准备工作就越复杂。可以先将每一项与自己相关的工作细节仔细记录下来，之后列出工作明细表，例如"例行事务表"、"专题任务表"、"即将开始实施任务表"等等，这样代理人会根据表中的安排顺利地接手工作。

完美交接工作

与工作代理人交接工作是一个很重要的环节。在产假前，准妈妈让代理人了解自己工作的脉络与流程，并提前进入工作状态，万一自己出现早产症状，可轻松离开。同时，让代理人同与自己工作有密切联系的人熟悉，便于代理人在产假期间接替工作。

产假期间常联系

在产假期间可以与代理人电话沟通，关心一下她／他的工作状态，虽然有时会比较麻烦，但不吝惜这点时间与耐心，才是以后在职场生存的长久之道。

生二孩的产假政策

根据国务院出台的《女职工劳动保护特别规定》要求：女职工生育享受 98 天产假，其中产前可以休假 15 天；难产的，增加产假 15 天；生育多胞胎的，每多生育 1 个婴儿，增加产假 15 天。只是不会再有晚育假了。同样，男方也没有护理假了。

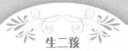
临产前坚持按时做产前检查 ♥

　　临产检查主要是了解胎位正不正、血压高不高、有无明显水肿，以及了解骨盆的大小、胎宝宝大小等，以决定分娩方式。重点检查准妈妈的血压。此时，如果准妈妈血压偏高，就要考虑轻度妊高征，可以在医生的指导下进行适当的调整。

孕晚期的 B 超检查 ♥

　　在 37 周左右时，建议准妈妈一定要去做一次超声波检查。

　　• 检查胎宝宝体重。通过 B 超检查，可以详细测得胎宝宝的双顶径、腹围、股骨长，然后就可以评估出胎宝宝的大小。一般此时胎宝宝的体重在 3200 ～ 3500 克，如果胎宝宝体重低于 2500 克则为体重过轻，就要考虑胎宝宝是否发育成熟；而胎宝宝体重超过 4000 克时，就属巨大儿。

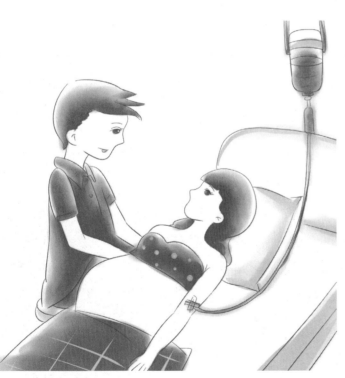

　　• 胎位检查。胎位是决定分娩顺利与否的重要因素。通过 B 超检查可以确定胎宝宝的位置，胎宝宝位置正不正，对分娩过程有很大影响。足月胎宝宝中头位最多，为正常胎位，臀位和横位都是异常胎位，不利于分娩。即使头位，如果胎头不俯屈反而仰伸，也有可能造成难产。因此准妈妈在临产前通过检查胎位来决定生产方式是很重要的。

　　• 通过 B 超时发现羊水多少、有无脐带缠绕胎盘、成熟度等。

进行胎心电子监护

用来监测胎心的仪器叫胎心监护仪。胎心监护仪是把仪器的两个探头放置在准妈妈腹壁上，连续观察并记录胎心率和宫缩变化，以便间接了解胎宝宝在宫内的健康状况。

胎心率受胎宝宝交感神经和副交感神经的相互作用会有正常的变异，胎心监护仪可记录胎宝宝的胎心率基线，即在没有宫缩和胎动影响时，10分钟以上胎心率的平均值，还可记录每分钟胎心的变化情况及胎动或宫缩后胎心的反应。

准妈妈应该从怀孕34周后开始检查，频率因胎宝宝检查状况而定，一般刚开始是两周一次，后来一周一次。

教你看懂胎心监护图

胎心监护上主要是两条线，上面一条是胎心率，正常情况下波动在每分钟120～160次，基础心率线表现为一条变异的曲线，出现胎动时心率会上升，出现一个向上突起的曲线，胎动结束后会慢慢下降，胎动计数每12小时大于30次为正常，每12小时小于20次提示胎宝宝缺氧。下面一条表示宫内压力，只要在宫缩时就会增高，随后会保持在20毫米汞柱左右。

胎心监护应注意胎心音的节律性是否忽快忽慢等，正常胎心音每分钟120～160次，如果胎心音每分钟160次以上或120次以下都表示胎宝宝宫内缺氧，应及时治疗。

孕育小百科

做胎心监护要注意什么？

在做监护30分钟至1小时前吃一些食物，比如巧克力。最好选择一天当中胎动最为频繁的时间进行，避免不必要的重复。如果做监护的过程中宝宝不愿意动，可以轻拍你的腹部把他唤醒。如果胎心监护的效果不是很理想，那么监护会持续做下去，请准妈妈不要太过着急。

抚摸胎宝宝头部、背部和四肢 ♥

随着胎宝宝的进一步发育，准妈妈本人或准爸爸用手在准妈妈的腹壁上能触到胎宝宝头部、背部和四肢。可以轻轻地抚摸胎宝宝的头部，有规律地来回抚摸其背部，也可以轻轻地抚摸胎宝宝的四肢。

当胎宝宝感受到触摸的刺激后，会做出相应的反应。触摸顺序可由头部开始，然后沿背部到臀部至肢体，要轻柔有序，有利于胎宝宝感觉系统、神经系统及大脑的发育。

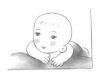

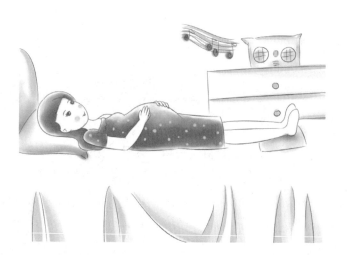

触摸胎教最好定时，可选择在晚间 9 点左右进行，每次 5 ～ 10 分钟。在触摸时要注意胎宝宝的反应，如果胎宝宝是轻轻地蠕动，说明可以继续进行；如胎宝宝用力蹬腿，说明你抚摸得不舒服，胎宝宝不高兴，就要停下来。

告诉胎宝宝要和妈妈配合好 ♥

快临产了，准妈妈该和宝宝聊聊如何出世的话题。可以多和胎宝宝说话，告诉他，父母会爱他，保护他，会给他以安全和保障，热切地等待他的安全降生。

准妈妈可以对胎宝宝说："宝宝，你就要离开妈妈来到这世界上来了，妈妈和爸爸想早日见到你，你一定要和妈妈配合好，勇敢地走出来。"

准爸爸贴近准妈妈的肚皮说："宝宝，爸爸妈妈非常欢迎你，时刻等待你降生，你看爸爸给你准备了床、衣服和被子，还有你的玩具，快来吧，全家都欢迎你。""宝宝要乖乖听妈妈话，与妈妈好好配合。"

专家表示，妊娠的最后 1 个月，多和胎宝宝说说话，告诉他要好好和妈妈配合，乖乖地诞生有助于顺利分娩。

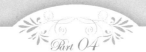
准妈妈做一些助产运动 ❤

经过 9 个月的盼望,这个月准妈妈就要进入产前准备了。为了使胎宝宝能够顺利地出生,准妈妈在产前一定要坚持做助产运动,这样有助于准妈妈顺利地分娩。下面我们就一起学习做一些助产运动吧!

◎ 第一节:放松运动

先仰卧,并垫高头、膝和脚底,使全身肌肉放松,自然呼吸。然后换侧卧。

◎ 第二节:抬腿运动

侧卧,一手支撑头部,下面一条腿弯曲,让上面一条腿脚尖撑地,向上抬起、伸直,把脚尖膝盖绷直,然后从膝盖开始放松,恢复姿势。完成后,换另一侧,重复同样动作。

◎ 第三节:盘坐伸展运动

先盘腿坐好,把重量放在两胯上。然后抬高一侧手臂,由手臂带动身体向另一侧伸展、下压,然后换另一侧重复同样动作进行伸展。身体向侧面下压时呼气,还原时吸气。

◎ 第四节:驼峰下垂运动

让双手与双膝触地,使腰部与背部得到充分伸展,然后一边吸气一边收缩肛门,接着头朝下,在准爸爸的协助下将背部弯成弓形,慢慢吐气,放松肛门,脸往前看,将重心前移,使背部得到放松。

◎ 第五节:骨盆倾斜运动

两脚叉开 30 厘米,双手放在身体两侧,靠墙站立,双膝弯曲,后腰贴近墙面,呼气,吸气,并放松脊椎骨,重复做几次。

如果从中晚期开始准妈妈就坚持做助产运动,不仅能减少分娩时间,有利于宝宝的顺利娩出,还会从很大程度上减少准妈妈宫缩的痛苦。

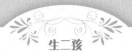

在紧张与期盼中徘徊

🍼 胎宝宝越发强壮 💗

此时胎宝宝身长可以达到体重已经达到了 2400 克了。

胎宝宝现在身体各部分都在积蓄脂肪，尤其是肩部。由于宝宝快速生长，子宫变得很挤，胎宝宝运动减少，但他正变得越来越强壮和有力。

胎儿肝肾发育成熟，宝宝的两个肾脏已经发育完全，肝也开始具备排毒能力。可以自行代谢一些东西了。

胎宝宝的手指长出指甲，到出生时，成为完整的指甲。胎宝宝在子宫内活动胳膊有可能将自己抓伤。

🍼 准妈妈越发疲惫 💗

进入怀孕第 35 周，准妈妈的子宫底达到最高位置。因为子宫壁和腹壁已经变得很薄的缘故，准妈妈可以在胎宝宝活动时感觉到胎宝宝的手脚、肘部在腹部突显的样子。

准妈妈因为子宫底升高的缘故，腿部和骨盆会出现麻木痉挛和疼痛现象，这是因为胎宝宝的重量压迫。由于没有食欲，饮食也变得没有规律，这又会导致便秘或痔疮的产生。

孕育小百科

如何为宝宝选择护肤品

宝宝马上就要出生了，准妈妈也别忘了给出生的宝宝准备一些适合他的护肤品，而为宝宝选择护肤品最好选择不添加色素的；宝宝护肤品的香味越淡越好，最好是选择无味的；而护肤品的保质期不要太长。

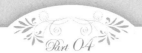

🍼 保证睡眠，为分娩积蓄精力 💗

越是到了临近分娩的时候，准妈妈越会感觉焦虑不安，甚至整夜失眠。准妈妈要知道，只要你能够休息好，并调养好自己的身体，瓜熟蒂落才是一件非常自然的事情。

好的睡眠是准妈妈最为重要的一件事情，而缓解睡眠困扰松弛精神状态是关键，因此，准妈妈可以试试以下方法，帮助自己放松精神，睡个好觉：

● 上床前冲个澡，或在 32 ~ 35℃ 的水中泡脚 20 分钟。

● 选择一个最舒适的体位，放松全身肌肉。标志为感到身体的各部分都很沉重，轻松呼吸，双眼闭合，眼球不要转动，同时轻轻提示自己："我的胳膊好沉好没劲，我的腿和脚也没劲了，我要睡了。"

● 避免上床后脑子里总想一些事，但遏制不住时也不要着急，因为这时所想之事都较支离破碎，只要不把它们连起来完整化，往深、往细、往复杂去想即可。

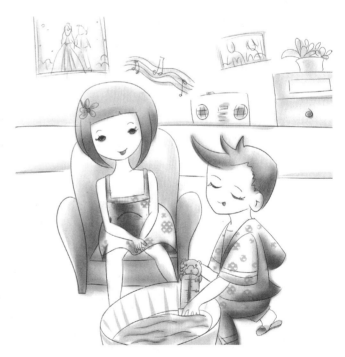

● 每天定时起床，即使只睡了很短时间也要起来。起床后先冲个澡，然后去户外活动。

● 为缓和腹部的紧张和防止失眠，可将小枕头或椅垫放在背部凹处，能使身体感觉舒适。有静脉曲张现象的准妈妈，在睡觉时应把椅垫垫在脚下使脚部抬高，睡时可用棉被支撑腰部，两腿弯曲，或上面的腿伸向前方，睡前把脚放在高处一会儿。

分娩你准备好了吗

女性妊娠和分娩都是极其自然的生理现象，是人类繁衍后代所必经之路。妊娠足月后，子宫肌肉出现有规律的收缩，随之子宫颈口开大，胎宝宝通过产道从子宫里娩出，来到人间。产后母亲身体各个系统和生殖器官又相继恢复到原来的状况。

自然分娩的好处

- 阴道分娩时，阴道的挤压是对胎宝宝大脑的一种有益刺激。
- 自然分娩的新生儿能从母体获得一种免疫球蛋白，出生后机体抵抗力增强。
- 阴道分娩的产妇产后感染、大出血等并发症较少，产后体力恢复很快。
- 阴道自然分娩的产妇下奶快，母乳喂养的成功率也高。
- 胎宝宝经阴道自然分娩，娩出后，胸腔突然扩大，有利于胎宝宝娩出后自主呼吸的建立。

不能避免的剖宫产

如果阴道自然分娩无法达成，或经阴道分娩可能对产妇或新生儿（胎宝宝）有危险时，就需要剖宫产。

就胎宝宝而言，如果胎位不正，胎宝宝是极低体重儿或巨大儿，胎宝宝先天性畸形等，若这种情况胎宝宝经阴道分娩，可能因难产而伤害到母亲或胎宝宝，以剖宫产为佳。

从准妈妈状况的角度考虑，有以下情况需要剖宫产：子宫颈未全开而有脐带脱出时；两次以上胎、新生儿死亡和不良产史；高龄准妈妈有胎位不正或骨盆问题；准妈妈有胎盘早剥，产前出血，孕期妊高征；准妈妈前置胎盘，前次剖宫产与本次妊娠间隔不足2年，需紧急剖宫产来抢救胎宝宝。

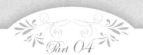
生活细节不可忽视 ♥

　　越是到最后，准妈妈在生活上越是要注重一些小细节，不要因为自己的一次小疏忽使所有的努力付之东流。

　　●一次进食不要太多，少食多餐，把吃零食也算作饮食的一部分。

　　●随着腹部的膨大，消化功能继续减退，更加容易引起便秘。应多吃些薯类、海藻类及含纤维多的蔬菜。

　　●沉重的身体加重了腿部肌肉的负担，会发生抽筋和疼痛，准妈妈睡觉前可以按摩腿部或将脚垫高。

　　●由于精神上的疲劳和不安，以及胎动、睡眠姿势受限制等因素，准妈妈可能会经常失眠。如果睡不着，干脆看一会儿书，心平气和自然能够入睡了。

　　●就要到冲刺的时候了，不要以肚子为借口放纵自己酣吃酣睡，适量运动才有助于准妈妈顺利分娩。

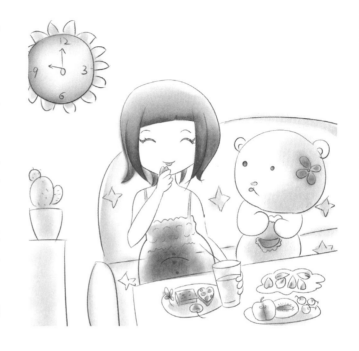

注意个人卫生，保持身体清洁 ♥

　　妊娠末期，有的准妈妈在大笑、咳嗽或者打喷嚏时，会有尿液漏出，这是由于盆底肌松弛以及生长中的胎宝宝压迫膀胱引起的。同时，体内雌激素会随着孕周增加而逐渐增多，促使子宫颈、子宫内膜的腺体分泌，尤其是到孕晚期，白带会越来越多。由于分泌物增多，外阴部容易污染，因此每天都要清洗。每天用温开水清洗外阴2～3次，但不要清洗阴道内。内裤要勤换，注意经常保持清洁。如果护理得不恰当，就可能引起外阴炎和阴道炎，导致胎宝宝在出生经过阴道时被感染。

　　这一时期，准妈妈洗澡仍首选淋浴。由于此时身体笨重，下蹲、转身等行动极为不便，所以，准妈妈在洗澡时最好有家人在旁边协助。

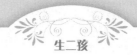
准妈妈补锌好时机 ♥

现在这个阶段，正是准妈妈补锌的好时机，补锌能够帮助准妈妈分娩。

● 富锌为顺产保驾护航

据研究，锌对分娩的影响主要是可以增强子宫有关酶的活性，促进子宫肌收缩，把胎宝宝驱出子宫腔。当缺锌时，子宫肌收缩力弱，无法自行驱出胎宝宝，因而需要借助外力才能娩出胎宝宝，准妈妈严重缺锌时则要实施剖宫产。如果准妈妈体内缺锌，不但会增加分娩的痛苦，还有导致产后出血过多及其他妇科疾病的可能，严重影响母婴健康。

● 富锌的食物

锌元素主要存在于海产品、动物内脏、瘦肉、鱼类、蛋黄等中。其中以牡蛎含锌最高。各种植物性食物中含锌量比较高的有豆类、花生、小米、萝卜、大白菜等。

维生素 C 增加肌体的抗病能力 ♥

准妈妈不能缺少维生素 C，建议多吃些富含维生素 C 的蔬菜或水果。

● 维生素 C 缺乏警示

怀孕期间缺乏维生素 C，不仅影响准妈妈对铁的吸收，出现孕期贫血，还会引发牙龈肿胀出血、牙齿松动，并影响胎宝宝对铁的吸收，出现新生儿先天性贫血及营养不良。严重的情况会造成早产和流产等后果。另外，维生素 C 能促进胎宝宝皮肤、骨骼、牙齿和造血器官的发育，尤其是在胎宝宝牙齿形成时期如果缺乏维生素 C，牙质不能正常形成，会造成牙基质的发育不良，孩子出生后牙齿容易损伤或产生龋齿。

● VC 补充攻略

维生素 C 多存在于新鲜蔬菜和水果中，水果中的酸枣、柑橘、草莓、野蔷薇果、猕猴桃等含量最高；蔬菜中以番茄、辣椒、豆芽含量最多。如果是依靠服用维生素制剂来补充，须在医生的指导下服用。

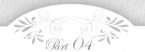
练习腹式呼吸，放松心情 ♥

进行腹式呼吸，保持心情宁静，与胎宝宝多沟通……这些都是适合孕晚期的胎教方式，准妈妈别忘了坚持做胎教啊。

在孕晚期，随着腹部的日渐隆起，准妈妈的身心会变得更辛苦。在心情郁闷的日子里，多在空气清新的环境中散步。边走边和胎宝宝说话，累了就坐在长椅上练习冥想。平时休息的时候，坐姿保持端正，并且进行腹式呼吸。

● 腹式呼吸的好处

采用腹式呼吸可以增加肺活量，改善心肺功能，使胸廓得到最大限度的扩张，使肺下部的肺泡得以伸缩，让更多的氧气进入肺部，改善心肺功能。减少肺部感染。

腹式呼吸可以改善腹部脏器的功能。它能改善脾胃功能，有利于舒肝利胆，促进胆汁分泌。腹式呼吸可以通过降腹压进而降血压，对高血压准妈妈有好处，对安神益智也有好处。

● 腹式呼吸法

正确的腹式呼吸法为：开始吸气时全身用力，此时肺部及腹部会充满空气而鼓起，但还不能停止，仍然要使尽力气来持续吸气，不管有没有吸进空气，只管吸气再吸气。然后屏住气息 4 秒，此时身体会感到紧张，接着利用 8 秒的时间缓缓地将气吐出。吐气时宜慢且长，而且不要中断。做完几次后，不但不会觉得难过，反而会有一种舒畅的感觉。腹式呼吸能给胎宝宝提供充分的氧气，对胎宝宝脑部发育也很有帮助。

心情宁静 ♥

随着怀孕天数的一天天增加，尤其是到了怀孕后期，准妈妈开始盼望孩子早日降生。越往后准妈妈的这种心理越是强烈，临到预产期，有的准妈妈会变得急不可待。这时，新生儿所具有的一切功能，胎宝宝已完全具备。

一条脐带，连接了母子两颗心，无论是在感情上，还是在品性上，母亲都会无可辩驳地影响着胎宝宝心智的发育。母亲着急，心境不好，也会影响到胎宝宝，在最后一段时间里生活不宁，这实在要不得。

怀孕 **36** 周

生二孩也要小心突发状况

细腻柔嫩的胎宝宝 ♥

此时胎宝宝的身长，可以达到 50 厘米，体重在 2600 克左右。

胎宝宝这时进入了准备出生的阶段，尽管胎宝宝的中枢神经系统尚未完全发育，但其他如消化、呼吸等各个器官完全发育成熟，等待降生时刻的到来。并且，由于胎宝宝的皮下已经储存了丰富的脂肪，应付外界体温变化几乎没有什么问题了。

在这最后一个月的时间里，胎宝宝的胎毛几乎全部消失，仅在肩膀、胳膊、腿或者身体的褶皱部分还残留一些。皮肤变得细腻柔嫩，皮肤被胎脂所覆盖，便于胎宝宝顺畅地从产道里滑出。

感觉沉甸甸的准妈妈 ♥

进入怀孕最后一个月，准妈妈感到胎动明显减少。虽然胎宝宝在继续生长，但包围胎宝宝的羊水减少，胎宝宝的活动空间也随之变小，所以胎动不如以前活跃。

准妈妈的腹部也开始发生变化，会感到肚脐与子宫上部之间的距离似乎缩短，且有腹部向下坠的感觉。这是胎宝宝的头进入产道而引起的现象。随着胎宝宝的下降，准妈妈的上腹部会出现多余的空间，呼吸终于变得舒坦，但是骨盆及膀胱出现更大的压迫感。准妈妈能感觉到大腿部位和耻骨周围受到压迫，有疼痛感。这种感觉一般会持续到分娩时。

孕育小百科

多种因素决定准妈妈是否顺产

虽然前期准妈妈做了骨盆检查，胎位也正常，根据胎宝宝的头部周长和体重，就基本能够断定是进行自然分娩还是必须剖宫产手术，但由于不同的准妈妈体质各不相同，还存在产道宽窄的区别，因此是否进行手术通常都是到阵痛时才能得出准确的结论。

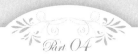

消除忧虑，预防难产 ❤

怀孕生产是一种自然的生理现象，准妈妈不必过多忧虑，害怕难产。只要准妈妈在怀孕过程中注意充分的营养供给，养成良好的生活习惯，并且放松心态，坚持锻炼，那么在分娩时难产的危险性就会大大降低。

❀ 太安逸了易难产

准妈妈生活太安逸了容易导致难产。这与现代社会中人们的工作、生活环境有关。随着科技和经济的发展，人们的体力劳动越来越少，人越来越懒。所以，准妈妈不要生活得太安逸了，每天适当做点运动，比如出去散散步，边走边跟肚子里的孩子说说话，胎教也做了，自己的气血也通畅了。

❀ 吃得太好易难产

准妈妈如果吃得过好，营养就会过足，胎宝宝会长得特别巨大，生育起来就很麻烦，容易导致难产。所以，准妈妈吃好喝好是理所应当的，但我们要记住，营养不是越多越好，一定是恰当适中才好。

❀ 气、血两虚易难产

气血两亏，身体羸弱的准妈妈，怀孕的过程已经使得身体极其疲惫，到了生孩子的时候，可能气力不足，容易造成难产。所以气血不足的准妈妈在孕期一定要注意补血。

❀ 用力过早易难产

生孩子分三个产程：第一个产程是子宫开始收缩，直至宫口开全；第二个产程是正式分娩；第三个产程是胎盘娩出。有的准妈妈刚刚进入第一个产程，还没开始生呢，就声嘶力竭地哭啊喊啊，耗费了大量体力，结果等到第二个产程该用力生的时候，反倒没有足够的产力，结果导致难产。

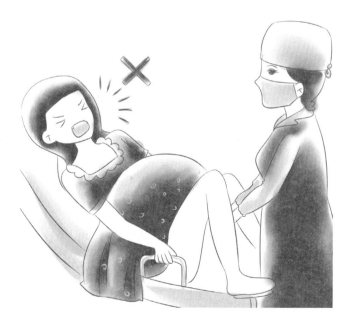

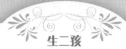
🍼 准妈妈多吃有益食品 ❤

由于胎宝宝各器官组织迅速增长，尤其是大脑细胞的增长和胎宝宝体内营养素贮存速度进一步加快，故胎宝宝对营养的需求也较此前孕期更为重要。

- 多吃含有丰富胶原蛋白的食品，如猪蹄等，有助于增加皮肤的弹性。
- 多吃核桃、芝麻和花生等含不饱和脂肪酸丰富的食物，以及鸡肉、鱼肉等易于消化吸收且含丰富蛋白质的食物。
- 多选用芹菜和莴苣等含有丰富的维生素和矿物质的食物。

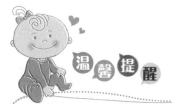

温馨提醒

专家们给出现水肿的准妈妈的建议：注意饮食，少吃盐和糖，多吃清淡的食物，补点钙；如果发现脚或腿已经有些肿了，每天早上喝一杯豆浆，不放糖；做做孕妇保健操。

🍼 营养饮食 DIY：消肿排毒营养餐 ❤

到了孕晚期，原来正常的准妈妈也一般都会出现水肿、便秘的现象，如果不严重，可以通过饮食调理，缓解这些症状。

火腿笋丝炒豆苗

原料

豌豆苗 250 克，火腿 15 克，冬笋 30 克，葱末、盐、料酒各适量。

做法

① 将豌豆苗择去老根，洗净，切成 5 厘米长的段；冬笋洗净，切成细丝，笋丝用沸水焯过，捞出控去水分；火腿切成细丝。

② 旺火坐油锅，放油烧热，葱末炝锅，随即下入火腿丝、笋丝煸一下，放豌豆苗略煸，烹料酒，放盐，煸炒后出锅装盘。

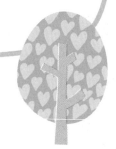

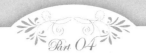

🍼 音乐帮准妈妈平心静气待产 ♥

准妈妈经历了孕期的各种不适，度过了孕期的美好时光，现在终于进入了最后时刻。这一时期，准妈妈会感到身体越发沉重，肚子也越来越大，行动不如以前灵活，呼吸困难，脚步也越来越沉重，体重更是飞速增长。这时准妈妈多听一些音色优美悦耳、节奏平和柔缓、令人充满想象力的乐曲。可以平静心绪，让等待分娩的时光不那么难过。

🍼 胎教名曲：柴可夫斯基《船歌》 ♥

船歌起源于意大利威尼斯，本是威尼斯贡多拉的船夫所唱的民歌，后来不少作曲家均以此为题材创作了很多古典音乐。而音乐家柴科夫斯基的《船歌》是船歌中被演奏最多的作品之一。

柴可夫斯基的这首《船歌》出自于1887年完成的第四号组曲中的《四季》。当年，他应圣彼得堡文艺月刊《小说家》主编M·贝纳德之约，以十二首诗歌为标题，用音乐描写了一年十二个月中每个月的特点。《船歌》是其中的六月，柴可夫斯基根据普列谢耶夫的一首诗："走到岸边——那里的波浪啊，将涌来亲吻你的双脚，神秘而忧郁的星辰，将在我们头上闪耀。"写成，旋律深情婉转，描绘了夏日的夜晚，人们坐在小船上，在映着月光的湖水中悠然荡漾的情景。

乐曲赏析

在演奏者灵活的指尖下，乐曲近乎随意地流淌行进着。全曲分三段，第一段和第三段是同一个主题，旋律深情婉转，略带忧伤；中段速度转快，节奏也活跃起来，并从小调转入了大调；第三段的旋律，在每个乐节的收尾，加进了陪衬的声部，原来的"独唱"，变成了"二重唱"，歌声此起彼落，表现得更为气韵生动。

在音乐里我们似乎能看见静静的湖面上，一叶小舟从雾气中驶来，轻轻划碎了月的倒影；清风中回荡着少女的歌唱和船桨的划水声……而当你正沉浸在这亦真亦幻的景象中时，轻舟慢慢地已悄然远去。

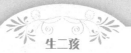
生二孩，分娩姿势早知道 ❤

一说到分娩，即使是生二孩的准妈妈，最先想到的恐怕也是躺在床上生宝宝。其实分娩时是有很多姿势可供选择。这些姿势可能会让你更舒适，疼痛更少，能用更多的精力去体味迎接新生命的愉悦！下面给准妈妈介绍一些分娩可能会用到的姿势。

🌸 仰卧位分娩法

方式：产妇平躺在床上，两腿张开抬高，目前多采用此种分娩姿势。

优点：产科处理及新生宝宝处理很方便，方便医务人员工作。

缺点：

- 仰卧位时，增大了的妊娠子宫压迫下腔静脉，产妇会出现仰卧位综合征。
- 仰卧位分娩使骨盆的可塑性受到限制，产道较狭窄，从而增加难产的机会。
- 胎宝宝的重力失去应有的作用，导致产程延长，继发宫缩乏力。

🌸 侧卧位分娩法

方式：侧向躺着，蜷缩背部，助产士可以帮忙把产妇的一条腿抬起。

优点：准妈妈能使会阴放松，减少下腔静脉受压和防止仰卧位综合征。

缺点：应用此法接生者操作不便。

🌸 坐位分娩法

方式：可以采用半蹲的姿势，并由陪产者搀扶；也可完全蹲下，但陪产者也需以跪姿协助支撑。

优点：

- 准妈妈取蹲式，骨产道宽度最大，宝宝重力作用得以发挥。
- 改善胎宝宝的血液循环，减轻胎宝宝在分娩过程中缺氧的程度。

缺点：准妈妈会阴部容易发生水肿；有急产倾向及进程较快的产妇不应采取坐式分娩。

生产时医师会在旁协助、提供建议，但是哪一个姿势可以缓解生产时的疼痛感，只有准妈妈自己最清楚。

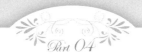
孕晚期下腹疼痛要小心

即使是轻微的下腹部疼痛，只要是呈周期性的，便可能是子宫收缩所产生的阵痛。如果阵痛发生在 37 周以前，为避免早产儿的出生，应该迅速到医院急诊。

剧烈的下腹部疼痛往往伴随着痉挛性的子宫收缩和常位胎盘早期剥离，此时准妈妈的疼痛呈持续性，会出冷汗，脸色很难看，神志有逐渐昏迷的倾向。另外，当腹部受到强烈的冲击后，胎盘会出现早期剥离现象，从而演变成十分严重的情况。所以，妊娠末期的准妈妈一定要留意，不能让自己，特别是腹部受到撞击。

白带增多，纯属正常

怀孕晚期，体内激素分泌增多，阴道上皮细胞及宫颈腺体分泌旺盛，再加上胎宝宝的增大对骨盆等组织的压迫，白带等分泌物就会增加，这是正常现象。但我们也不能大意，因为细菌有可能来捣乱。

观察白带，自测身体健康

• 如果白带较多、气味难闻或阴部瘙痒，就应该看有无细菌感染。

• 如果白带量增多并且呈乳酪状，伴有阴部剧烈瘙痒，可能感染了白色念珠菌。

• 如果白带恶臭并呈水状，阴部瘙痒或疼痛，可能感染了滴虫。

• 如果白带呈脓样且气味难闻，可能感染了衣原体。

• 如果白带呈豆腐渣样，且伴有外阴瘙痒及烧灼样疼痛感，则是感染霉菌性阴道炎的症状。

• 如果白带呈黄色，质黏如脓涕，则多见于宫颈糜烂等。

一旦发现白带性状、颜色、气味出现异常，应及时去医院就诊。

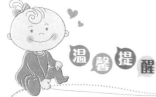

温馨提醒

为预防阴道炎，准妈妈应该每天清洗阴道，并且毛巾、内衣裤应该进行开水烫煮消毒。而在孕晚期准妈妈一定不要用水冲洗阴道，以免给胎宝宝造成伤害。

怀孕 **37** 周

不能放松对宝宝的训练

做好准备的胎宝宝

37 周的胎宝宝体重每天都会增长 20 ～ 30 克，总体重已经达到 2700 千克左右，身长已经达到 51 厘米左右。

这个周末，胎宝宝就是足月儿了，因为已经开始进入怀孕的最后时期了，胎宝宝现在已经很成熟了，2 个肾脏已完全发育好，肝脏也已能够处理一些废物。

37 周的胎宝宝的头现在已经完全入盆，如果此时胎位不正常的话，那么胎宝宝自行转动胎位的机会就已经很小了。如果医生发现这样的情况，通常会建议您采取剖腹产。

被频繁宫缩袭扰的准妈妈

这时已经接近临产，准妈妈的子宫底比起前几周有所下降，突出的大肚子开始下坠，准妈妈会感觉呼吸比以前顺畅，胃口也逐渐变好。

随着预产期的临近，准妈妈时常感到腹部收缩疼痛。有时甚至会让准妈妈误认为阵痛已经开

始。如果是不规则的疼痛，那么这时的疼痛并不是阵痛，而是身体准备适应生产时的阵痛而出现的正常现象。越临近预产期，疼痛就出现得越频繁。但是，如果疼痛是有规律地反复出现，那么有可能要开始分娩，这时应该做好去医院的准备。

孕育小百科

孕晚期需要充足的水溶维生素

孕晚期需要充足的水溶维生素，尤其是硫胺素（维生素 B_1）。这是因为孕妇需要维持良好的食欲与正常的肠道蠕动，孕晚期如硫胺素摄入不足，易引起便秘、呕吐、气喘与多发性神经炎，还会使肌肉衰弱无力，以致分娩时子宫收缩缓慢，使产程时间延长，增加生产的困难。

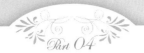

🍼 临产前坚持按时做产前检查 💜

现在真正到了分娩前夕了。在预产期之前接受检查，能判定分娩何时开始、适用何种分娩方式。另外，通过最后一个月的检查，还可以明确自然分娩的可能性。

孕期最后一个月要每周都到医院做检查，身体检查包括以下几个方面：

● 血压检查：留意有无突然的血压变化。

● 尿检：检查有无感染，测量蛋白含量（高血压的参照值）和糖分含量（糖尿病的参照值）。

● 估计胎儿大小：通过超声波或腹部触诊检查，估计胎儿的大小。

● 多普勒检查：测定胎宝宝的心跳强度和频率，了解胎宝宝的健康状况。

● 体重检查：妊娠最后一个月测量体重，若总体重增长 11 ～ 16 千克属于正常范围。预估胎儿体重低于 2500 克则为体重过轻，就要考虑胎宝宝是否发育成熟；而胎宝宝体重如超过 4000 克时，就属巨大儿。

🍼 清楚胎头何时入盆 💜

正常情况下，胎头一般在预产期前 1 ～ 2 周入盆。此时胎头下降，子宫底降低，对胃部的压迫和膈肌的上抬有所减轻，因此，准妈妈往往会有一种轻松感，食欲增加，呼吸通畅，活动时也

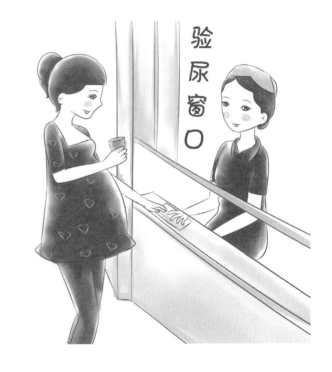

觉得较轻松。如果胎头过早入盆，有发生早产的危险。

胎头入盆的时间与准妈妈活动量、胎次等有关系。准妈妈活动较多，初产妇胎头入盆时间可能稍早；经产妇往往临产后才入盆。

另外也要注意，胎宝宝从母体娩出时必经骨盆，盆骨径线大小直接影响分娩的顺利与否。因此，在妊娠 30 周左右应进行骨盆测量，由此得知产道的大小，可以判断能否自然分娩。这项测量对初产妇尤其重要。

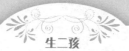

 准妈妈要了解分娩的信号 ❤

一般来说，出现恶露、开始阵痛、羊水破裂是产妇即将分娩的信号。

⚙ 出现恶露

阵痛前的少量出血被称为恶露，这是由子宫剧烈收缩而使子宫口黏液卵膜脱落引起的，这说明子宫为分娩开始张开。恶露和平时的出血不同，表现为黏状出血，易于区分。不过因人而异，有出现恶露后很长时间才开始阵痛的产妇，也有产前不出现恶露的产妇，出现恶露时要及时就医，并检查有无分娩先兆。

⚙ 开始阵痛

大部分准妈妈都知道子宫收缩意味着即将分娩，但是否知道什么样的阵痛才是真正的分娩信号？即当子宫收缩由最初每隔 20 分钟左右出现一次，逐渐缩短到每次间隔 15 分钟、10 分钟甚至每隔 5 分钟就出现一次，宫缩持续时间由最初持续 20 秒增加到 40 秒甚至 1 分钟，阵痛渐渐开始有规律地反复且疼痛感加强，这时就需做分娩准备了。

⚙ 羊水破裂

原来包裹胎宝宝的羊膜破裂，从宫腔中流出大量温暖液体的现象称为破水。一般阵痛开始，子宫口张开后，羊膜开始破裂，不过也有预产期前没有症状突然开始破水的时候。破水量少时内衣会浸湿，也有大量涌出的情况。破水后，需要换上干净的护垫并立即去医院。

⚙ 有关分娩的数字

- 足月分娩：在孕 37 ～ 42 周内分娩均为足月分娩。
- 过期妊娠：超过预产期 14 天。
- 临产的标志：每隔 5 ～ 6 分钟子宫收缩 1 次，每次持续 30 秒以上。少量见红，胎头逐渐下降。
- 产程（分娩全过程）时间：初产妇为 12 ～ 16 小时，经产妇为 6 ～ 8 小时。
- 剖宫产从手术前 6 ～ 7 小时起不能进食和饮水。

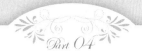
什么是早期破水 ♥

早期破水是指在临产前 12 小时就破水了。早期破水是妊娠晚期较为常见的异常现象，对准妈妈和胎宝宝危害较大。如果怀疑自己是已经破水，应该立刻去医院就诊。

早期破水的原因很多，最常碰到的是阴道发炎。准妈妈还没有正式进入产程以前，羊膜就已经破裂，大量的羊水流出。早期破水时，胎宝宝还没有生出来，胎宝宝的脐带会顺着羊水外流，脐带是母体向胎宝宝输送营养物质和氧气的通道。脐带脱垂后，脐带受压，从母体来的血液和氧气不能顺利进入胎宝宝体内，或进入很少，使胎宝宝因缺氧而发生宫内窒息，有时脐带血流被完全阻断，会使胎宝宝迅速死亡。

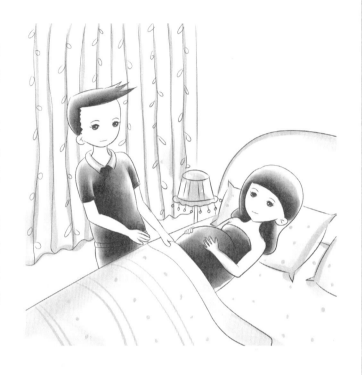

早期破水的应对方案 ♥

无论什么时候感觉破水，都要赶快到医院做检查，确定是不是破水。在发现有破水迹象之后，务必要躺下休息，不能再起来活动；为了避免羊水流出过多和脐带脱垂，应该用垫子将后臀部垫高一些；不要洗澡，不要在阴道里放置任何东西；不要性交，保持清洁，多喝水，及时去医院每天定时测两次体温。破水 24 小时之后，可进行白细胞计数检查，以确定是否有感染。

早期破水的预防 ♥

孕期的生理特点容易使准妈妈患霉菌性阴道炎和其他妇科炎症。因此要注意孕期卫生，注意保持膳食的平衡，保证充足的维生素 C 和维生素 D 的摄入，保持胎膜的韧度。

怀孕期间如果分泌物比较多，有感染的现象，应该及时到医院就诊，接受治疗。坚持按期孕检，也能够及时发现问题，避免意外的发生。

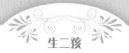

 没必要过早住院待产 ❤

有些准妈妈并没有出现有规律的宫缩，只是因为到了预产期就来医院住院，既增多了住院费用，又累坏了家属。预产期有一定的范围，提前 10 天或推后 10 天，都是正常现象。不提倡早住院的原因有：

首先，环境的改变会让准妈妈感到不适，可能会影响饮食和睡眠，导致真正到了该进产房时却不在"最佳状态"。

其次，几个准妈妈一起住虽然可以互相交流，但相互影响的可能性也很大。

最后，医院里流动人员多，也容易导致准妈妈患病。

专家介绍，出现临产的征兆就必须来医院了。如胎膜早破、有水从阴道流出、间隔 5～6 分钟且持续 30 秒左右的有规律的阵痛、没有诱因的情况下出现阴道流血现象等。

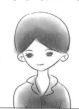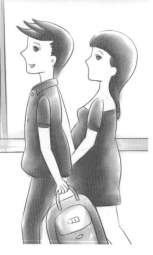

挂号收费处
产科挂号

 提前决定产后的护理事宜 ❤

随着预产期的临近，必须提前准备的事情很多，其中一件就是应当事先确定帮助产后护理的人选。一般来说，拜托娘家、婆家、亲戚中具有产后护理经验的人进行产后护理的情况较多。近来，拜托产妇护理中心和月嫂的情况也逐渐增多。但不管如何，这件事都需要尽早决定。

生二孩的准妈妈更要提前确定产后协助照顾孩子的人。生产后就要有 2 个宝宝了，两个孩子至少同时需要两个人照顾。一个负责照顾大孩子，一个负责照顾小婴儿，此外还有家务活要灵活分配。大孩子如果上幼儿园，会省事一些，但仍需要一个人接送。小婴儿刚出生时绝大多数时间都在睡觉，但家中也应有人照应。

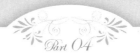

正视分娩中的尴尬事 ❤

即使你已经是生二孩的妈妈了，但在产房里，当你下体赤裸、乱喊乱叫，甚至拉便便等情况发生时，你是否仍会尴尬。不过别担心，这是大多数女性生宝宝时都会面临的问题。

● 你会被脱光

不脱衣服怎么分娩？医生所有的操作都将无从下手，宝宝怎么出来？作为妈妈，首先考虑的应该是宝宝的安全，必要的时候暂时牺牲一下自己。医生是帮助你可爱的宝宝降临人间的天使，不应有心理障碍。

● 你会被肛检

肛检的目的在于了解宫口开的情况，以确定进产房的准确时间，一般要开到十几厘米。护士们之所以反复肛检，是为了更准确地了解胎宝宝的位置。

● 你会被剃阴毛

分娩过程中剃除阴毛的程序叫做会阴备皮。除去阴毛后，医生才方便对顺产的准妈妈进行会阴伤口的消毒、缝合。

● 你会控制不住地发抖

在分娩过程中，极少量的胎宝宝血液会融入妈妈的血液中。如果妈妈和宝宝的血液有不相容的成分，新妈妈就会控制不住地发抖。

● 万一男医生接生

实际情况是，男医生跟女医生比起来力气更大，在处理突发情况时更冷静，有助于分娩的顺利进行。不要多想，在男医生的眼里，产妇只是需要帮忙的人。

● 你会大小便失禁

医生对产床上可能会排便这件事的态度很客观，他们认为这只是人体器官一种正常的反应，没什么可大惊小怪的。

● 你会大喊大叫，毫无形象

分娩的疼痛会让你变得疯狂，语无伦次，叫喊凄厉，讲话刻薄。如果你确实有些举动像发疯一样，也不要怪罪自己。医生和护士对这些情形都已经司空见惯了。

温馨提醒

有些准妈妈在分娩阵痛时就大喊大叫，认为喊叫出去会舒适一些。其实，分娩时大声喊叫并不利，因喊叫既消耗体力，又会使肠管胀气，不利于宫口扩张和胎宝宝的下降。

怀孕 38 周

等待分娩的信号

🍼 小房间就快放不下我了 ❤

到本周末，有的胎宝宝的身长可达到 53 厘米，体重达到了 3000 克左右。

现在胎宝宝的身体几乎充满了整个子宫，背部弯成弓形，双手向前合拢。胎宝宝的头现在已经完全入盆，这样的位置也有利于宝宝有更多的空间放自己的小胳膊小腿。由于胎盘里分泌的激素的影响，胎宝宝不分男女，胸部都会鼓起来，这种现象出生后就会消失。

原来覆盖在胎宝宝身上的细细绒毛和大部分胎脂已脱落了，这些东西及其他分泌物被胎宝宝随着羊水一起吞进肚子里。不过准妈妈不要担心，它们只是暂时储存在胎宝宝的肠道里，变成黑色的胎便，待胎宝宝出生后的一两天内就会被排出体外。

🍼 准妈妈难以入眠 ❤

在这一周，准妈妈会自觉轻微腰酸，有较频繁的假阵痛宫缩，其特点是收缩力弱、持续时间短，常少于 30 秒且不规则，强度也不会逐渐增加；常常在夜间出现，清晨消失；子宫颈不随宫缩而扩张，不伴有血性黏液及流水。

由于假宫缩多在夜间出现，最大的不利因素在于影响休息，使准妈妈彻夜难眠、疲劳不堪，增加不安或焦虑。假阵痛收缩不同于子宫收缩，是近似于阵痛的强烈收缩，且是没有规律地出现，只要稍加运动疼痛就会消失。

孕育小百科

做充分的产前准备

现在准妈妈要做的就是放松心情，耐心等待，通过各种方式熟悉产程，了解每一阶段的身体变化，做到心中有数。和家人商量一下万一分娩不顺利该如何处理。入院所需衣物、卫生用品、产检记录等必需品是否已经整理妥当？尽可能把一些事情的细节安排得周到妥当。

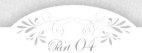

 想要使劲时的呼吸法 ♥

即将分娩的时候，就会有种想要使劲的感觉。但是，使劲会使子宫口全开，这是进入分娩室的事情。如果之前想要使劲时，可以采用下面的办法来排除。

慢慢吐气。即使想要使劲，也要稳定下来，准妈妈可以睁开眼睛慢慢吐气。用"嗯"闭口。在吐完气之后，会有肛门张开的感觉，这时准妈妈用嘴默念"嗯"闭口。

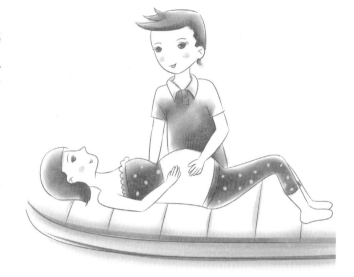

 阵痛来临时的呼吸法 ♥

阵痛来临时，准妈妈应该睁开眼睛，用鼻子深深吸气，反复做几次深呼吸，就能够缓解疼痛。准妈妈应该采取盘腿坐的姿势进行呼吸，注意要放松上半身。

准妈妈要像是吹放在前面的蜡烛一样，嘟起嘴，慢慢地把气吐出去。从口中慢慢吐气时，应将注意力集中在大腿和臀部，这样可以帮助放松。

❀ 应对剧烈阵痛的呼吸法

当剧烈的阵痛来临时，不但会给准妈妈带来痛苦，还会给整个家庭带来混乱。这里介绍的一些减轻阵痛的呼吸法，不仅能够缓解准妈妈的痛苦，还能使准妈妈保持冷静。

• 深呼吸。刚开始阵痛时，准妈妈要放松全身的力量，做长吐气的动作，一般都可以减轻疼痛。其次，注意不要把注意力都集中在疼痛上，并且在阵痛间歇要闭目休息，以迎接下一次阵痛的来临。

• 闭目吐气。面对剧烈的阵痛，准妈妈应该嘟起嘴吐气，吐完气后，不用吸气，空气会自然进入，然后持续吐气。

• 睁眼吐气。在吐气时，准妈妈应该把手放在腹部上放松。准妈妈吐完气之后，嘴里发出"嗯"的声音，然后闭口，接着吐气。在吐气时，准妈妈眼睛睁开，注意力要集中在呼吸上。

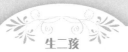

预先了解分娩三大产程

自然分娩女性妊娠和分娩都是极其自然的生理现象，了解分娩的三大产程，做到心中有数，会让准妈妈面对疼痛更镇静从容。

疼痛的第一产程

第一产程是指子宫口开始扩张，直到宫口开全。这是整个过程中经历时间最长的一个产程，初产妇需 8 ~ 16 小时，经产妇需 6 ~ 8 小时。

第一产程开始后，子宫颈会变软，子宫口缓缓张开，羊水和黏液会起到润滑作用，帮助胎宝宝通过产道。然后子宫自动开始收缩，加大子宫内的压力，挤压子宫口，使子宫颈扩大，帮助胎宝宝往下滑。阵痛出现，子宫口开始张开，开到 1 厘米左右后会停止一段时间，然后每次缓缓张开，直到开到 10 厘米时，就准备进入第二产程。

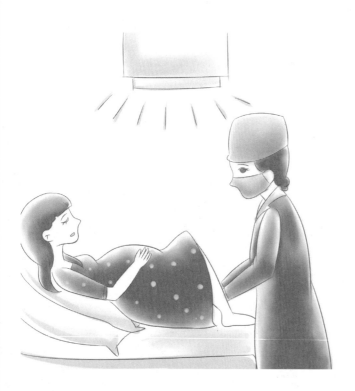

关键的第二产程

第二产程是从子宫口开全到胎宝宝娩出的一段时间。初产妇约需 1 ~ 2 个小时，经产妇在 1 个小时以内，有的仅需数分钟。

子宫口开始张开时，羊水破裂，此时你会感觉有股温暖的液体从阴道流出。此时宫缩时间会越来越长、频率越来越快。阵痛时会有排便的感觉，这时你要密切配合医生的口令，进行呼吸和用力，直到胎宝宝娩出。

收尾的第三产程

第三产程指从胎宝宝娩出到胎盘娩出，大约需要 5 ~ 15 分钟，一般不超过 30 分钟。胎宝宝娩出后，宫缩会有短暂停歇，你会一下子感到轻松许多。大约相隔 10 分钟左右，又会出现宫缩，将胎盘及羊膜排出。这时，整个分娩过程就宣告结束了。

临产前的饮食调理 ♥

　　在临产前，准妈妈的心情会比较紧张，不想吃东西或吃得不多。所以，首先要求食品的营养价值高、热量高，这类食品很多，常见的有鸡蛋、牛奶、瘦肉、鱼虾和大豆制品等。同时，要求食物应少而精，防止胃肠道充盈过度或胀气，以便顺利分娩。再则，分娩过程中会消耗很多水分，因此，临产前应吃些含水分较多的半流质软食，如面条、大米粥等。但应注意的是，食物不宜油腻。

第一产程的饮食要点 ♥

　　这个过程由于不需要产妇用力，因此产妇可尽量多吃些东西，以备在第二产程时有力气分娩。所吃的食物一般以碳水化合物类食物为主，因为它们在胃中停留时间比蛋白质和脂肪短，不会在宫缩紧张时引起产妇的不适感或恶心、呕吐；其次，这类食物在体内的供能速度快。食物应稀软、清淡、易消化，如蛋糕、挂面、糖粥等。

第二产程的饮食要点 ♥

　　这个过程中，多数产妇不愿进食，此时可适当喝点果汁或菜汤，以补充因出汗而丧失的水分。由于第二产程需要产妇不断用力，产妇应进食高能量、易消化的食物，如牛奶、糖粥、巧克力。如果实在因宫缩太紧，很不舒服不能进食时，也可通过输入葡萄糖、维生素来补充能量。

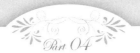

孕育小百科

分娩时适合吃桂圆吗？

　　民间有产时吃桂圆鸡蛋或桂圆汤增力气、补气血的风俗，其实是缺乏科学依据的。桂圆进入胃内，被消化、吸收有一个过程，不能马上见效起到补充体力的作用。从中医角度来看，桂圆安胎，抑制子宫收缩，会减慢分娩过程，还有可能造成产后出血，所以分娩时不宜多吃桂圆。

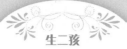
掌握分娩时的辅助动作 ♥

为使分娩能顺利进行，准妈妈需要做一些产程的辅助动作练习。练习这些辅助动作既能使准妈妈的身心得以放松，又可以在分娩时减轻痛苦。

第一产程的辅助动作

● 按摩法。在子宫颈口开大 4 厘米以上至宫口开全时，准妈妈的两手四指并拢，轻轻按摩下腹部。吸气时从两侧到中央，呼气时从中央到两侧。宫缩间歇时休息。有明显减轻疼痛的效果，与深呼吸法联合应用效果会更好。

● 压迫法。从宫口开大 4 厘米以上达宫口开全这一时段应用，每次阵痛开始时按压腰部。特别在极度腰酸时，压迫法有明显的减轻作用。可按压酸痛点或两侧髂前上棘，还可以按压腰部两侧或耻骨联合处、腰骶部。压迫法可以同深呼吸和按摩法同时或交替使用，这样不仅可减轻新妈妈的疼痛，还可增加娩出力量。

第二产程的辅助动作

待产妇宫口开全，阴道充分撑开时，会感到有一个很大的东西堵在那里，这就是即将分娩的状态。这时候，准妈妈一定要按助产人员的要求，用力时深吸一口气憋住，均匀地向下使劲，有时要从小到大，即开始时憋住气，慢慢地向下使劲儿，然后劲儿越使越大，直到这口气用完。如果宫缩还在继续，就要再深吸一口气后再继续屏气使劲儿。用劲儿时，双腿要屈曲蹬实，双手要抓住床边的把手全身使劲儿。但是，在胎头娩出的一刹那间，却万万不能用力，防止胎头突然冲出而使会阴撕裂或严重损伤，给产后带来痛苦。

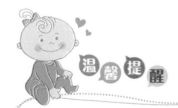

温馨提醒

第二产程是生产关键环节，产妇必须与接生人员密切配合，也不要忘了当医生说"休息一下"时，要全身放松，舒舒服服地喘口气，因为这样能给胎宝宝带进新鲜氧气。

我的顺产经历

2013年8月23日，10点25分，我又顺利地自己生了一个男婴。虽然听了好多过来人说二胎没有那么痛，也有了心理准备，但还是不一样的痛。很多人建议我剖，然后直接做结扎手术。可是，为了宝宝，我选择了顺产。

第二胎的好多怀孕反应都不一样，我还高兴的以为这次一定是闺女呢。提前一个星期见了红。然后傻傻地住进了医院。后来受不了医院的炎热又跑回了家，所以，亲们如果见红了，不要紧张，等痛了再去医院也来得及。

22日的晚上我就感觉不是很对劲，宝宝一直在动个不停，动得我都没办法睡觉了。第二天，7点多就开始肚子痛，感觉那种痛是当时生一胎时快生的那种痛，于是，吃完早饭，老公赶紧带我去医院。边开车边着急，我说不用着急，没那么快生的。可是我听说二胎出生都很快的，在忐忑中到了医院。虽然是生二胎，我依然很紧张、很害怕。到了9点多，越来越痛，感觉是2分钟痛一次，我没躺床上，忍着痛在产房走来走去，希望能早点生。突然，我破水了。护士过来看了一眼，赶紧送产房。并且赶紧叫我老公也进了产房。我躺着，医生说，你已经生过一胎了，知道怎么用力！痛的时候要用力！我闭嘴了，忍着痛拉着老公的手，使劲，使劲！不知道使劲了多久，像拉大便一样向下使劲！终于，出来了！听到一个吸的声音，然后听到了宝宝的哭声音。终于生下来了！

一切都结束了，我和老公互相握着手，彼此含着泪对望着，再抬眼看着那个可爱的小生命，所有孕期的累和分娩的痛都无怨无悔。

充分休息，放松心情

胎宝宝继续长肉

胎宝宝的身长有的可达 54 厘米，体重在 3200 克左右。胎宝宝这周的活动可能会越来越少了，安静了很多。

覆盖在宝宝身上的大部分胎脂和胎毛已经消失。准妈妈通过胎盘向宝宝供应各种有益的抗体，这有助于宝宝的免疫系统在出生后的 6 ～ 12 个月里有效抵抗感染。

宝宝此时身体各器官都发育完成，肺是最后一个发育成熟的器官，通常是在宝宝出生后几个小时内肺才建立起正常的呼吸方式。胎宝宝的头在骨盆腔内摇摆，有周围骨架保护，很安全。皮下脂肪现在还在继续增长。

准妈妈情绪易躁动

准妈妈现在除了体重略有增加之外，没有什么大的变化。现在要做的就是吃好，休息好，放松心情，保持健康的心态迎接小宝宝的到来。

怀孕 39 周了，准妈妈随时有可能出现临产反应，要避免独自外出或出远门，最好在家中待产。分娩在即，准妈妈子宫的颈部变得更为柔软，子宫出现有规律地收缩，这也正是分娩的信号。子宫的收缩在身体运动时会更强烈。如果收缩有一定的时间间隔，且感觉子宫变窄，最好立即去医院。

孕育小百科

超时生产的危险

超时生产又叫滞产，指分娩时初产妇超过 24 小时或经产妇超过 16 小时不能分娩。由于临产时间过长，子宫收缩乏力，产妇疲劳，以致肠胀气、排尿困难、脱水，容易造成产后出血及感染。而胎宝宝长时间承受子宫收缩的压力，可造成胎儿缺氧、新生儿窒息，由此增加了手术分娩机会，从而使胎宝宝产伤、宫内感染的机会也随之增加，出生后容易发生并发症。

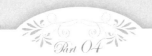

关注分娩四要素 ♥

产道、胎宝宝的状态、产妇的精神因素和娩出力是直接影响分娩顺利与否的四个要素。

❀ 产道

产道是胎宝宝从母体降生的通道，分为骨产道与软产道两部分。产道越宽，胎宝宝越容易出生。

❀ 胎宝宝的状态

胎宝宝必须由弯曲的产道钻出，所以在通过狭窄处时和停留在子宫内时的姿势虽一样，却尽可能地缩成一团。胎宝宝身体最大、最硬的部分是头部，只要头过去，身子就好办了。胎宝宝头骨由 8 块骨骼组成，但并未像成人一样固定，因而在通过狭窄的产道时，这些骨骼会重叠起来，使头部变小以便前进，以便位于最前的头部能顺利娩出，出生数日后，即可恢复原形。

❀ 产妇的精神因素

分娩虽然是生理现象，但分娩对于产妇也确实是一种持久强烈的应激源，产妇的精神心理因素能够影响到机体内部的平衡、适应力和平衡。

❀ 娩出力

• 阵痛。子宫的肌肉无法像手脚的肌肉由意志来控制活动，然而子宫肌肉的收缩却具有周期性，这就称为阵痛，这是分娩的原动力。

接近临产时，起初是不规则的子宫收缩，然后才渐渐规则化。而其间隔由 60 分钟或 30 分钟，渐渐变为 20 分钟或 15 分钟，而张力也逐渐增强。等到出现 10 分钟间隔的规则收缩时，真正的分娩也就开始了。随着分娩进行，间歇会逐渐缩短、阵痛会逐渐变强变长，最后间歇和阵痛时间约 1 分钟，反复交替，此时加上腹压的辅助，不久新生儿即可诞生。

• 腹压。腹压就是通常所说的用力。分娩进行至胎宝宝头部下降到压迫直肠时，便会像解大便一般的动作，自然地使出劲来。尤其在胎宝宝即将出生时，随着阵痛发作的反射性用力，更是准妈妈难以自我控制的，这称为共压阵痛。

关注胎宝宝脐带绕颈

脐带缠绕是脐带异常的一种，以缠绕胎宝宝颈部最为多见，是脐带异常中最重要的类型之一。另有一种不完全绕颈者，称为脐带搭颈。其次为缠绕躯干及肢体，常被准妈妈们统称为脐带绕颈或脐带缠颈。

脐带绕颈的原因

胎宝宝在母体内并不老实，他在空间并不很大的子宫内翻滚打转，经常活动。每个宝宝的特点不同，有的宝宝动作比较轻柔，有的宝宝动作幅度较大，特别喜爱运动。他在妈妈的子宫内活动、游戏，动动胳膊，伸伸腿，又会转个圈，这时有可能会发生脐带缠绕。

脐带绕颈的危害

脐带绕颈属高危妊娠，随时可引起胎宝宝宫内窘迫。孕末期若脐带有多处缠绕，对于胎宝宝则是非常危险的，缠绕较紧者可影响脐带血流的通过，从而影响到胎宝宝氧气和二氧化碳的代谢，使胎宝宝出现胎心率减慢，严重者可能出现胎宝宝缺氧，甚至胎宝宝死亡。

脐带绕颈不等于必须剖宫产

发现脐带绕颈后，不一定都需要剖宫产。在分娩过程中，如果脐带绕颈不紧，脐带有足够的长度，则不需要剖宫产。只有绕颈圈数多且紧，脐带相对过短，胎头不下降或胎心有明显异常时，才考虑是否需要手术。

脐带绕颈分娩时要注意什么

脐带绕颈分娩时应注意：如自然分娩要严密观察产程，如进展缓慢或停滞应果断决策。密切监测胎心率，一旦发生胎宝宝窘迫应立即终止分娩，宫口开全行阴道助产或宫口未开全剖宫产。

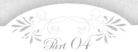

准妈妈不要因为紧张而忽略饮食 ♥

马上就要分娩了，准妈妈千万不能因为心理紧张而忽略饮食，或者因为紧张而饮食不正常，轻松一点，正常科学地饮食才能为分娩提供能量。

● 多吃能量较高的食品

进入孕期最后阶段后，准妈妈的胃部不适之感会有所减轻，食欲随之增加，因而各种营养的摄取应该不成问题。但这时候准妈妈往往因为心理紧张而忽略饮食，这时要学会调节心绪，减轻心理压力，正常地摄取营养。

这个时候应该限制脂肪和碳水化合物等热量的摄入，以免胎宝宝过大，影响顺利分娩。为了储备分娩时消耗的能量，准妈妈应该多吃富含蛋白质、糖类等能量较高的食品。由于胎宝宝的生长发育已经基本成熟，如果准妈妈还在服用钙剂和鱼肝油的话，应该停止服用，以免加重代谢负担。

营养饮食 DIY：临产前的饮食 ♥

在即将分娩的日子里，看看应该为准妈妈准备哪些美味佳肴来做身体调理，以更好地迎接分娩。

艾叶羊肉汤

原料

艾叶 30 克，羊肉 300 克，红枣 10 枚，姜、料酒、盐各适量。

做法

① 羊肉洗净，切成 3 厘米小块，放入滚水中汆烫，捞出备用；姜去皮，洗净，切片；红枣洗净，去核。

② 把羊肉、艾叶、姜片、红枣分别放入锅中，加入料酒、盐和水，炖煮至羊肉软烂即可。

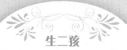
巩固前期进行的胎教 ♥

随着预产期的一天天临近，准妈妈腹部开始抽痛，心中忐忑不安，全身都进入分娩的准备状态，这时心里再怎么努力保持平静，也难免会紧张不安。因此，怀孕最后一个月的胎教实际上很难坚持。不过，可以将前期进行的胎教回顾一遍，使得胎教成果得以巩固。

继续给宝宝上音乐课 ♥

胎教专家发现，有的准妈妈每天在胎动的时间听优美的音乐，胎宝宝就会很快安静下来，而当音乐一停下来，胎宝宝便又开始活动起来；有的准妈妈错过了每天听胎教音乐的时间，胎宝宝便会在子宫"等不及"，一阵猛动让准妈妈感到不舒服，赶紧给他补课才会安静下来。对活泼好动的胎宝宝，可多播放一些舒缓优美的乐曲，对文静少动的胎宝宝，则应多给听一些明快轻松的音乐。同时，音量应该控制在 75 分贝左右，每天听 2 次，每次 20 分钟。

音乐胎教要投入 ♥

在听胎教音乐时，准妈妈应取舒适的位置，精神和身体都应放松，精力要集中。必须强调的是，准妈妈应与胎宝宝一起投入，逐渐进入艺术氛围，而不能以局外人的身份出现，认为胎宝宝自己听就行了，于是一边听一边胡思乱想，或是一边做一些与此无关的事情。准妈妈也可以自己轻轻吟唱喜欢的歌曲。准妈妈在自己的歌声中不但陶冶性情，而且母体在唱歌时产生的物理振动，和谐而又愉快，使胎宝宝从中得到感情上和感觉上的双重满足。如果准爸爸也能给胎宝宝唱首动听的歌曲，也会收到很好的效果。

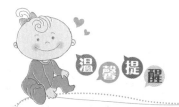

温馨提醒

自然界的声音即使重复听，胎宝宝也不会厌烦，而且这种天籁之音能够保持愉快的心情。因此，可以将大自然中各类天籁之音录下来放给胎宝宝听：鸟儿的啁啾声、草丛里昆虫的唧唧声、萧萧的风声、淅沥的雨声等。

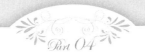
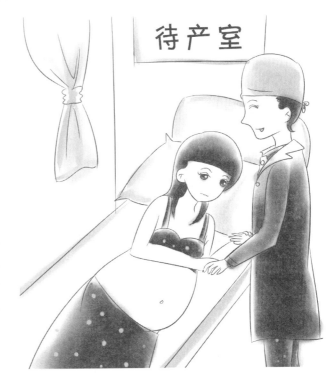

待产室

准爸爸做好扮演多重角色的准备

越是临近分娩，准爸爸越是忙碌，开始扮演多重角色，一会儿是保镖，一会儿是心理医生，一会儿又是兼顾准妈妈营养和口味的私人厨师，还要做好大宝宝的代理妈妈，想偷懒？这些角色都非你莫属！

持之以恒做好大厨

准爸爸现在应该坚持继续做个好厨师，要以准妈妈喜欢的口味为原则调节菜单。除要保证准妈妈饮食的营养和安全外，还要考虑到准妈妈的口味偏好。准爸爸应从各个方面研究妻子怀孕后对营养的需求，全心全意为妻子服务。

准爸爸要考虑是否陪产

据相关调查显示，97% 的产妇希望丈夫在她们昏天黑地生孩子的时候能够握住爱人的手，给自己精神上最大的支持。

现在很多医院允许准爸爸陪护准妈妈分娩。妻子在产房待产时，丈夫能守候在身旁；在妻子出现阵痛时，为她按摩腰部、腹部，帮助克服生产的剧痛；在阵痛间歇时，帮助放松、休息，给妻子喝水、进食，保存体力；在生产的瞬间，帮助、鼓励妻子，配合医生使孩子顺利娩出。与妻子共同经历这一人生特殊事件，妻子的内心会充满爱的力量。

是否陪产，准爸爸应认真问问自己能否承受那种心理压力，免强行事可能事与愿违。

准爸爸要重视最后的胎教

在孕晚期，虽然准爸爸很忙碌，但也要坚持每天进行一次三人互动。准爸爸抚摸妊娠中的妻子的腹部，对情绪容易陷于不稳定状态的准妈妈来说，是一件令人感到舒畅的事情。并且这种良好情绪的信息还会进一步传递给腹中的宝宝，让宝宝分享父亲的爱。

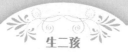

怀孕 40 周

紧张煎熬后的瓜熟蒂落

🍼 胎宝宝迎接最后的冲刺 ♥

现在的胎宝宝身长有的可达 55 厘米左右，体重约为 3300 克，宝宝身体上的皱纹已经消失，变成了淡红色的胖乎乎的胎宝宝了，胎脂在后背、屁股、关节等处能够看到少许。以肺脏、心脏、肝脏、肾脏为首的呼吸、循环消化、泌尿等器官已全部形成，胎宝宝的头骨也已变硬。

大多数的胎宝宝都将在这一周诞生，但真正能准确地在预产日期出生的新生儿只有 5%。如果推迟两周后还没有临产迹象，特别是胎动明显减少时，就应该尽快去医院，医生会采取相应措施，尽快使胎宝宝娩出，否则对胎宝宝也不利。

🍼 准妈妈接受最后的挑战 ♥

到本周末，准妈妈的身体不会用太大变化。准妈妈在走过十个月辛苦怀胎的日子后，现在，准妈妈一定不再关注自己的体重以及外形了，最盼望的事，就是迎接宝宝的呱呱坠地。准妈妈会觉得等待的日子格外漫长，时时都要处在"备战"状态。

现在医生可以根据胎宝宝和你的身体情况确定分娩方式，大多数妈妈都能自己生下宝宝，不要因为怕疼或为保持体形而选择剖腹产。特殊产妇应听从医生的建议，选择更为合适的分娩方式。

孕育小百科

急产的危害

从有产痛到完成分娩，只要少于 3 小时就称为"急产"。急产对准妈妈和胎宝宝都有一定的影响。对准妈妈来说，由于宫缩频繁而强劲，可导致会阴、阴道、子宫颈裂伤，如果消毒不好，容易引起产褥感染。对胎宝宝来说，子宫连续不断的强收缩，使胎盘血液循环受阻，容易发生胎宝宝窘迫、新生儿窒息甚至死亡。

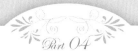
自然分娩时与医生的配合 ❤

分娩是一种自然的生理现象，大部分产妇都能顺利完成。因此，你不必过分紧张和恐惧，更不要在宫缩加紧、强度增加时因疼痛而乱喊乱叫，因为这样反而会阻碍产程进展，引起难产。具体配合如下：

第一产程，宫缩不紧，应思想放松，尽量下地活动，或同别人聊天，以分散注意力。照常吃喝一些易消化、营养多、能量高的食物，如巧克力。要按时排尿、排便，以免过度膨胀的膀胱和充盈的直肠影响胎宝宝的下降。宫缩时由准爸爸协助按摩，宫缩间隙时，尽量放松全身肌肉来休息，以保存体力。如果采用无痛分娩，当子宫口开到 2 ～ 3 厘米时可要求医生进行镇痛。

第二产程，根据医生的指导或平时的练习在宫缩时配合用力。正确动作是双腿蹬在产床上，双手握住床把，或取抱膝位，或取蹲位。宫缩时，先深吸气，然后屏住气像排便一样向下用力，尽可能屏得时间长点，紧接着做一次深呼吸后再深吸一口气，再屏气用力，这样每次宫缩时用 2 ～ 3 次力。宫缩间隙时，全身放松，安静休息，准备迎接下一次宫缩。胎宝宝即将娩出时，应按医生的要求张口哈气，以减轻腹压，防止产道裂伤。当胎宝宝娩出后，可休息 3 ～ 5 分钟，再轻微用力，使胎盘、脐带等全部娩出。

胎头吸引术 ❤

胎头吸引术是自然分娩时，如果胎宝宝出现异常，迅速取出胎宝宝的助产技术。具体操作方法为，利用金属或塑料材质的吸盘贴紧胎宝宝的头部，子宫收缩时，迅速将胎宝宝取出。如果吸盘连续脱落两次以上，应当视情况实施产钳术或剖宫产。

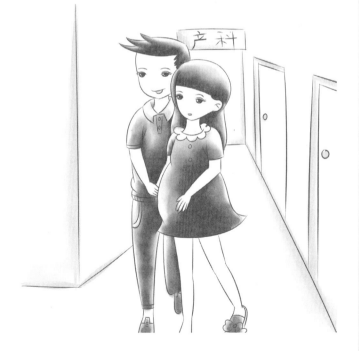

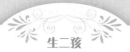
剖宫产时与医生的配合

为了使剖宫产术能安全顺利地进行，医生考虑到手术中可能发生不良情况和意外，手术前一般要与准妈妈及其亲属进行谈话。谈话内容包括为什么要手术、手术如何进行、手术有哪些风险、手术后的恢复过程是怎样的等。良好的谈话可以使准妈妈有充分的思想准备，可以较好地缓解对手术的恐惧感。

• 术前准备：术前检查凝血功能状况，在手术当天的清晨，应该禁饮食，并听从护士安排进行术前准备，包括配血、皮肤准备、放置导尿管、听取胎心音等。

• 麻醉：剖宫产在进入手术室后，要配合麻醉师完成麻醉。在手术过程中，应该注意准确回答麻醉师和手术医生的问题，有不适或异样感觉时要告诉医生。

• 产妇忌大喊大叫：手术中准妈妈大喊大叫会吞咽进大量气体，手术后会腹部气胀；大喊大叫会使腹压增加，以至于肠管翻出于切口之外，影响手术操作；大声喊叫无异于噪声，会可能影响医生的正常操作。

在手术过程中，产妇配合的一个重要方面就是如实报告自己的感觉，为医生提供准确的信息，以便医生能够有针对性地进行处理。

剖宫产的步骤

现在有许多妈妈选择剖宫产，但大多数妈妈不太了解剖宫产的步骤，我们在此说说。

• 麻醉：一般用针麻、局麻或硬膜外麻醉，有时也用全身麻醉。麻药用量并非越多越好，过多的麻醉药可能会引起不良后果。

• 切开腹壁和子宫，取出胎宝宝和附属物。

• 缝合子宫及腹壁各层：手术需 30 ～ 60 分钟，手术后 6 小时之内禁止喝水，产褥恢复需要约 10 周时间。

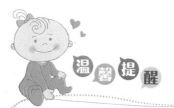

温馨提醒

剖宫产术前 8 小时不能吃喝，这里强调不光禁食，还要禁饮一切液体。如果吃完饭做手术，手术中麻醉后病人就会出现呕吐反应，呕吐物被误吸入呼吸道，就会发生窒息，危及产妇生命。

向即将到来的宝宝介绍家庭成员 ♥

胎宝宝就要出生了，准妈妈要抓紧时间来为宝宝介绍家庭成员，让宝宝感受一下大家庭的温暖。

准妈妈可以一边轻轻抚摩肚子里的宝宝，一边对他说："我可爱的宝宝，这是咱们家的全家福：慈祥的爷爷、奶奶——他们是爸爸的爸爸妈妈；和蔼的姥姥、姥爷——他们是妈妈的爸爸妈妈，还有爱你的爸爸和我；还有最热切盼望你到来的哥哥（姐姐）。我们大家都在等待你的到来。"准妈妈还可以根据不同情况，把每个人介绍得再具体些，可以包括职业、性格、外貌等。

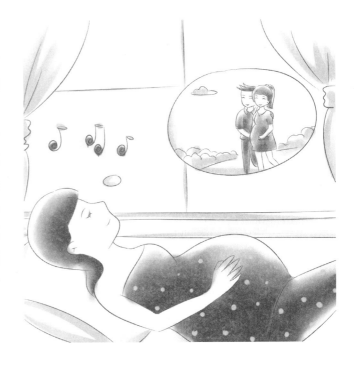

给宝宝当勇敢者的榜样 ♥

分娩的过程尽管相对于孩子的一生来说是极为短暂的，但这一过程将影响一个人未来的性格、脾气和气质。母亲分娩的过程中，子宫是一阵阵收缩，产道才能一点点地被打开，孩子才能由此生下来。

母亲这时的承受能力，勇敢的心理，也会传递给胎宝宝，是对胎宝宝性格形成的早期教育。科学家的实践已证明，胎宝宝的生活习惯在母亲腹中就受到母亲本身习惯的影响，而潜移默化地继承下来，也就是说，早在胎宝宝期，一个人的某些习惯就已经基本形成。

看一些色彩明快的图书 ♥

准妈妈此时可以看一些色彩明快的手绘图书或者杂志，轻快的色彩可以让你心情愉快；可以到离家比较近的公园或绿化好的小区里呼吸一下新鲜空气，看一看蓝天白云、绿叶红花。中国传统上有这么一种观念，妈妈看漂亮的东西多了，生的宝宝就会好看，所以不妨多看一些好看的宝宝照片，心里想象即将出生宝宝的样子，一来可以培养自己的母性，二来努力使出生的宝宝更漂亮。

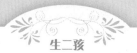
宫内感染的影响 ❤

早期感染时如采取及时的治疗，对产妇一般没有太大的影响。如果感染严重，不及时应用药物，致病菌可经过胎盘进入母体血液循环，导致产妇败血症、中毒性休克，甚至死亡。

羊水中的细菌进入胎宝宝体内后，可发生子宫内肺炎、败血症、脑膜炎等。有的虽然在出生时看上去没有什么异常，但到了新生儿期，可出现上述感染现象，甚至会导致死亡。

为什么会发生宫内感染 ❤

正常的妊娠和分娩，子宫内可保持无菌，不易发生感染。这是因为子宫颈内有黏稠的黏液起到阻隔的作用，使细菌不能进入子宫腔。羊水也具有抗菌能力，细菌即使进入子宫腔也不能生存。但在孕晚期，羊水的抗菌能力会减弱，有些情况可以引起子宫内感染。如胎膜早破，超过 24 小时以后未临产，或产程延长，以及产妇贫血体弱、抵抗力差等都有可能引起宫内感染。也有少数产妇的羊水抗菌能力较差，阴道内的致病菌可乘虚突破防线进入子宫内，引发感染。严重的子宫脱垂、产妇其他部位如有急性感染等也可导致子宫内感染。

宫内感染的症状 ❤

准妈妈一旦有子宫感染，会出现体温升高，白细胞增多，心率增快，子宫体有压疼。胎膜已破者，可有混浊的羊水流出，味臭。当临产羊水流出时，胎心可增快。出现以上情况，须入院检查、治疗。

预防宫内感染的方法 ❤

子宫内感染是可以预防的。当孕晚期时，应严禁性生活，还要注意休息、情绪和营养。当发现有阴道流水时，切不可粗心大意，应及时到医院检查，以便采取及时的防治措施。

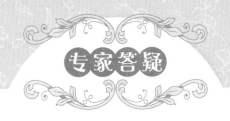
Q 准妈妈过期妊娠怎么办?

A. 从最后一次月经来潮算起，达到或超过42周的妊娠被称为过期妊娠。过期妊娠可能产生两方面不利的影响：一是胎宝宝过大、过硬，造成难产。二是胎盘功能减退，胎宝宝供氧及营养不足，从而增加胎宝宝病死率。

准妈妈在接近预产期时应到医院进行产前检查，如果超过预产期两周仍未出现宫缩，应到医院进行进一步检查核对孕周，如确诊为过期妊娠，且胎宝宝大、颅骨较硬、羊水较少，尤其是对于高龄初产妇或伴有妊娠期高血压疾病者，医生可能会建议采取催产素引产或剖宫产等措施。

Q 临产时胎位发生变化如何处理?

A. 在门诊检查时，只要胎头向下时，就认为胎位是正的。但是因胎头（枕部）的朝向和俯屈不同仍有胎位不正的存在，这种胎位不正只有在临产后才能被检查出来。

如胎头枕部朝向母亲一侧、朝向正前正后方、朝向后侧方均是异常的胎位，如胎头俯屈不良，前囟、额、面部等部位处于最低位置时也是异常胎位，这些胎位不正都要等到宫口开大4厘米，至少也要开大2厘米后才可初步诊断。然而这些胎位不正在诊断后又不能立即得到处理，在临产一段时间后，由于分娩产力的作用，会使胎头发生旋转和俯屈，回到其正常的位置。

另外，还有一部分产妇胎位不正，在宫口开大7～8厘米以后可以手转动胎头，使其到正常位置，得以顺产，只有少部分胎儿经处理后不能回到正常位置，或恢复后又回到异常位置，或产程无进展，则需要根据胎宝宝大小、骨盆大小及胎头高低等情况行产钳助产或剖宫产。

Part 05

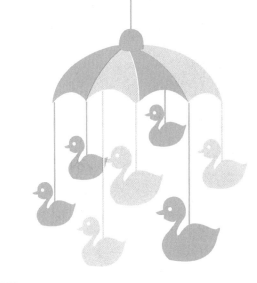

生二孩，
产后第一个月很重要

　　经过十个月的艰苦奋斗，小天使终于降临了，怀着喜悦又忐忑的心情，看着他动人的小脸，仿佛时空都静止了。但新妈妈别光顾着沉浸在喜悦中，即使是生二孩的新妈妈，由于分娩时出血，加上出汗、腰酸、腹痛，非常耗损体力，气血、筋骨都很虚弱，这时候很容易受到风寒的侵袭，需要一段时间的调补，因此产后需通常坐月子来调养恢复。

新妈妈、新生儿关键的 7 天

健康新生宝宝身体指标 ❤

刚出生的宝宝身长为 47～53 厘米，体重为 2.5～4 千克。

新生宝宝头显得很大，头围在 33 厘米左右。

新生宝宝皮肤柔嫩而呈现粉红色，哭声洪亮，手脚会自由的活动。

新生宝宝脉搏以每分钟 120～140 次为正常，体温在 37～37.5℃为正常。

新生宝宝头两天大便呈黑绿色黏冻状，无气味。喂奶后逐渐转为金黄色或浅黄色。

新生宝宝出生后 24 小时内开始排尿，新生宝宝的尿液一般是透明、淡黄色的，尿量随吃奶量的多少而增减，尿液的颜色也随之有深浅变化。

新生宝宝出生后有觅食、吸吮、伸舌、吞咽及拥抱等反射行为。给新生儿照射光可引起眼的反射。

出生后 3～7 天新生儿的听觉逐渐增强，听见响声可引起眨眼等动作。

新妈妈的身体变化 ❤

在分娩后升级为新妈妈的你，身体发生着神奇的变化：

宝宝出生后，妈妈的体重大约要减轻 5 千克，包括宝宝、羊水及胎盘的重量。

胎盘脱落在子宫里形成一个手掌大的伤口，软组织会流血约 300 毫升。

分娩后，子宫会迅速收缩为小孩头部一般大小，2 周后恢复到鸡蛋大小，这是子宫壁上的收缩肌在起作用。

心脏、肝脏、胃和肺等器官开始逐渐地回到原位。

新妈妈身体中内啡肽的激素含量仍然很高，这是一种比吗啡作用更强的化学物质，可给产妇带来强烈的快感。

子宫收缩使新妈妈感到一种类似于阵痛的疼痛感。它会帮助唤醒新妈妈母性的感觉，促使她抱起孩子，并且呵护他。

产后应该知道的常识

结束十月怀胎进入了产后恢复阶段，新妈妈会发现好多产后"后遗症"出现，新妈妈既不用过于担心，也不要满不在乎。

产后出血

大部分产后都会出现出血现象，这是子宫内的残血、黏液等混合而成的，称为恶露，一般在产后3～10天出现，像月经来潮时一样，这是正常现象，不用担心。恶露的排流情形因人而异。

产后排便问题

许多产妇都会出现便秘现象，造成产后排便阻碍的因素主要有：协助排便的腹部肌肉在分娩期间伸展开来，导致腹肌松弛而失去收缩力；在产前或产中肠道早已呈排空状态，加上在阵痛期间没吃多少固体食物，所以无物可排；产妇担心缝合处会裂开的潜在恐惧；唯恐会使痔疮恶化等心理因素。

产妇不要担忧，可以在菜单中加入全谷类以及新鲜水果、蔬菜、葡萄干和坚果等；补充充足的水分；多起来走动，以帮助会阴的弹性恢复和直肠的运作恢复；不要使劲用力，过度用力不仅会使缝合处裂开，还可能导致痔疮。

排尿障碍

产后容易发生膀胱运作困难，出现没有尿意或者虽有尿意却不能畅快排出的情况。原因可能是：分娩时基于胎宝宝的压力，膀胱可能因此受到损伤或瘀伤；药物或麻醉剂降低了膀胱敏感度以及机体对排尿信号的警觉度；会阴部位的疼痛会引起尿道反射性痉挛，致使排尿困难；任何心理上的因素都会抑制排尿。

分娩后尽管难以排尿，可是在8小时以内，必须将膀胱排空，以防尿道感染和膀胱过度膨胀而失去肌肉弹性以及出血。

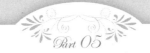

孕育小百科

水是产后的第一补品

产后适量的喝水能让妈妈们的皮肤恢复得更好，而且多喝水能帮助妈妈们排出身体毒素，以防便秘问题的出现。

警惕产后大出血 ❤

胎宝宝娩出后，24 小时出血量超过 500 毫升者称为产后出血，它是产褥期非常严重的并发症。

引起产后出血的常见原因

• 子宫收缩乏力。此为最常见的原因，约占产后出血总数的 75% ~ 90%。在正常情况下，胎盘与子宫壁剥离后留下的创面，主要依靠子宫的收缩而止血。如果子宫收缩乏力，创面的血管就会持续不断地出血。所以，任何影响子宫收缩的因素，都可以引起产后出血，如分娩时间太长、双胎妊娠、生育次数过多或过密，或难产之后新妈妈体力衰竭、精神过度紧张、情绪低落等。

• 胎盘问题。约占产后出血原因的 20% 左右。有时由于产时未解小便，致使膀胱膨胀，可阻碍胎盘排出。或在胎宝宝娩出后，接生人员过早地揉挤子宫和强拉脐带，可能扰乱正常子宫收缩或引起脐带断裂造成出血。此外，胎盘粘连及部分胎盘或胎膜残留均可影响宫缩，造成产后出血。

• 胎宝宝过大。胎宝宝娩出过快或使用产钳助产等，尤其是生第一胎时，都可使会阴、阴道、子宫颈撕裂，有的甚至发生子宫下段破裂，引起不同程度的出血。

• 另外，凝血功能障碍，如严重贫血，白血病、重症肝炎、重度妊娠高血压综合征、胎盘早期剥离、羊水栓塞或死胎时，也可引起产后出血。

常见的产后出血并发症

常见的产后出血并发症有产道出血急而量多，或持续小量出血，重者可发生休克。同时可伴有头晕乏力、嗜睡、食欲缺乏、腹泻、水肿、乳汁不通、脱发、畏寒等。

产后的预防

做好产后的积极预防，对可能发生产后出血的高危产妇，注意保持静脉通畅，并做好产妇的保暖。

• 产后 2 小时内，产妇仍需留在产房接受监护。

• 产妇要及时排空膀胱，以免影响宫缩致产后出血。

• 尽早哺乳，哺乳可刺激子宫收缩，减少阴道出血量。

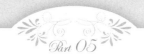
新妈妈要争取时间多休息 ❤

　　分娩之后刚刚看到自己期待已久的宝宝，不少新妈妈都会心花怒放，急着把好消息打电话或发短信告诉每一位亲人或朋友。有的家人看到宝宝也是高兴地大呼小叫，没有给新妈妈创造很好的休息环境。殊不知，分娩之后新妈妈的第一任务就是休息。原因有以下几点：

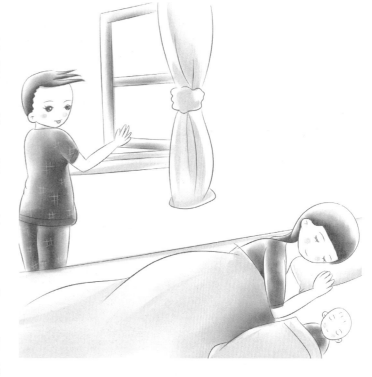

　　● 生产过程消耗巨大。生产消耗了大量的体能，很多新妈妈感觉非常辛苦、非常累，所以尽可能地让她休息。

　　● 剖宫产妈妈更需要休息。对于剖宫产的新妈妈，虽然在生产过程中受的痛苦比自然产的新妈妈少很多，但是在身体恢复方面绝对没有自然产新妈妈恢复得快，所以，在生产之后，剖宫产的新妈妈会更需要休息。

　　● 迎接带宝宝的持久战。带宝宝是一场持久战，在宝宝睡的时候，妈妈应跟着睡，趁机补充体力。

产后要尽早活动 ❤

　　现代观念认为自然分娩的新妈妈 6 ～ 12 个小时就能起床进行轻微活动，剖宫产的新妈妈也要尽早下床活动，这样有利于产后身体的恢复。

　　产后活动可以促进子宫的收缩及复原；促进阴道肌肉的收缩，防止阴道松弛；增加腹部肌肉的弹性，尽早恢复健美身材；恢复会阴及骨盆底肌肉的弹性及张力，防止子宫及阴道下垂。

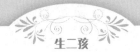
抓住大宝宝的关键适应期 ❤

尽管小宝宝出生之前，大宝宝会有各种想象，但真的出生了，还是出现许多他以前没有想到的问题，还会要面对一些不能理解的事情。所以在月子期间不仅是新妈妈的恢复期，也是大宝宝最重要的适应过渡期。

尽量保证大宝的生活不发生太大变化

比如大宝喜欢出去玩，那就请爸爸或其他家人多带大宝出去玩。但是有的孩子会黏着妈妈，一定要妈妈陪着出去玩，这之前爸爸的努力就开始显示作用了，尽可能的努力顶上，即使孩子不愿意，爸爸也应多想办法使孩子接受，千万不要去怪孩子。

要容忍孩子的负面情绪

这段时间由于小宝宝的到来，家里人的关注点自觉不自觉的都会有所转移，这就会带来大宝宝的一些负面情绪的反映：会发怒、生气，行为上会打人、扔东西、跟大人对着干等。这时候千万不能跟孩子硬来，而是要耐心耐心再耐心，温和的对待。这是最考验父母的时候。如果在这个时候你吼了孩子，甚至打了孩子，可能会给他带来更大的逆反，也会让你更难受。所以一定要克制自己。

不要刻意强调要喜欢小宝宝

孩子的心都是最直接最真实的，弟弟妹妹抢了妈妈，他不喜欢弟弟妹妹很正常，你非要他喜欢，那是强人所难。两个孩子的关系要慢慢建立。

让大宝参与照顾小宝宝

尽可能地让大宝宝做一些力所能及的事情来照顾新生的小宝宝，哪怕只是轻轻地拍拍他，这样他就会觉得弟弟妹妹也有他的一份，自然他就更容易接受小宝。每当大宝做了这些的时候，家人就要努力的夸奖他。

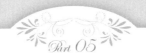
产后半小时及时开奶 ♥

"开奶"，就是新生儿降临人间以后开始的第一次喂奶。新生儿最好在出生后半个小时便开始第一次母乳喂养，最晚也不能超过 6 小时。

早开奶对妈妈和新生儿都有好处。如果生宝宝后不早些喂奶，垂体得不到刺激，泌乳素就不分泌，时间长了，即使新生儿再吮乳头，垂体也就没反应了，或者奶量很少。此外，吮吸乳头也可以使子宫收缩，减少妈妈产后出血，促进子宫恢复，可以防止或减少新生儿生理性体重下降，还可以促进母子感情。

初乳不可浪费 ♥

孩子生下来以后，新妈妈会有少量黏稠、略带黄色的乳汁，这就是初乳。初乳中由于含有 β－胡萝卜素，故色黄，感观不佳，有异味，黏度大，热稳定性差。初乳中的蛋白质含量远远高出常乳，特别乳清蛋白质含量高。初乳内含比正常乳汁多 5 倍的蛋白质，还含有更丰富的免疫球蛋白、乳铁蛋白、生长因子、巨噬细胞、中性粒细胞和淋巴细胞。这些物质都有防止感染和增强免疫。

按需哺乳，顺其自然 ♥

近年来通过反复的对比研究表明，发现"按需哺乳"是一种顺乎自然，因势利导的最省力、最符合人体生理需要的哺乳方法。

只要宝宝想吃，就可以随时喂，宝宝肯吃，也可以喂，而不要拘泥于是否到了"预定的时间"。实践证明，只要母乳充足，自 3 ～ 4 个月之后宝宝也会逐渐自觉做到大致地按时吃奶，即每隔 3 ～ 4 小时要哺乳 1 次。

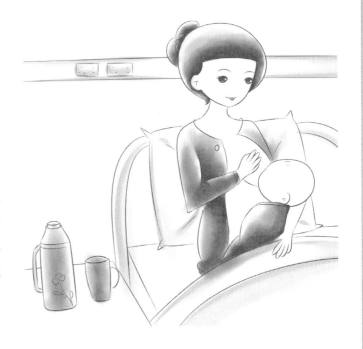

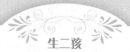
哪些情况下不宜进行母乳喂养

母乳是宝宝最佳的天然食品，最适合宝宝的需要，然而并不是所有宝宝都能接受母乳喂养，有时常因妈妈或宝宝的原因而无法母乳哺乳。

● 患慢性病需长期用药的妈妈，如：患癫痫需用药物控制的妈妈、甲状腺功能亢进尚在用药物治疗的妈妈等，这些药物均可进入乳汁中，对宝宝不利。

● 处于细菌或病毒急性感染期的妈妈，妈妈乳汁内含致病的细菌或病毒，可通过乳汁传给宝宝。而感染期妈妈常需应用药物，而大多数药物都可从乳汁中排出，也都对宝宝不利。

● 进行放射性碘治疗的妈妈，由于碘能进入妈妈乳汁，有损宝宝甲状腺的功能。

● 接触有毒化学物质或农药的妈妈，有害物质可通过乳汁使宝宝中毒。

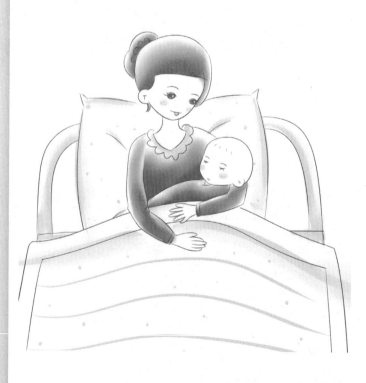

● 患严重心脏病和心功能衰竭的妈妈，哺乳会使妈妈的心功能进一步恶化。

● 患严重肾脏疾病或肾功能不全的妈妈，哺乳可加重妈妈脏器的负担和损害。

● 患严重精神病及产后抑郁症的妈妈，哺乳会对宝宝的安全构成威胁。

宝宝不能接受母乳原因

患有半乳糖血症的宝宝，在进食含有乳糖的母乳、牛乳后，可引起半乳糖代谢异常，致使1-磷酸半乳糖及半乳糖蓄积，引起宝宝神经系统疾病和智力低下，并伴有白内障，肝、肾功能损害等。

患有枫糖尿病的宝宝，先天性缺乏支链氨基酸降解酶，容易引起氨基酸代谢异常，临床表现是喂养困难、呕吐及神经系统症状。

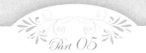

母乳不足的表现及原因

现在越来越多的妈妈由于母乳不足而只好选择配方奶粉。虽然也知道母乳喂养好，但是自己母乳不足，也觉得很无奈。

母乳不足的表现

- 宝宝光吸不咽或者咽得很少，吃奶的时候听不到咕噜咕噜的吞咽声。
- 宝宝吃奶时总是吃吃停停，持续时间超过 30 分钟，而且吃到最后还不肯放奶头。
- 哺乳时间间隔很短，吃奶后才 1 个小时左右又闹着要吃。
- 宝宝每日的尿量少且浓，每日少于 6 次大便，甚至便秘。
- 宝宝体重增长缓慢，平均每周增加低于 200 克。

母乳不足的原因

- 忽视了最初几天的喂养工作。新生儿出生的最初几天是获得母乳喂养成功的关键时刻，可以增加新生儿对乳头的刺激，形成生理性的条件反射，促进母乳的分泌。一些妈妈在最初的几天泌乳量少，但是到了一周后会出现乳量突然增加，完全可以满足新生儿的生长需要。

- 忽视了乳房及乳头的保养。新妈妈的乳头皮肤比较娇嫩，如果没有进行很好的保护很容易发生皲裂，造成喂奶时的疼痛或感染，影响哺乳。

- 哺乳姿势不正确。哺乳姿势不正确会影响新生儿的吸吮，还将导致乳房变形、乳头破损，严重的可能还会引发急性乳腺炎，从而影响哺乳的顺利进行。

- 饮食结构不合理。现代许多产后新妈妈为追求身材苗条，每顿都吃得很少，导致体内营养物质的严重缺乏。

- 精神因素的影响。乳汁分泌与神经中枢关系密切，过度紧张、忧虑、愤怒、惊恐等不良精神均可引起乳汁分泌减少。

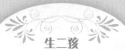
吃好产后"第一餐"

刚刚生产完毕的新妈妈，处于调节身体、提高免疫力的阶段，同时还要将体内的营养通过乳汁输送给宝宝，所以营养的需求比怀孕时还多，因此"产后第一餐"非常重要。

宜选流质食物

产后第一餐应首选易消化、营养丰富的流质食物。糖水煮荷包蛋、蒸蛋羹、冲蛋花汤、藕粉等都是很好的选择。

宜补充铁质

新妈妈在生产时，由于精力和体力消耗非常大，加之失血，产后还要哺乳，需要补充大量铁质丰富的食物。花生红枣小米粥非常适合产后第一餐食用，不仅能活血化瘀，还能补血，并促进产后恶露排出。

适量摄入牛奶和汤类

还应注意的是，哺乳的新妈妈每天所需总热量大约比孕前多出 1/3，而产后的前几天，正是为顺利哺乳打基础的时候。生产时失血、流汗损失大量体液，因而在补铁的同时，可以适当喝一些温热的牛奶或一碗鸡蛋蔬菜汤。

营养饮食 DIY：补血催乳汤

产后头几天，新妈妈胃肠功能尚未恢复正常，食物不能过于油腻，以清淡易消化而又营养丰富的食物为好。产后 24 小时内，应该以流质或半流质饮食为主。这里给新妈妈推荐一款营养美味的红豆汤。红豆有强心利尿之功效，同时又是补血佳品，新妈妈多吃红豆以利尿强心，还有促进乳汁分泌的作用。

红豆汤

原料

红豆 70 克，带皮老姜 10 克，米酒（水）1200 毫升，红糖 30 克。

做法

1. 将红豆放入月子米酒中，加盖泡 8 小时。
2. 老姜切成丝放入已泡好的红豆中。
3. 米酒泡红豆，用高压锅大火煮沸后转小火 25 ～ 35 分钟，关火。
4. 红豆开花后加入红糖，约剩 600 毫升即可。

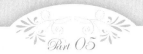

怎样给新生宝宝喂母乳 ❤

给宝宝喂母乳应该是怎样进行的呢？哺乳前需要做哪些准备呢？过程中又有哪些要点需要遵循呢？

哺乳前的准备

哺乳前最好选择吸汗、宽松的衣服，这样才方便哺乳。先洗净双手，用毛巾蘸清水擦净乳头及乳晕，然后开始喂乳。擦乳房的毛巾、水盆要专用。

促使寻乳反射

让新生儿舒服地躺在妈妈的手臂上、抚摸他的脸颊，让他的小脸转向你，准备吃奶。如果他没有主动张开嘴，可用乳头刺激他的嘴唇和脸颊，直至他张嘴为止。

宝宝是否完全含住乳晕

新生儿的嘴应该完全含住乳晕，以形成一个严密的封口。你会感到他的舌头将乳头压向他的上颚。在新生儿吮吸时，观察他颌骨的动作。

建立视线的接触

哺乳是一种放松且值得骄傲的体验，在哺乳时应注视着新生儿并与他交谈，对他微笑，这样可使新生儿形成进食时的愉快感。

抽出乳头

不要在新生儿松开你的乳头前强行抽出乳头，这样会弄痛自己。巧妙拉出乳头的办法：当新生儿吃饱后，母亲可用手指轻轻地压一下新生儿的下巴或下嘴唇，这样做会使新生儿松开乳头。

在将新生儿从一侧乳房转移到另一侧乳房之前，可视需要轻轻拍打他的背部。将新生儿舒适地兜在另一只手中，给他另一侧乳房吮吸。

排空乳房

最好准备一个吸奶器，以备母乳过多。在新生儿吃饱后，吸出剩余的乳汁，这更有利于乳汁分泌，并且不易患乳腺炎。

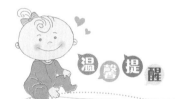

温馨提醒

出生头两周最好每天喂奶 8 ~ 12 次。大致要到第 2 个月，宝宝才会延长至 2.5 ~ 3 小时喂一次奶，这时他的胃容量已达 100 毫升以上，摄入的奶在胃中存留的时间延长了。

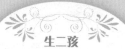

产后
02 周

产后恢复与新生儿护理同样重要

🍼 产后新妈妈护理重点 💛

产妇经过十月怀胎，身体消耗很大，再加上要承受分娩所带来的创伤，所以新妈妈的产后护理和调养就显得尤为重要。在此期间不能老抱孩子。应关注自己体温，不能超过 38 度（不能在奶涨的时候量体温）。脉搏应 70 ~ 80 次 / 分钟。一定要关注血压，在正常范围内即可。

✿ 产后宜温补不宜大补

新妈妈产后都很虚弱，一定要吃些补血的食物，但不能吃红参等大补之物，以防虚不受补。比较适合的是桂圆、乌鸡等温补之物。此外，要补充蛋白质。蛋白质可以促进伤口愈合，牛奶、鸡蛋、海鲜等动物蛋白和黄豆等动物蛋白都应该多吃。总体说来，产妇的饮食宜清淡可口、易于消化吸收，且富有营养及足够的热量和水分。

✿ 产后要静养

专家指出，新妈妈产后首先要注意的就是静养。不仅是刚生完头几天要静养，在整个产褥期（产后 42 天）都要在安静的环境里休息，不宜过早负重及操劳家务。

✿ 谨防慢性咳嗽和便秘

对于顺产的新妈妈来说，一旦出现慢性咳嗽和便秘，一定要及时治疗。原因在于产后盆腔韧带松弛、盆底肌肉受伤，咳嗽时用力，会造成子宫脱垂、膀胱膨出及直肠膨出，严重时甚至会小便失禁，也不利于盆底肌肉的恢复。

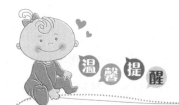

温馨提醒

分娩 3 月内新妈妈忌多吃味精。因为味精内的谷氨酸钠会使新生儿出现味觉差、厌食，而且还可造成智力减退，生长发育迟缓等不良后果。

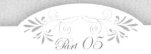
为什么要坐月子

分娩之后，新妈妈除乳房以外的全部器官都要进行调整和复原，恢复到怀孕之前的状态，大约需要 6 ～ 8 周，医学上称这一时期为"产褥期"，民间叫"坐月子"。无论是初产妇或经产妇，都可以利用坐月子这段时间好好养精蓄锐，充分休息，恢复体力，以应对辛苦而又漫长的育儿过程。

坐月子的基本原则

坐月子的过程是妈妈整个的生殖系统恢复的一个过程。恢复得不好，会影响新妈妈的身体健康。若养护得当，则恢复较快，且无后患。总的来说，应把握以下原则：

慎寒温

随着气候与居住环境的温湿度变化，新妈妈穿着的服装与室内温度，应做好适当的调整，室内温度 26℃上下，湿度 50%上下，穿长袖、长裤、袜子，避免着凉、感冒或者使关节受到风、寒、湿入侵。

适劳逸

适度的劳动与休息，对于恶露的排出、筋骨及身材的恢复很有帮助。产后初始，新妈妈必须多卧床休息，等体力逐渐恢复就可以将下床时间稍稍拉长些，同时应避免长时间站立或坐着，否则会导致腰酸、背痛、腿酸、膝踝关节的疼痛。

勤清洁

头发、身体要经常清洗，以保持清洁，避免遭受细菌感染而发炎。洗头，洗澡用 40℃左右的温水，洗完头要吹干头发，避免受风、着凉。

调饮食

前面三项每一个人都没有差别，饮食方面就有个人体质的差异性，应该有所不同；再者，产后排恶露、哺乳也许有不顺的情形，或者有感冒、头痛、口破、皮肤痒、胃痛等疾病发生，饮食与药物就必须改变。坐月子的饮食还是以温补为主，最好请医师根据个人体质做调配比较妥当。

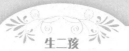
不同体质的坐月子原则

同样的是坐月子，对不同体质的新妈妈有许多不同的讲究。

❀ 寒性体质

- 身体特征：面色苍白，怕冷或四肢冰冷，口淡不渴，大便稀软，尿频量多色淡，痰涎清，涕清稀，舌苔白，易感冒。

- 适用食物：这种体质的新妈妈肠胃虚寒、手脚冰冷、气血循环不良，应吃较为温补的食物，如麻油鸡、烧酒鸡、四物汤、四物鸡或十全大补汤等，原则上不能太油，以免腹泻。食用温补的食物或药补可促进血液循环，达到气血双补的目的，而且筋骨较不易扭伤，腰背也较不会酸痛。

- 宜食荔枝、龙眼、苹果、草莓、樱桃等。

- 忌食寒凉蔬果，如西瓜、葡萄、柚子、梨子、杨桃、橘子、番茄、香瓜、哈密瓜等。

❀ 热性体质

- 身体特征：面红目赤，怕热，四肢或手足心热，口干或口苦，大便干硬或便秘，痰涕黄稠，尿量少色黄赤味臭，舌苔黄或干，舌质红赤，易口破，皮肤易长痘疮或患痔疮等症。

- 适用食物：山药鸡、黑糯米、鱼汤、排骨汤等，蔬菜类可选丝瓜、冬瓜、莲藕等较为降火，或吃青菜豆腐汤。

- 可少量吃些柳橙、草莓、樱桃、葡萄。

- 不宜多吃荔枝、龙眼、苹果。

❀ 中性体质

- 身体特征：不热不寒，不特别口干，无特殊常发作之疾病。

- 适用食物：饮食上较容易选择，没有什么特别禁忌。饮食应视身体状况调整，避免寒凉食物。

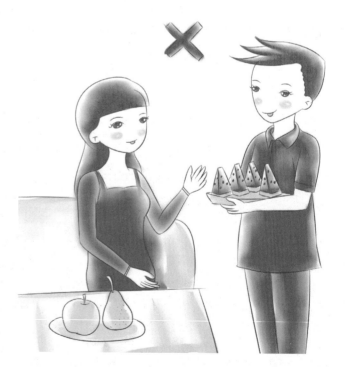

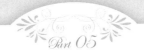
如何防止宝宝溢奶

溢奶的现象在大多数宝宝身上都会发生，这主要是因为新生儿贲门与胃部、咽喉部发育不成熟，所以宝宝吃完奶后都容易引起奶回流。怎么避免这种现象发生呢？

喂奶时要安静

减少周围的噪声和其他可能会让宝宝分心的东西，专心吃奶能够避免宝宝溢奶。而且，尽量不要等宝宝很饿了才喂他。如果宝宝分心了或很急躁，就有可能在吃母乳或配方奶时吞进空气。

喂完奶后给宝宝拍嗝

如果宝宝吃着吃着很自然地停住，你就要利用这个机会，赶快在他又开始吃之前给他拍嗝。这样的话，如果宝宝胃里有空气，就能在他吃进更多的奶之前排出。

不要压着宝宝的肚子

宝宝穿的衣服和纸尿裤一定不能太紧，给他拍嗝的时候，不要把宝宝的肚子压在你的肩膀上。尽量不要在宝宝刚吃完奶的时候，就逗弄他做游戏。

别给宝宝吃太多

如果宝宝几乎每次吃完奶后都要吐一点儿，那就试试喂奶的间隔稍微短一些，每次喂他的配方奶或母乳量少一点儿，看看他愿不愿意。每次少吃点儿，多吃几次，这也是一个避免宝宝溢奶的方法。

侧睡姿势最好

宝宝睡着后，往小床上放的时候动作要缓慢一点，另外最好用侧睡的方法，如果仰卧，奶水留在嘴里流不出来，很容易吸到肺里去。一般来说宝宝可以保持这样的侧睡姿势 2～3 小时。如果父母担心宝宝的头形和压迫内脏的问题，可以在 1 小时后，给宝宝换个睡姿。在宝宝耳朵边放一块毛巾，这样可以防止奶液流进耳朵里。

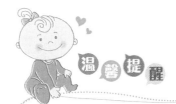

温馨提醒

溢奶也可以通过按摩得到缓解：脾土位于宝宝拇指端骨掌面，用拇指在宝宝两手脾土部位向指尖轻推各 100 次；胃经位于宝宝拇指第一指骨掌面，用拇指来回推宝宝双手胃经各 200 次；内关穴位于宝宝腕关节掌侧腕横纹上两筋之间，用拇指按揉宝宝双手内关穴各 100 次。

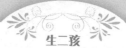

怎样给新生儿换尿布 ♥

给新生儿换尿布的方法多种多样，怎样换好尿布，使宝宝既舒适又健康是有方法的。

● 抓住宝宝的踝部并轻轻用力提起，将叠好的尿布放在其臀部下，尿布上边与宝宝腰部齐平。

● 将尿布往上折起，使其包住宝宝的前阴（使男宝宝的阴茎朝下，这样不会尿湿脐部）。

● 把侧面的一角顺着腰拉到上面来，按住后再拉另一角。

● 仍按住先拉起来的一角，将后拉起的一角用力向前拉紧。

● 将手指伸入尿布与宝宝腹部之间捏住重叠的头，拉起尿布并保护其腹部，然后将尿布三层用婴儿专用别针水平别在一起。

● 包好的尿布应紧贴宝宝裆部。妈妈可用手指探一下，检查是否松开，如松开应重新包好。

换尿布时的注意事项 ♥

● 换尿裤的动作要迅速，特别是在冬天，以免宝宝受凉感冒。

● 换尿布时要用湿纸巾擦干净宝宝的小屁股，顺序是从上到下，男婴要把阴囊下面擦干净，女婴注意不要扒开阴唇。如大便后要用清水清洗一下臀部。

● 在换垫尿布时，一定要保持新生儿双腿自然的姿势，松松地垫上就可以了。女宝宝的尿布后边垫厚一些，男宝宝的尿布前边垫厚一些。

尿布的清洗 ♥

● 洗涤布尿布时，可以在水中加几滴醋。如果尿布上沾有粪便，要先用毛刷把粪便刷掉；然后用肥皂搓洗、漂净；再用水煮沸 10 分钟；最后在阳光下晒干。

● 雨季或冬季尿布不易干时，可用取暖器慢慢烘干，或者用电熨斗熨干。但是，刚烘烤干的尿布不能马上给宝宝用，要等凉透了再用。

● 洗净晾干后的尿布应整齐地摆放好，不能随意乱扔，这样既方便取用，又可以防止尿布被污染。

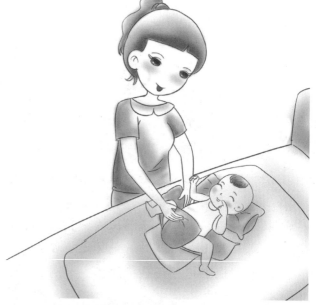

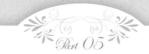

为宝宝准备合适的纸尿裤

纸尿裤的优点是使用方便，不用担心宝宝会尿湿裤子或被褥，减少了妈妈的工作量。但纸尿裤透气性不好，长时间使用易使宝宝得尿布疹。建议一般在外出时使用纸尿裤，平时在家最好还是使用棉布尿片。选择纸尿裤是有窍门的。

- 透气性能好、不闷热。宝宝使用的纸尿裤如果透气性不好，很容易导致新生儿患尿布疹。

- 纸尿裤的型号必须合适。根据宝宝的身材和月龄挑选尺寸适合的纸尿裤，随时变换。

- 根据宝宝的性别选择纸尿裤。有的纸尿裤适合女宝宝，有的纸尿裤适合男宝宝，爸爸妈妈一定要细心挑选。

- 表层干爽，尿液不回渗、不外漏。新生宝宝长时间躺着，臀部和腰部压着纸尿裤，腿部及腰部要设有防漏立体护边，但不能为防漏而太紧。

- 触感舒服，品质好。纸尿裤与新生儿皮肤接触的面积是很大的，所以要选择内衣般超薄、合体、柔软、材质触感好的纸尿裤，让宝宝感觉舒适。

- 有护肤保护层。尿布疹的成因，主要是尿便中的刺激性物质直接接触皮肤。目前市面上已有纸尿裤添加了护肤成分，可以直接借着体温在小屁股上形成保护层，隔绝刺激，并减少皮肤摩擦。

勤换纸尿裤，通气干爽很重要，不要认为有了"保持干爽的纸尿裤"，就减少换纸尿裤的频率。

如何给新生宝宝更换纸尿裤

新生宝宝肌肤娇嫩，怎样换纸尿裤才能让宝宝感到舒服？

打开旧的纸尿裤，把脏的纸尿裤折叠后压在宝宝的臀下；用湿纸巾擦臀；一手抓住宝宝的双脚提起，将脏了的纸尿裤丢掉；打开的新的纸尿裤放在宝宝臀下，贴好纸尿裤，整平腹股沟的皱褶，把上边翻下来，注意纸尿裤的贴条不要粘住宝宝的皮肤。

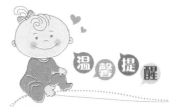

温馨提醒

卫生合格是第一位的。一般来说，品牌纸尿裤都是正规厂家加工的，但仿冒产品依然很多。所以在购买时一定要看包装，甚至看里面纸尿裤的做工和纸尿裤的手感，给宝宝安全的保护。

如何让宝宝告别"红屁屁" ♥

新生的宝宝由于用尿布或带着纸尿裤，如果护理不当非常容易"红屁屁"，下面这几种护理方法，可以让你的宝宝"红屁屁"的发生概率降到最低。

尿布要用棉布

一定要用纯棉的白布做尿布，一是舒适、吸汗、天然，对皮肤不会有伤害。二是更容易观察宝宝的大小便情况，因为大小便常常可以反映出宝宝的健康状况。

父母一定要注意宝宝是否尿了，以便及时换尿布。尿布要勤洗，彻底清洗后，要放在阳光下进行晾晒，可以杀菌。

便后要清洁屁屁

新生儿的大便稀、量多，母乳喂养的新生儿大便尤其多。因兜着尿布，大便常沾满了整个臀部，所以每次便后一定要将臀部清洗干净。

保持臀部的干燥

清洗臀部后一定要把水擦干，然后再包上尿布；注意不要认为给宝宝的臀部拍上爽身粉。如果臀部本来是潮湿的，拍上爽身粉只是粉吸水变成块，不仅局部仍然潮湿，而且爽身粉对皮肤也形成刺激。

男婴女婴区别对待

一定要注意男婴阴囊背面，此处皮肤很嫩，必须保持清洁。女孩的阴部也要擦净，阴唇内侧容易积留大便，应该轻轻将其撑开擦净。注意一定要从前向后擦拭！勿使大便进入尿道。

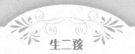

孕育小百科

屁屁稍微发红就要及时处理

宝宝的屁股开始有点发红是危险的信号，应该用香皂清洗宝宝的臀部，冲洗干净后擦干，暂时不垫尿布，让臀部多接触空气，也可以涂上适量的婴儿护肤油或护臀膏（最好选择不含羊毛脂成分的，否则容易引起过敏）。

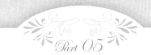
新生宝宝要天天洗澡 ♥

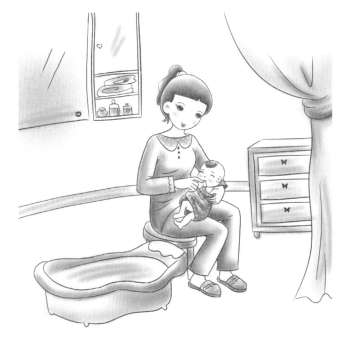

给新生儿每天洗澡是护理工作中必不可少的一项重要工作。新生儿的新陈代谢旺盛，容易出汗，大小便次数多，娇嫩的皮肤很容易受到这些排泄物的刺激，积聚在皮肤上。如果不进行及时的清洗，就会滋长病菌，导致皮肤感染。所以新妈妈们一定要经常给新生儿洗澡。

给新生宝宝洗澡不但能清洁皮肤，还可以加速血液循环，促进宝宝的生长发育。但在洗澡过程中，有一些细节问题是必须要留意的。

如何给新生宝宝洗澡 ♥

● 给宝宝洗澡的时间应安排在喂奶前 1 ~ 2 小时，以免引起吐奶。时间最好不要超过 5 分钟，避免宝宝感冒。

● 给宝宝洗澡前要做好准备工作。一是保持适当的室温，26 ~ 28℃是合适的室温。二是准备必要的衣物，包括宝宝需要换洗的衣服、尿布和洗澡时要用的浴巾、毛巾、婴儿沐浴露、婴儿洗发露等。然后要准备的是大小适中的浴盆。

● 洗澡水的温度以 38 ~ 40℃为宜。妈妈可以用手试一下温度，以不烫手，或水滴在手背上感觉稍热而不烫手为宜。

● 澡盆最好是专用的，洗澡前先将澡盆刷干净，有条件的话用热水把澡盆烫洗一次。

● 洗澡的时候，用左臂夹住宝宝的身体并托稳宝宝头部，使宝宝觉得安全舒适，用食指和拇指轻轻将宝宝耳朵向内盖住，防止水流入宝宝耳朵。

● 宝宝皮肤娇嫩，不能用粗糙硬度较大的毛巾给宝宝洗澡，以免擦伤宝宝皮肤，应选用柔软的小毛巾。可以备用两条毛巾，一条擦洗脸部，另一条擦洗身体其他部位。

大宝宝帮助小宝宝洗澡澡

慧慧是个5岁半的小女孩。她这两天可高兴了，因为妈妈给她生了一个小弟弟。她从来没见过这么小的宝宝呀！每天从幼儿园回来第一件事就是去洗手，第二件事就是跑到屋里去看小弟弟。摸摸他的小手，摸摸他的小脚，看着他吃妈妈的奶。"原来我小时候就是这样吃奶的呀！"

今天因为有课外班，慧慧到家已经快8点了。进门一看奶奶正在给弟弟准备洗澡水。慧慧跟妈妈说："妈妈，我也想给弟弟洗澡，可以吗？"妈妈高兴地跟慧慧说："好呀！我们慧慧真棒，都可以给弟弟洗澡了。"慧慧听了高兴极了，跑过去帮奶奶做着准备：拿弟弟的浴液，搬一把小椅子，准备大浴巾……似乎比奶奶都忙。

一切准备就绪，妈妈抱着弟弟来到澡盆前坐下，慧慧也赶紧跟过来蹲下。因为前两天已经看到过弟弟怎么洗澡，她等妈妈准备好，就从盆里拿出小毛巾，拧一下，然后递给了妈妈，妈妈接过来一边给弟弟洗脸一边说："皓皓，这是姐姐给你拧的毛巾，咱们要洗得干干净净的呦！"慧慧听了咯咯咯地笑了。然后是洗头、洗身体，慧慧一边在旁边看着，一边也用自己的小手轻轻的给弟弟洗着。

终于给弟弟洗完了，平常都是奶奶帮忙，今天换成了慧慧。奶奶一边收拾一边说："我们慧慧长大了，都当姐姐了，还能给弟弟洗澡了！"

"当然，我以后还要给他喂饭。带他玩、给他讲故事呢！如果他不听话，我还会说他，因为我是姐姐。"慧慧自豪地说！

听完，妈妈、爸爸还有奶奶都笑眯眯地看着慧慧。

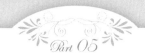

🍼 新生儿脐带的护理 ♥

肚脐是在中医学中称之为"神阙"。正常情况下，脐带在出生1天后自然干瘪，3～4天开始脱落，10天以后自行愈合。如果脐部护理不当，细菌会生长繁殖，引发新生儿脐炎。

⬡ 宝宝肚脐护理要点

每天在给宝宝洗澡后或宝宝大小便不慎弄脏了脐部时，用75%的酒精棉球擦拭宝宝的脐部。消毒时用左手食指和拇指暴露脐孔，右手用蘸有2.5%碘酒的小棉签自内向外成螺旋形消毒，把一些分泌物、血痂等脏东西擦拭干净，处理完后用无菌纱布重新包扎。处理时，碘酒不可碰着宝宝的皮肤，防止将宝宝灼伤。

新生儿脐带脱落后，根部有痂皮，应让它自行剥离。痂皮脱落后，如果脐孔潮湿，或有少量浆水渗出，可用75%的酒精将脐带孔擦净，滴2%的甲紫，数天后即愈。

⬡ 如果脐带不脱落

如果宝宝的脐带2周后仍未脱落，要仔细观察脐带的情况，只要没有感染迹象，如没有红肿或化脓，没有大量液体从脐窝中渗出，就不用担心。另外，可以用酒精给宝宝擦拭脐窝，使脐带残端保持干燥，加速脐带残端脱落和肚脐愈合。

⬡ 去医院就诊的情况

● 脐部分泌物增多，有黏液或脓性分泌物，并伴有异味时。

● 脐部潮湿、肚脐周围腹壁皮肤红肿。

● 脐孔溶血，或脐孔深处出现浅红色小圆点，触之易出血。

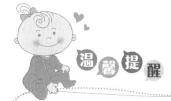

温馨提醒

脐带未脱或刚脱落时，要避免衣服和纸尿裤对宝宝脐部的刺激。可以将尿布前面的上端往下翻一些，以减少纸尿裤对脐带残端的摩擦。

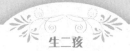

科学坐月子，科学育儿

 传统坐月子的误区 💗

在传统的坐月子习俗里有一些讲究在现在看来是不科学的，准妈妈你有几种？

误区一：产后体虚多吃老母鸡

因为分娩时的消耗，新妈妈肠胃功能不能马上恢复，在这个时候，是不能吃太过油腻的食物的。而老母鸡脂肪含量较高，所以不适合产后马上给新妈妈吃。

误区二：鸡蛋吃得越多越好

鸡蛋吃多了人体不仅不能吸收，而且还会增加肠胃的负担，影响其他各种食物的摄取，造成营养单一。

误区三：汤比肉营养好

实际上肉比汤的营养更丰富，而且高脂肪的浓汤容易产生油腻感，影响食欲，并导致产后发胖，还容易引起新生儿腹泻。

误区四：菜越淡越好

产后体弱、出汗多、乳腺分泌旺盛，体内容易缺水和盐分，所以产后还是应该适当进食食盐，只是不宜放盐过多。

误区五：吃红糖水多多益善

红糖所含营养成分有助于产后恢复。特别是红糖水有利尿作用，有利于产后子宫收缩。所以适量吃些红糖对母婴都有利。但红糖有活血化瘀作用，过食反而会引起恶露增多造成继发性失血。因此，产妇吃红糖时间以 7 ～ 10 天为宜。红糖含较多杂质，应煮沸沉淀后再饮用。

误区六：过多忌口

一些地方对产妇忌口讲究过多，如忌鱼虾羊牛肉或不准吃大米、只能吃小米粥之类，这些都是不可取的。产妇应该在适当运动、多饮汤水的同时，吃一些富含营养和食物纤维的食物，既利于乳汁分泌，又有润肠作用。

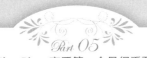
新妈妈穿衣服的讲究 ♥

新妈妈产后的衣着应整洁舒适，并随季节的变化而进行相应的增减和调配。

新妈妈应穿着略微宽松一些，贴身内衣要选用棉制品，腹部可适当通过束腹带来束紧。有些新妈妈因体型发胖，就用紧身衣来束胸或束腰，这样不利于血液流通，如果乳房受压迫，还极易患乳痈。鞋子应选择选舒适透气的布鞋或软底鞋，不要穿高跟鞋。在家里即使是夏天也不要赤脚，要穿上袜子。

产后洗澡注意事项 ♥

一般认为，正常分娩的新妈妈分娩后 2 ～ 5 天便可以洗澡，但是不应 24 小时内洗澡。

以选用淋浴为佳。产后 6 周内不宜洗盆浴或在大池洗浴。

洗澡前应避免空腹，洗澡时间不宜过长，室温在 20℃ 左右最为适宜，淋浴水温宜调节至 34 ～ 36℃，洗完后应吃点东西。

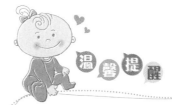

温馨提醒

如果新妈妈在分娩过程不顺利，出血过多，或平时体质较差，不宜勉强过早淋浴，可改为擦浴。

产后看电视注意事项 ♥

坐月子看电视，不仅可以舒缓新妈妈情绪保持良好的心情，还能收集信息、开阔视野，有助于新妈妈日后重返职场。但坐月子看电视得有所注意。

●看电视的时间不要太长，以免眼睛过于疲劳。

●要和电视机保持一定的距离，看电视的时候眼睛和电视屏幕的距离要保持在电视机屏幕对角线长度的五倍。

●不要看刺激性比较强的节目，如一些惊险恐怖片、过于伤感的内容，以免扰乱新妈妈的情绪。

●看电视时声音不要太大，以免影响宝宝。

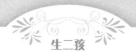
🍼 新妈妈奶水充足有妙招 💕

母乳不足的确是件让人头疼的事，有什么办法能让奶水充足起来，让宝宝"一次吃个够"呢？以下方法值得一试。

❀ 注意"食"效

应多吃富含蛋白质、碳水化合物、维生素和矿物质的食物，如牛奶、鸡蛋、鱼肉、蔬菜、水果，多喝汤，如火腿鲫鱼汤、黄豆猪蹄汤等。

❀ 两边的乳房都要喂

如果一次只喂一边，乳房受的刺激减少，自然泌乳也少。两边的乳房都要让宝宝吮吸。有些宝宝食量比较小，吃一只乳房的奶就够了，这时不妨先用吸奶器把前部分比较稀薄的奶水吸掉，让宝宝吃到比较浓稠、更富营养的奶水。

❀ 多多吮吸

妈妈的奶水越少，越要增加宝宝吮吸的次数；由于宝宝吮吸的力量较大，正好可借助宝宝的嘴巴来按摩乳晕。每次都吸空，喂得越多，奶水分泌得就越多。

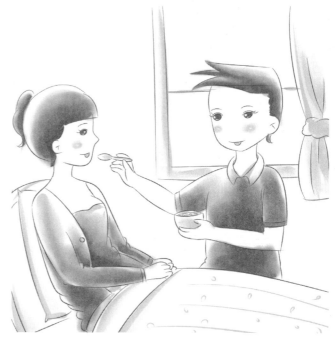

❀ 补充水分

哺乳妈妈常会在喂奶时感到口渴，这是正常的现象。妈妈在喂奶时要注意补充水分，或是多喝豆浆、杏仁粉茶（此方为国际母乳会推荐）、果汁、原味蔬菜汤等。水分补充适度即可，这样乳汁的供给才会既充足又富营养。

❀ 充分休息

夜晚哺乳妈妈要注意抓紧时间休息，白天可以让丈夫或者家人帮忙照看一下宝宝，自己抓紧时间多睡睡觉。

❀ 按摩刺激

按摩乳房能刺激乳房分泌乳汁，妈妈用干净的毛巾蘸些温开水，由乳头中心往乳晕方向成环形擦拭，两侧轮流热敷，每侧各 15 分钟。

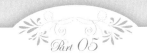
 月子期间不宜吃哪些食物 ♥

月子期间饮食需注意食物的选用与食用方式。

🌑 生冷硬的食物

分娩后吃硬食容易伤害牙齿，吃生食容易引起感染，吃冷食则会刺激口腔和消化道，所以生冷硬的食物都不要吃。吃水果时，可以先用热水温一下。像黄瓜、番茄、生菜、白萝卜这类可以生吃的蔬菜也要加热后再吃。

🌑 寒凉食物

由于产后身体气血亏虚，应多食用温补食物，以利气血恢复。若产后进食寒凉食物，会不利气血的充实，容易导致脾胃消化吸收功能障碍，并且不利于恶露的排出和瘀血的去除。

🌑 辛辣刺激性食物

辛辣食物如辣椒、胡椒等容易伤津耗气损血，加重气血虚弱，并容易上火，导致便秘，吃这些食物后新妈妈分泌的乳汁对宝宝也不利。浓茶、咖啡、酒精等刺激性食物会影响睡眠及肠胃功能，亦对宝宝不利。

🌸 有回奶作用的食物

有些食物有回奶作用，如大麦（浓大麦茶）、韭菜、麦乳精等，母乳喂养的新妈妈不能食用。

🌸 补血补气的中药不能乱吃

人参、桂圆、黄芪、党参、当归等补血补气的中药最好等产后恶露排出后再吃，否则可能会活血，增加产后出血量。桂圆中含有抑制子宫收缩的物质，不利于产后子宫的收缩恢复，不利于产后瘀血的排出。

孕育小百科

哺乳期要少吃巧克力

如果过多食用巧克力，对哺乳新生儿的发育会产生不良的影响。这是因为巧克力所含的可可碱，会通过母乳在新生儿体内蓄积，能损伤神经系统和心脏，并使肌肉松弛，排尿量增加，结果会使新生儿消化不良、哭闹不停、睡眠不稳。

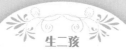
新生儿眼睛的护理 ❤

新生宝宝的每一个地方都那么娇嫩，尤其新生宝宝的眼睛。

宝宝出生时，可能会出现眼睑水肿、眼睛发红等现象。那是因为产道的挤压和羊水的刺激，在医院里医生都会给予处理，回家后，每天清晨宝宝醒来后，可用干净湿毛巾擦拭宝宝的眼角。新生儿的眼周皮肤比较敏感，因此动作一定要轻。每次宝宝哭完妈妈也要用毛巾或纱布擦拭宝宝的眼角，防止眼泪浸红皮肤。

不要让强光刺激宝宝的眼睛。因为新生宝宝的视觉系统还没有发育完全，对于较强光线的刺激还不能进行保护性的调解。

如果宝宝眼睛总是泪汪汪，也许是倒睫毛刺激了角膜，导致流眼泪。这种情况不用紧张，轻轻将眼皮拨开，让眼睫毛离开眼球就行了。

新生宝宝耳朵的护理 ❤

一般新生宝宝的耳屎呈浅黄色片状，也有些宝宝的耳屎呈油膏状，附着在外耳道壁上，少量耳屎可起保护听力的作用。这些耳屎一般不需要特殊处理，因为耳屎是外耳道皮肤上的耵聍腺产生的一种分泌物，医学上称为耵聍。耵聍一般会随着面颊的活动而松动，并会自行掉出。如果妈妈发现宝宝的耳屎包结成硬块，千万不要在家自行掏挖，应到医院五官科请医生滴入耵聍软化剂，用专门器械取出。

新生宝宝鼻子的护理 ❤

新生儿鼻子的黏膜非常纤细，护理时需格外当心。鼻塞的时候，可用热纱布或毛巾放在宝宝鼻上，或是利用洗澡时间帮宝宝按摩鼻子，让热气进入鼻孔，鼻屎就会自然松脱。也可用沾湿的棉花棒，轻轻在鼻内转一下，把分泌物沾出即可。

温馨提醒

新生宝宝眼屎多不容忽视，它可能是由于细菌入侵到泪囊，在泪囊中繁殖、化脓，进而会导致新生宝宝泪囊炎等疾病，如果不及时治疗会影响到新生宝宝的视力发育。

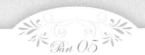
解读新生宝宝的表达方式

新生儿的大部分行为都是条件反射，饿了或者难受的时候会哭，随着宝宝的不断长大，表达方式也会不断丰富。宝宝都是通过行为、表情、声音等来引起爸爸妈妈的关注。

❀ 哭闹

哭，是宝宝最常用的一种交流方式，不管是因为饿了、累了、不舒服了、生气了或者觉得无聊了，宝宝都会用哭声来引起你的注意。新妈妈们要不断总结宝宝哭声的区别，来尽量满足宝宝的要求。

❀ 用小嘴找乳头

没有做过父母的人可能会想，宝宝刚出生，什么也不会说，光会哭，我们也不知道他是饿还是不舒服了呀。其实很简单，宝宝是很聪明的，如果他们饿了，就会用小嘴去找乳头。当把乳头送到他的嘴边时，他会急不可待地衔住乳头，满意地吸吮着。

❀ 红脸横眉

新生儿往往先是眉筋突暴，然后脸部发红，而且目光发呆，这是大便的信号。当宝宝脖子大幅度地左转一圈，右转一圈，并头一缩，腰一绷，然后露出得意的笑，则是已经拉过大便了，妈妈要赶快查看尿布。

❀ 微笑

当宝宝感觉舒适、安全的时候，就会露出笑容，同时他还会兴奋而卖力地向你舞动他的小手和小脚。这个时候，妈妈应笑脸相迎，用手轻轻抚摸新生儿的面颊，或亲吻一下他们的脸颊，你充满爱心的回应会让宝宝更开心、笑得更灿烂。

❀ 眼神无光

健康宝宝的眼睛总是明亮有神，转动自如。若发现宝宝眼神黯然无光，呆滞少神，很可能是身体不适，生病的先兆。这时，妈妈要特别注意宝宝的身体情况，发现问题及时去医院检查。

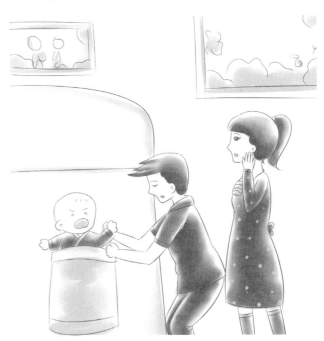

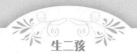
如何掌握新生宝宝吃奶的量

母乳喂养一个最大的缺点是掌握不好宝宝到底吃了多少奶水，宝宝是吃得太多还是不够。

用时间衡量

有些妈妈用宝宝吃奶的时间来衡量宝宝吃奶量的多少，许多医生和护士也是这么教的，但是有时宝宝吃奶时是在干吸，并没有下咽奶水，这些干吸的时间，对于判断宝宝吃奶多少是没有用的，而真正有用的是看宝宝吞咽奶水的时间。

比如，宝宝一开始吸吮了两分钟，让他稍微躺下来，宝宝开始吞咽奶水，一口一咽，两分钟后，两口一咽，再一分钟后，三四口一咽。继续让宝宝吮吸了三分钟，再次让他躺下来，再让宝宝吞咽两分钟。这样算下来，宝宝在妈妈怀里吮吸的时间一共是十多分钟，而真正吞咽奶水只有五六分钟。所以，新妈妈要学会观察宝宝咽奶水的量。一般来讲，宝宝吞咽奶水的声音很清晰，妈妈可以很清晰地听到。

让宝宝做主

如果宝宝还表现出饿的样子，就应该让宝宝继续吃。

如果宝宝是在大口大口吞咽过程中把乳头吐出来，这有可能是宝宝累了，要让他喘一口气，才能接着吃。

如果是宝宝干吮，吞咽很少的时候吐出来，这一般表示宝宝要么吃饱了，要么需要拍嗝。这时候，如果乳房摸着很软，就表明吃清了。如果比没奶时大一些，硬一些，就说明这一侧乳房宝宝还没有吃清，在下一次吃奶应接着喂这边乳房，即使另一侧胀奶了，也最好把这边没吃清的奶先吃完。

混合喂养要讲究方法

母乳不足需加其他代乳食品来维持正常的生长发育，称为混合喂养。混合喂养每次补充其他乳类的数量应根据母乳缺少的程度来定。一般来讲是在妈妈每次喂奶时，先让宝宝吃母乳，等宝宝吸吮完两侧乳房后，再添加配方奶。如果下次母乳量够了，就不必添加了。这样的最终结果可能会重新回归到纯母乳喂养。

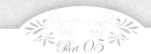
 配方奶粉的喂养方法 ♥

当新妈妈因各种原因不能喂哺宝宝时，可选用配方奶粉喂养宝宝。

⚙ 配方奶粉选择技巧

● 看颜色。好奶粉应是白色略带淡黄色，如果色深或带有焦黄色为次品。

● 凭手感。用手捏奶粉时应是松散柔软。如果奶粉结了块，一捏就碎，是受了潮。如果结块较大而硬，捏不碎，说明已变质。塑料袋装的奶粉用手捏时，感觉柔软松散，有轻微的沙沙声；罐装的奶粉，将罐慢慢倒置，轻微振摇时，罐底无黏着的奶粉。

● 闻气味。好奶粉应是带有轻淡的乳香气，如果有腥味、霉味、酸味，说明奶粉已变质。

● 水冲调。奶粉用开水冲调后放置 5 分钟，若无沉淀说明质量正常。如有沉淀物，表面有悬浮物，说明已经变质。

⚙ 冲调配方奶粉的水要讲究

● 冲调配方奶粉用 40 ～ 60℃的温开水较好。这个温度不仅有利于奶粉在液体里的溶解，调出比较均匀的溶液，且能保证奶粉里的营养物质不被破坏。

● 冲调奶粉时，可用手腕内侧皮肤测温，以感觉温热而不烫手为宜。或者也可先将 1/3 的凉开水和 2/3 的热开水混合，然后放入适量奶粉摇匀。

⚙ 配方奶粉的冲调步骤

● 在冲调奶粉前，先清洁桌面，并洗净双手。

● 取出消毒过的奶嘴和奶瓶，准备好 40 ～ 60℃的温开水。

● 参照奶粉包装上的使用量，将所需要适量的温开水倒入消毒后的奶瓶中。

● 根据包装上的说明，用包装内的专用量匙量取正确量匙的奶粉，加入瓶中。

● 盖上瓶盖，轻摇奶瓶，直至奶粉完全溶解。

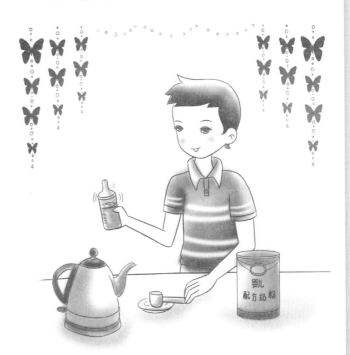

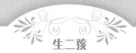

产后 04 周

养护得当，保证妈妈宝宝健康

🍼 产后恢复体形关键期 💗

产后尽早恢复体形是每个每个新妈妈都非常关心的问题。而女性在分娩之后，只要能在"第一时间"内（即产后 12 个月内）使用健康的方法，便能逐渐恢复怀孕前的健美体态。

❀ 绑腹带

绑腹带可以预防内脏下垂和皮肤松弛，还可以淡化妊娠纹。如果你不想将来肚子上有一圈"轮胎"，记得一定要绑腹带，将下垂的腹部完全提起、塑形。

❀ 进补有度

产后身体还很虚弱，此时如果盲目地大补，不仅对身体没有好处，还会造成日后的肥胖。所以要根据正确的进补观念，先排恶露、后补气血，进行适当的、有度的进补。

❀ 坚持哺乳

相信很多妈妈都经历过胀奶和被宝宝咬破奶头，或是奶头皲裂的痛苦，但是即便如此还是要把哺乳这件事进行到底。因为这不仅对宝宝的成长大有好处，而且能让你加速消耗掉怀孕期间所储存的脂肪。据计算，每天制造的乳汁可以消耗掉的热量，相当于不停地游泳 1.42 个小时！

❀ 要避免的误区

吃太咸的食物，或是含有酱油、辣酱等口味很重很刺激的调味品，以及其他腌制食品等，会使身体内的水分滞留，体重无法下降。

为了减肥，不吃正餐以外的点心。如果换在平时是可以的，但是在哺乳期间，如果你不多吃一点，就没有充足的奶水分泌，宝宝没有奶水吃，新妈妈也不能消耗掉更多的热量。

刚生下宝宝就开始做减肥运动，可能会影响子宫康复甚至导致出血，对伤口，不论是外阴切口还是剖宫产的伤口都不利。

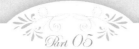
 产后第四周食谱推荐

相信通过前几周的饮食调理，新妈妈的身体已经有所恢复，哺乳也基本顺利了，从现在开始到相当一段时间都应该以养为主，在饮食上保证膳食结构合理，营养均衡。

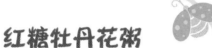 红糖牡丹花粥

(原料)

牡丹花 1 朵，粳米 100 克，红糖适量。

(做法)

① 将牡丹花花瓣摘下，漂洗干净，待用。

② 把粳米淘洗干净，直接放入洗净的煮锅内，置于炉火上，用旺火煮沸，转用文火煮至粥成时，加入牡丹花、红糖，稍煮一会儿，即可食用。

(推荐理由)

活血调经。适用于新妈妈月经不调、血瘀痛经、产后恶露不净、瘀阻腹痛，是新妈妈活血调经用保健佳品。

莴苣猪肉粥

(原料)

莴苣 30 克，猪肉 150 克，粳米 50 克，盐、酱油、香油各适量。

(做法)

① 将莴苣去皮，清水洗净，用刀切成丝，待用。

② 把猪肉洗净，切成末，放入碗内，加少许酱油、盐腌制 10 ～ 15 分钟，待用。

③ 将粳米淘洗干净，直接放入锅内，加清水适量，置于炉火上煮沸，加入莴苣丝、猪肉末，转文火煮至米烂汁黏时，放入盐及香油，稍煮片刻后即可食用。

(推荐理由)

益气养血，生精下乳，益养五脏。既可促进母体康复，又能催乳下乳，为新妈妈产后的上等食品。

新生儿满月体检（28 天检查）有哪些

新生儿的满月检查，就是我们常说的"28 天检查"。这可是宝宝第一次产后回医院哦。有哪些项目需要特别关注呢？

测身高及体重

身高和体重是了解生长发育的重要指标。足月新生儿身高在 47 ～ 53 厘米，体重在 2550 克以上，平均 3000 克左右。

头部

头颅的大小和形状。轻抚宝宝的头皮，以感觉骨缝的大小、囟门的紧张度、有无血肿。

眼睛

将红球放在距宝宝双眼 30 厘米左右的地方，水平移动红球，观察宝宝的双眼能否追视红球。

耳郭

足月新生儿耳郭发育好，耳郭直挺。

颈部

颈部有无斜颈，活动是否自如。用手指由内向外对称地摸两侧，以感觉有无锁骨骨折。

胸部

观察胸部两侧是否对称，有无隆起，呼吸动作是否协调（频率应在 30 ～ 45 次／分），有无呼吸困难。用听诊器听肺部的呼吸音。

腹部

先看有无胃蠕动波和肠形，然后用手轻轻抚摸，感觉是否腹胀及有无包块。脐部有无脐膨出，残端有无红肿及渗液。

臀部

皮肤是否光滑，注意是否存在脊柱裂。生殖器及肛门：注意有无畸形，男婴的睾丸是否下降至阴囊。

四肢

检查大腿能否摊平，以了解有无先天性髋关节脱位。

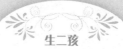

孕育小百科

根据体检指标向专业医生咨询

通过体检，医生会给宝宝作一个总体的评价。这时，妈妈千万别错过机会询问专业人员相关的育儿问题。比如："宝宝发育是否正常？""在平常的育儿过程中我应该注意什么问题？"等，并做好记录。

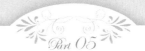
新生儿喂养不好会影响智力

新生儿的营养状况与智力发育之间的关系很大，爸爸妈妈不可以忽视。所以，在新生儿喂养方面一定要注意以下问题：

• 血糖过低影响神经发育。应该注意不要使新生儿处于饥饿状态，尤其是出生体重较轻、比较消瘦的新生儿，更应注意及时喂养。

• 患病新生儿要给予调理。有些先天性代谢疾病应该在出生后 1 个月内即开始治疗，智力发育可不受影响。

• 营养不良影响智力发育。科学研究表明，由于妊娠后 3 个月的宫内营养不良或出生后第一年中的营养不良，都会引起胎宝宝智力发育受损。

从囟门判断宝宝的健康状况

囟门指新生儿出生时头顶有两块没有骨质的"天窗"，医学上称为"囟门"。正常宝宝出生时，前囟门的大小约为 1.5 厘米 ×2 厘米。前囟门通常要到生后 6 个月左右才又开始逐渐变小，一般在 12 ～ 18 个月闭合。

前囟门变化是显示健康的窗口：

• 囟门过大，囟门闭合延迟，超出相应年龄的正常值，提示有骨骼发育及钙化障碍，可能患佝偻病、呆小症等。

• 囟门闭合过早，提示有脑发育不良可能。此时，头围也明显小于正常。

• 囟门至 18 个月仍不闭合，则为闭合延迟。常见原因有：颅骨生长减慢，如甲状腺功能低下，侏儒症等；患佝偻病常伴有多汗、夜惊、方颅、颅骨软化等。此外，患有脑积水、脑肿瘤时也可能引起闭合延迟，此时患儿头围增大。

• 囟门饱满或明显隆起，说明颅内压增高。常见于脑积水、颅内感染，如脑膜炎、脑炎等。

• 囟门明显凹陷，常见于严重脱水，如小儿腹泻等。

要不要给宝宝剃满月头

尽管老一辈人把剃满月头的好处讲得绘声绘色，但新时代的许多爸爸妈妈们还是存有质疑。

首先，新生儿头发的乌黑与浓密程度只与新生儿的生长发育、营养状况以及遗传因素有关，与剃不剃头没有直接关系。

其次，如果需要为孩子理理发，让他舒服些，也应采取"剪"而非"剃"的方式。现在宝宝皮肤娇嫩，处于功能尚不完善之时，作为人体的第一道防线，它尚不能很好抵御病菌的入侵，若用剃刀，尤其是未经消毒的剃刀剃发，刀片会对新生儿的头皮造成许多肉眼看不到的损伤。

为宝宝剪指甲要注意

为娇嫩的小宝宝修建指甲可是个细致活儿，除了细心，您还需要一些技术指导。

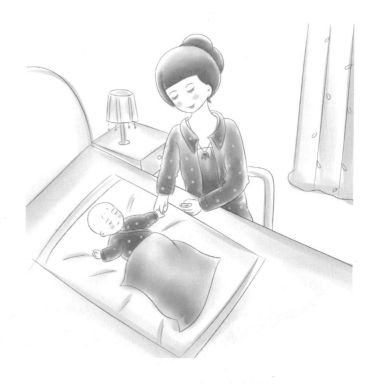

● 姿势要对。剪指甲时一定要抓固宝宝的小手，避免孩子因晃动手指而被剪刀弄伤。妈妈将一手的拇指和食指牢固地握住新生儿的手指，另一手持剪刀从指甲边缘的一端沿着指甲的自然弯曲轻轻地转动剪刀，将指甲剪下。

● 下手要快。给宝宝剪指甲的时候，动作要轻快，最好一次成型，反复修剪会让宝宝的指甲边有棱角、不圆滑。

● 掌握分寸。由于新生儿的指甲很小，很难剪，所以尽量使用专为新生儿设计的指甲剪，注意不要剪得太深或太多，以免剪伤皮肤；此外，不要剪得过短，以免损伤甲床。

● 定期剪指甲。指甲应该定期查看，长了就要修剪一下，一般来说，两周剪一次即可。

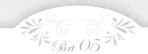
要多和新生儿说话

千万不要因为刚出生的新生儿听不懂话而不去和他（她）沟通，新生儿的语言能力应该从听不懂、说不出的时候开始培养。

有的人认为新生儿什么都不懂，跟他们说话不是"对牛弹琴"吗？这么认为就大错特错了。新生儿与生俱来就具备交流本能。饿了，困了，尿了，身体出现不舒服了，他就会发出不同的哭声；看到妈妈或者其他熟悉的人走近，他会发出"咿呀哼哈"的欢快声音。这就是新生儿在用他独特的语言方式主动与我们交流，细心的父母千万不要忽略哦！

跟新生儿交流的注意事项

- 与新生儿交流时，环境要安静，说话的速度要慢，最多不要超过 5 分钟。
- 跟新生儿说话时父母要带有笑容，语调要温柔、亲切。
- 在说话的同时，要逗新生儿发声，第二至三周，新生儿就能发出"哦哦"的声音来回应。父母讲得越多，新生儿应答得越勤。
- 抓住一切机会和新生儿交谈。与新生儿说话的机会是很多的，如换尿布、喂奶、洗澡时都可以进行。要很好地抓住这些时机，多和新生儿交谈，对新生儿的语言发展、大脑的发育通过均十分有益。
- 可以有意识地给新生儿讲故事、唱儿歌，以训练新生儿的语言能力。

沟通让老大、老二彼此喜欢

如果家里的老大已经能说话了，爸爸妈妈可以鼓励他与这个刚加入的新成员多沟通，多说话，不论说什么，并且要让他们有一些肢体的接触。孩子之间有种很奇妙的亲近感，他们用他们的语言交流，很快的彼此就会不再陌生，老大会有一种照顾弱小的成就感，老二也会在不知不觉中喜欢这个哥哥或姐姐。

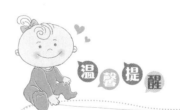

温馨提醒

新生儿也会用非语言方式来表达他们的情绪。比如他的哭，他的面部表情，他的胳膊和腿脚的摆动等等。而你给宝宝的回应越多，表示你越了解他的肢体语言，这对宝宝以后的语言发展有很大的益处。

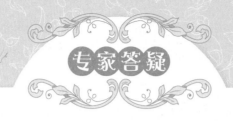

专家答疑

Q 新妈妈感冒了还能哺乳吗?

A. 由于新妈妈抵抗力下降且出汗较多,因此如果不注意保暖的话,非常容易感冒,感冒时哺喂母乳要特别注意。

如果是轻度感冒不伴有高热,戴上口罩后,照样可以喂奶。同时新妈妈本人也要注意休息,吃些清淡易消化的食物。

如果感冒后新妈妈伴有高热,且周身不适,此时为了还能产生足够的乳汁,同时也为了有助退热,需补充足够的水分,大量的饮水和果汁,及进食易消化的清淡食物。

轻微感冒可服用一些抗感冒的药物,如感冒冲剂、板蓝根冲剂等选用对新生儿安全的药物;高热可能就要加一些抗生素了,这期间可暂停母乳喂养1～2天,停止喂养期间,还要常把乳房中乳汁吸出,以利于病愈后继续母乳喂养。

Q 什么情况下宝宝不宜接种疫苗?

A. 疫苗是妈妈的好帮手,守护宝宝不受疾病侵害。可是,如果疫苗接种不当还会伤害到宝宝。所以妈妈们一定要认真细心,谨遵医生嘱咐,结合具体情况给宝宝注射疫苗。

● 得了皮炎、化脓性皮肤病、紧张湿疹的小儿不宜接种,要等他们痊愈后方可进行接种。

● 体温超越37.5℃,有腋下或淋巴结肿大的小儿不宜接种,应查明病因治愈后再接种。

● 得了心、肝、肾疾病和运动型结核病的小儿不宜接种。

● 神经系统发育不正常、有脑炎后遗症、癫痫病的小儿不宜接种。

● 营养不良、佝偻病、先天性免疫缺陷的小儿不宜接种。

● 有哮喘、荨麻疹等过敏体质的小儿不宜接种。

● 要是小儿天天大便次数超过4次,须待恢复两周后,才可服用脊髓灰质炎疫苗。

● 最近注射过量免疫球蛋白的宝宝,六周内不应当接种麻疹疫苗。

● 如果是早产儿或者营养不良,最好先不要接种,和医生商量后再决定注射的时间和注射的种类。